妇产科疾病现状与进展

荆菁 等◎主编

辽宁科学技术出版社
·沈阳·

图书在版编目（CIP）数据

妇产科疾病现状与进展 / 荆菁等主编. — 沈阳：辽宁科学技术出版社，2022.7

ISBN 978-7-5591-2588-0

Ⅰ．①妇… Ⅱ．①荆… Ⅲ．①妇产科病—诊疗 Ⅳ．①R71

中国版本图书馆CIP数据核字（2022）第135406号

出版发行：辽宁科学技术出版社

（地址：沈阳市和平区十一纬路25号 邮编：110003）

印 刷 者：辽宁鼎籍数码科技有限公司

经 销 者：各地新华书店

幅面尺寸：185 mm × 260 mm

印 张：13.625

字 数：318千字

出版时间：2022年7月第1版

印刷时间：2022年7月第1次印刷

责任编辑：郑红 于倩 邓文军

封面设计：李娜

责任校对：王玉宝

书 号：ISBN 978-7-5591-2588-0

定 价：120.00元

联系电话：024-23284526

邮购热线：024-23284502

http://www.lnkj.com.cn

前　言

　　女性的伟大不仅体现在做母亲这一方面,当今女性的伟大可以用这几个字来形容:
"女人智,则中国智;女人强,则中国强。"然而,女人天生体质比较弱,遭到环境和生活压力
等各方面影响,越来越多的妇科疾病不断困扰着女性朋友们。由此,临床妇产科医师肩负
着重大的责任,他们需要更好的掌握临床妇产科诊断与治疗技术,才能更好的为广大女性
朋友的健康保驾护航。本书从妇产科医生临床工作的实际应用出发,重点阐述了妇产科
常用的检查技术和常见疾病的诊断和治疗要点,具有较强的实用价值。

　　本书介绍了临床常见妇产科疾病,妇科学介绍了妇科常见疾病的治疗措施,如:女性
生殖系统炎症、女性生殖内分泌疾病;产科学介绍了产科常见疾病的治疗措施,如:异常妊
娠、妊娠期并发症、异常分娩,对其病因、临床表现、辅助检查、诊断要点和治疗方法等内容
进行了系统的归纳与介绍。既有长期临床工作的宝贵经验,又吸收了大量国内外研究成
果,内容丰富,实用性强。可满足妇产科临床医生业务素质提高的要求,适合各级妇产科
医师阅读参考。

　　由于本编委会人员均身负妇产科一线临床工作,故编写时间仓促,难免有错误及不足
之处,恳请广大读者见谅,并给予批评指正,以更好地总结经验,以达到共同进步、提高妇
产科临床诊治水平的目的。

编　者

目　　录

第一章　女性生殖系统炎症

第一节　外阴炎

各种病原体侵犯外阴均可引起外阴炎，以非特异性外阴炎多见。宫颈、阴道的炎性分泌物刺激，尿、粪瘘患者的尿液浸渍或粪便刺激，糖尿病患者的含糖尿液刺激，穿紧身化纤内裤导致局部通透性差，局部潮湿以及经期使用卫生巾的刺激，均可引起非特异性外阴炎，通常为混合性化脓性细菌感染。由真菌、衣原体、支原体、淋菌等感染所致的外阴炎为特异性外阴炎。

一、病因

（一）外源性感染

病原体可为大肠杆菌、滴虫、真菌、病毒等。

（二）异物刺激

如尿液、粪便、异常的阴道分泌物等。

（三）全身性疾病的局部症状

如糖尿病等。

二、临床表现

外阴皮肤瘙痒、疼痛、烧灼感甚至肿胀、红疹、糜烂、溃疡，病久皮肤可增厚、粗糙、皲裂甚至苔藓样变。常见的外阴炎有以下几种：

（一）非特异性外阴炎

多为葡萄球菌、链球菌、大肠杆菌混合感染。

（二）霉菌性外阴炎

常与霉菌性阴道炎同时存在，可见到豆渣样分泌物，病损表面有时有白色苔状物覆盖。

（三）婴幼儿外阴炎

外阴皮肤黏膜潮红、痒痛，可导致阴唇粘连。

（四）前庭大腺炎

一侧大阴唇部位红、肿、热、痛，于大阴唇下 1/3 处形成硬结，有波动感及压痛，即形成前庭大腺脓肿。脓肿有时可自行破溃。

（五）性病

外阴尖锐湿疣、软下疳、生殖器疱疹、淋病等。

三、辅助检查

外阴炎症的致病原因或病原体仅仅局限于外阴的机会比较少，多数是来自于阴道，因此在检查时除了要进行外阴分泌物的检查以外，还要重点对阴道和宫颈进行检查。

（一）对阴道分泌物检查，了解是否有滴虫、真菌等病原体的存在。

（二）对阴道和宫颈部分泌物进行检查，了解是否有衣原体、支原体、淋球菌。

（三）如果外阴部溃疡长期不愈合，或是怀疑有恶变的可能时，应做活体组织病理检查。

（四）对于炎症反复发作的患者，要考虑糖尿病的可能，要检查尿糖及血糖。

（五）如果怀疑是直肠阴道瘘或膀胱阴道瘘，可以进行亚甲蓝试验：在阴道内塞入干净的纱布后向直肠或膀胱注入亚甲蓝稀释液，过数分钟后取出纱布观察是否有亚甲蓝的颜色，如果纱布上有相应颜色则证明存在直肠阴道瘘或膀胱阴道瘘。

四、诊断

外阴瘙痒、疼痛、烧灼感，于活动、性交、排尿、排便时加重。

五、鉴别诊断

本病应与慢性湿疹和相关皮肤疾病相鉴别：外阴皮肤的慢性湿疹往往与阴道炎的外阴充血混淆，一般阴道炎时可以发现大量的分泌物从阴道内流出，反复刺激外阴，且扩阴器检查可发现阴道壁充血，大量分泌物存在于阴道内；而外阴湿疹时一般无阴道分泌物增多，外阴相对比较干燥。

六、治疗

（一）一般治疗

1. 病因治疗

积极寻找病因，若发现糖尿病应治疗糖尿病，若有尿瘘、粪瘘应及时行修补术。

2. 局部治疗

可用 1∶5 000 高锰酸钾液坐浴，2 次/天，每次 15～30 分钟，若有破溃应涂抗生素软膏或紫草油。此外可选用中药苦参、蛇床子、白鲜皮、土茯苓、黄柏各 15g，川椒 6g，水煎熏洗外阴部，1～2次/天。

（二）药物治疗

1. 细菌性外阴炎

一般情况下，对细菌感染引起的非特异性外阴炎可用抗生素软膏涂擦，如复方新霉素软膏、红霉素软膏等。如果感染严重，有全身发热出现，可选择培养敏感的药物口服或肌内注射 3～5 天。

2. 念珠菌性外阴炎

用 2%～4% 碳酸氢钠溶液冲洗外阴，局部用 3% 克霉唑软膏或达克宁霜涂擦，口服伊曲康唑 200mg/次，1 次/天，共 3～5 天，夫妇须同时治疗。

3. 淋菌或衣原体性外阴炎

一般是淋菌或衣原体感染在外阴的表现，治疗以全身治疗为主，青霉素为首选：青霉素 480 万单位，分两侧臀部一次肌内注射（皮试阴性后用），注射前 1 小时口服丙磺舒 1g，以延长青霉素作用并增强疗效。

七、预防

预防外阴炎的重点在于养成良好的卫生习惯，注意个人卫生。

（一）穿棉质、宽松的内裤，保持干爽透气。

（二）不要用有刺激性的沐浴露、香皂等清洗外阴。

（三）日常避免泡澡，尽量采用淋浴。

（四）上完厕所，最好从前向后擦拭，可以避免肛门部位的细菌传播到外阴。

第二节　外阴溃疡

外阴溃疡是以患者外阴皮肤溃烂、脓水淋漓为主要表现的妇科常见病，多见于外阴炎、结核、癌症早期的患者，约有 1/3 的外阴癌患者早期表现为外阴溃疡。临床分为急性和慢性两大类。急性外阴溃疡多为非接触传染性的良性溃疡，发病急，常发生于青中年妇女，溃疡发展迅速，可伴有全身症状。慢性外阴溃疡可见于结核及癌症患者，发病缓慢，经久不愈。

一、病因

（一）急性外阴溃疡可见于非特异性外阴炎、外阴脓疱病及化脓性汗腺炎的患者。由于外阴部皮肤黏膜充血水肿，加上外阴部易受大小便刺激和行动摩擦，致使局部黏膜发生糜烂和溃疡。此外，疱疹病毒感染和腹股沟淋巴结肉芽肿、梅毒等患者均可发生外阴溃疡。同时还可见于慢性节段性回肠炎并发外阴溃疡及脓窦形成者。

（二）慢性外阴溃疡可见于外阴结核和恶性肿瘤的患者。外阴结核罕见，偶可继发于严重的肺结核、胃肠道结核、内生殖器官结核、腹膜结核和胃结核，初起为局限的小结节，溃破后可形成浅溃疡。外阴肿瘤的早期患者可在大小阴唇、阴蒂和阴唇后联合处形成结节和溃疡，经久不愈。

二、临床表现

（一）急性外阴溃疡

非特异性感染者，外阴灼热疼痛，排尿时症状加重，溃疡数目少且表浅，周围有明显的炎症浸润，伴有全身发热、不适等症状。疱疹病毒感染者，发病急，外阴疼痛明显，甚至剧烈，外阴黏膜充血水肿，溃疡大小不等，疱壁迅速破裂形成溃疡，伴有发热和腹股沟淋巴结肿大。性病性淋巴结肉芽肿者，一般无自觉症状，起初在阴唇系带或靠近尿道口处出现小疱疹，继之形成浅溃疡，短期内即消失，不留瘢痕。一至数周后伴有腹股沟淋巴结肿大的症状。少数患者可自愈，但多数患者形成淋巴结脓肿，破溃后形成瘘管。

（二）慢性外阴溃疡

结核性溃疡病变发展缓慢，初起常为一局限的小结节，不久即破溃成边缘软薄，不规则的浅溃疡，基底凹凸不平，表面覆盖以干酪样红苔。受尿液刺激和摩擦后，局部疼痛剧烈，溃疡经久不愈并向周围扩散。

外阴癌的早期患者也可表现外阴溃疡，病灶多位于大小阴唇、阴蒂和阴唇后联合处。可取活组织检查，以明确诊断。

三、辅助检查

查血常规和血沉。取分泌物进行镜检或培养，查找致病菌。必要时可取活组织检查，以助诊断。

四、诊断

应根据病史及溃疡的特点进行诊断，必要时做分泌物涂片、培养，血清学检查等，以明确诊断。对急性外阴溃疡的患者，应注意检查全身皮肤、眼及口腔黏膜等处有无病变。对久治不愈的患者应取病灶组织做活检，除外结核及癌症。

五、鉴别诊断

本病应与外阴癌、外阴结核、软下疳、性病性淋巴肉芽肿、疱疹病毒感染等相鉴别。

（一）软下疳

潜伏期较短，一般 3～5 天。多处溃疡，不硬，易出血，剧痛，有脓性分泌物，渗出液培养可发现杜克氏嗜血杆菌。

（二）性病性淋巴肉芽肿

性病性淋巴肉芽肿初起多为小丘疹、小溃疡，大多可自愈。数周后可有腹股沟淋巴结肿大、疼痛。形成脓肿、溃破和瘘管，赖氏试验和补体结合试验均呈阳性结果。

（三）疱疹病毒

感染病损部位红肿刺疼。继而出现多个大小不等的水泡，破溃后形成溃疡，小溃疡可相互融合成大溃疡，愈后不留瘢痕。伴全身不适、低热、头痛等。在水泡底部做细胞刮片，用直接用免疫荧光技术和常规染色法可找到病毒抗原和嗜酸性包涵体。

（四）外阴结核

病灶开始多为局限性小结节，破溃后形成浅溃疡，基面高低不平，内含黄色干酪样分泌物，局部淋巴结肿大。伴有低热盗汗、全身乏力、消瘦等症状。取溃疡渗出液进行抗酸染色可找到结核杆菌，厌氧培养和动物接种均可找到结核杆菌。

（五）外阴癌溃疡

外阴癌溃疡多为菜花状或乳头状，经久不愈。病理检查可发现癌细胞。

六、治疗

（一）保持外阴清洁

避免摩擦，注意休息和饮食。

（二）局部治疗

对非特异性外阴炎引起者，局部用抗生素软膏涂搽患处；白塞氏病引起者，局部应用新霉素软膏或 1‰硝酸银软膏。

（三）抗生素

全身应用抗生素，可选用青霉素肌内注射。对白塞氏病急性期患者可用皮肤类固醇激素，以缓解症状。

七、预防

保持外阴清洁，积极治疗原发病。急性期患者应卧床休息，多饮水，减少摩擦，注意隔离消毒，并及早明确诊断。

第三节　前庭大腺囊肿

前庭大腺囊肿可因前庭大腺导管有炎症或非特异性炎症阻塞，腺腔内分泌液积存而形成，也可因前庭大腺脓肿脓液吸收而形成。

一、病因

前庭大腺炎在炎症消失后脓液吸收，可为黏液所代替，而成为前庭大腺囊肿。前庭大腺囊肿是前庭大腺导管因非特异性炎症阻塞；也有少数病例因分娩做会阴侧切术时将腺管切断；或分娩时阴道、会阴外侧部裂伤，形成严重的瘢痕组织所致。有的前庭大腺囊肿在长时期内毫无症状，生长较慢，以后突然发现，很难了解起因。

二、临床表现

前庭大腺囊肿大小不一，多由小逐渐增大，有些可持续数年不变。若囊肿小且无感染，患者可无自觉症状；若囊肿大，患者可感到外阴有坠胀感或有性交不适。检查见囊肿多为单侧，也可为双侧，囊肿多呈椭圆形。

三、辅助检查

（一）体格检查

1. 怀疑有感染存在，医生可能会给患者测量体温。

2. 进行外阴检查，明确外阴是否存在肿物，并了解肿物的位置、大小、形状、性质、颜色等。前庭大腺囊肿患者可见患侧外阴肿大，可触及囊性肿物，多呈椭圆形、界限清楚。囊肿较大时，阴道口被挤向健侧。

（二）实验室检查

1. 分泌物检查

从患者阴道壁或宫颈管内收集分泌物，然后进行涂片，在显微镜下观察，评估是否存在生殖系统感染以及感染的程度。

2. 局部穿刺检查

有脓肿形成者，穿刺抽取部分脓液，了解是否存在病原菌以及病原菌的类型。

（三）影像学检查

组织病理学检查可确定病理性质，明确诊断。切除的囊肿可通过组织病理学检查进行确诊。

四、诊断要点

（一）无明显自觉症状，或仅外阴一侧略有不适感。

（二）外阴一侧或两侧可触及圆形囊性肿物，位于前庭大腺部位，单发多见，无压痛，可持续数年不变。

（三）继发性感染时，再次形成脓肿，有急性期症状。

（四）反复感染可使囊肿增大。

五、鉴别要点

前庭大腺囊肿应注意与大阴唇腹股沟疝相鉴别。大阴唇腹股沟疝与腹股沟包块有冲动感，向下屏气肿块稍胀大，叩诊呈鼓音，一般都在过度用力后突然出现。根据这些特点，鉴别一般无困难。

六、治疗

（一）一般治疗

囊肿小，无症状者可不予处理，但应密切观察。前庭大腺囊肿可继发感染形成脓肿反复发作，遇此情况时应先行抗感染，而后手术治疗。

（二）手术治疗

囊肿较大或反复发作增大者，行前庭大腺造口术或挖除前庭大腺囊肿。该手术方法简单，损伤小，术后可保留腺体功能。近年采用激光作囊肿造口术，效果良好，术中出血少，无须缝合。

七、预防

尚无前庭大腺囊肿的预防方法。注意性安全（如性交时使用避孕套），养成良好的卫生习惯可能有助于减少感染的形成。

第四节　前庭大腺炎

前庭大腺位于两侧大阴唇后1/3深处，腺管开口于处女膜与小阴唇之间。因解剖部位的特点，在性交、分娩等情况污染外阴部时，病原体容易侵入而引起前庭大腺炎。主要病原体为葡萄球菌、大肠埃希菌、链球菌、肠球菌等，随着性传播疾病发病率的增加，淋病奈瑟菌及沙眼衣原体已成为最常见的病原体。

急性炎症发作时，病原体首先侵犯腺管，呈急性化脓性炎症变化，腺管开口往往因肿胀或渗出物凝聚而阻塞，致脓液不能外流，积存而形成前庭大腺脓肿。

一、病因

（一）现病史

1. 炎症多发生于一侧。初起时局部肿胀、疼痛、灼热感，行走不便，有时会致大小便困难。

2. 检查见局部皮肤红肿、发热、压痛明显。若为淋病奈瑟菌感染，挤压局部可流出稀薄、淡黄色脓汁。

3. 有脓肿形成时，可触及波动感，脓肿直径可达5～60mm，患者常出现发热等全身症状。当脓肿内压力增大时，表面皮肤变薄，脓肿可自行破溃。若破孔大，可自行引流，炎症较快消退而痊愈；若破孔小，引流不畅，则炎症持续不消退，并可反复急性发作。

4. 严重时同侧腹股沟淋巴结可肿大。

（二）过去史

由于前庭大腺位置特殊，一般与其他疾病无明显关系，因此通常无慢性病史以及相关手术史。

（三）个人史

本病的发生与个人卫生有密切关系，需要了解患者是否经常换内裤、穿纯棉内裤，是否注意保持外阴清洁、干燥。

二、临床表现

急性前庭大腺炎多见于一侧，发病时首先侵犯腺管，呈急性化脓性炎症变化，局部有红、肿、热、痛，即患侧外阴部肿胀，灼热感，疼痛剧烈，有时有坠胀及大小便困难的感觉。腺管口往往因肿胀或渗出物凝集发生阻塞，脓液不能外流形成脓肿，称前庭大腺脓肿。如已形成脓肿，触之肿块局部可有波动感，触痛明显如未及时处理，脓腔内压增大时，可自行破溃。脓液流出后，患者自觉轻松；如破口小，引流不畅通，可反复发作，常使患者行走坐卧不安。前庭大腺炎常有腹股沟淋巴结肿大、体温升高及白细胞计数增加等全身症状。

三、辅助检查

（一）体格检查

发病常为单侧性，大阴唇下 1/3 处有硬块，表面红肿，压痛明显；当脓肿形成时，肿块迅速增大，有波动感，触痛明显；当脓肿增大，表皮变薄时可自行破溃，流出脓液，同侧腹股沟淋巴结肿大；若为双侧脓肿，淋球菌感染可能性大。

（二）实验室检查

1. 脓液涂片检查

白细胞内找到革兰阴性双球菌，即可诊断为淋球菌性前庭大腺炎。

2. 脓液细菌培养

根据培养所得细菌及药敏试验决定下一步治疗。

四、诊断

一侧大阴唇局部有肿胀、疼痛、灼热感，行走不便，有时会因疼痛而导致大小便困难。

五、鉴别诊断

（一）尿道旁腺炎

尿道旁腺炎位置比较高，很少位于小阴唇的下方。

（二）腹股沟疝

嘱患者咳嗽，会感觉到肿块冲动，挤压局部时，肿块可消失，有时候肿块可突然增大，叩之呈鼓音。

（三）外阴疖

一般在皮肤的表面且较小，质硬，无脓液形成。

（四）外阴血肿

一般有明确的创伤史，血肿在短时间内迅速形成，疼痛不如脓肿明显，也无腹股沟淋巴结的肿大。

六、治疗

（一）一般治疗

急性炎症发作时须卧床休息。注意外阴部清洁，可用 1∶5 000 高锰酸钾溶液坐浴，其他溶液如肤阴洁、肤阴泰、皮肤康洗剂等也可选用。

（二）药物治疗

对前庭大腺炎可以使用全身性抗生素，治疗时应根据病原体选用抗生素。常用青霉素 80 万单位/次肌内注射（皮试阴性后用），2 次/天，连用 3～5 天。或青霉素 800 万单位/次、甲硝唑 1g/次静脉滴注，1 次/天，连用 3～5 天。对青霉素过敏者，可选用林可霉素、克林霉素等其他抗生素。

（三）手术治疗

脓肿形成后，在应用抗生素同时，进行外科手术治疗。

1. 脓肿切开引流术

选择大阴唇内侧波动感明显部位，切口要够大，使脓液能全部彻底排出。为防止粘连，局部填塞碘附纱条。3 天后高锰酸钾溶液坐浴。

2. 囊肿剥除术

此法适用于炎症反复发作、治疗效果不好及较大年龄患者。单纯使用抗生素是无效的，此类患者须切开引流并做造瘘术。

七、预防

（一）有时急性外阴炎表现为大小阴唇充血、肿胀，易与前庭大腺炎混淆。诊断时应注意病史及分泌物培养结果，根据肿块的部位、外形加以分辨。

（二）少数肛门周围疾病由于位置比较高，也可以表现为类似前庭大腺炎的症状，因此要注意检查以除外肛周疾病。

（三）术后保持外阴清洁，每天以 1∶5 000 高锰酸钾溶液坐浴，也可用肤阴洁、肤阴泰等洗液坐浴。每周随访 1 次，共 4～6 次，每次都应用血管钳探查囊腔，以保持通畅。

（四）对于多次反复感染的病例，最好取脓液做细菌培养加药敏试验，在切开排脓的同时应用抗生素，可以选用甲硝唑口服，0.2g/次，3 次/天，不要局部使用抗生素，以免发生耐药性。

（五）前庭大腺脓肿在形成过程中疼痛非常剧烈，患者往往难以行走，坐卧不宁，在脓肿未形成时，应以消炎治疗为主，医生应当注意告知患者疾病的情况，使其配合治疗。

第五节　滴虫性阴道炎

一、病因

滴虫性阴道炎是常见的阴道炎，由阴道毛滴虫所引起。滴虫呈梨形，后端尖，约为多核白细胞的 2～3 倍大小。虫体顶端有 4 根鞭毛，体部有波动膜，后端有轴柱凸出。活的滴虫透明无色，呈水滴状，诸鞭毛随波动膜的波动而摆动。滴虫的生活史简单，只有滋养体而无包囊期，滋养体生命力较强，能在 3～5℃生存两日；在 46℃时生存 20～60 分钟；在半干燥环境中约生存 10 天时间；在普通肥皂水中也能生存 45～120 分钟。在 pH5 以下或 pH7.5 以上的环境中则不生长，滴虫性阴道炎患者的阴道 pH 一般为 5.1～5.4。隐藏在腺体及阴道皱裂中的滴虫于月经前后，常得以繁殖，引起炎症的发作。它能消耗或吞噬阴道上皮细胞内的糖原，阻碍乳酸生成。滴虫不仅寄生于阴道，还常侵入尿道或尿道旁腺，甚至膀胱、肾盂以及男性的包皮褶、尿道或前列腺中。

二、临床表现

主要症状为白带增多。分泌物呈灰黄色、乳白色或黄白色稀薄液体，或为黄绿色脓性分泌物，常呈泡沫状，有腥臭。严重时，白带可混有血液。多数患者有外阴瘙痒、灼热、性交痛等。有尿道感染时，可有尿频、尿痛甚至血尿。约有半数带虫者无症状。

检查可见阴道及宫颈黏膜红肿，常有散在红色斑点或草莓状突起。后穹窿有多量液性或脓性泡沫状分泌物。带虫而无症状者，阴道黏膜可无异常，但由于滴虫能消耗阴道内的糖原，改变阴道酸碱度，破坏防御机制而引起继发性细菌感染。妊娠期、月经期前后或产后，阴道 pH 增高，滴虫繁殖快，炎症易发作。

三、辅助检查

阴道分泌物镜下检查找到滴虫，即可确诊。常用的检查方法是悬滴法：加一小滴生理盐水于玻片上，取少许阴道后穹窿处的分泌物，混于温盐水中，即可在低倍镜下找滴虫。滴虫离体过久，或标本已冷却，则滴虫活动差或不动，将影响对滴虫的识别。或用棉签蘸取阴道分泌物置于装有 2mL 温生理盐水的小瓶中混匀，再取一小滴涂在玻片上检验。此项检查应在双合诊前进行，检查前不做阴道灌洗或局部用药，前 24～48 小时避免性生活。临床疑有滴虫性阴道炎而多次悬滴法未发现滴虫时，可作滴虫培养。

四、诊断

根据患者的病史、体征中特有的泡沫状分泌物，可以做出临床诊断。

五、鉴别诊断

本病会和细菌性阴道病、外阴阴道假丝酵母菌病、需氧菌性阴道炎（AV）有相似之处，医生将从多个方面进行详细检查进行判断。

六、治疗

（一）全身用药

滴虫性阴道炎患者常伴发泌尿系统及肠道内滴虫感染，又因滴虫不仅寄存于阴道黏膜的皱褶内，还可深藏于宫颈腺体中以及泌尿道下段，单纯局部用药不易彻底消灭滴虫，应结合全身用药获得根治。甲硝唑为高效口服杀滴虫药物，口服每次 200mg，每天 3 次，连用 7 天。治疗后查滴虫转阴时，应于下次月经后继续治疗一疗程，以巩固疗效，配偶应同时治疗。近年来，有人主张用大剂量甲硝唑，口服 2g/次，与 7 天法有相同疗效，较 7 天法方便、价廉。一次大剂量治疗无效者，可改用 0.5～1g，2 次/天连用 7 天。未婚妇女阴道用药困难，口服甲硝唑即可。口服甲硝唑，特别是大剂量一次用药后，个别病例可发生恶心、呕吐、眩晕及头痛等。早孕期服用，有导致胎儿畸形的可能，故在妊娠 20 周以前，应以局部治疗为主，不建议口服甲硝唑。

（二）局部治疗

1. 1∶5 000 高锰酸钾溶液冲洗阴道或坐浴，每天 1 次。

2. 甲硝唑栓 500mg/次，每晚 1 次，塞阴道深部，10 天为一疗程；或甲硝唑阴道泡腾片 200g/次，每晚 1 次塞阴道深部，7～10 天为一疗程。

七、预防

加强卫生宣传，消灭传染源，开展普查普治。发现滴虫性阴道炎患者或无症状的带虫者均应积极治疗。患者的配偶也应同时治疗。

切断传播途径，严格管理制度，禁止患者及带虫者进入游泳池，应废除公共浴池，提倡淋浴，废除出租游泳裤及浴巾，改坐式便所为蹲式。医疗单位要做好器械的消毒及隔离，防止交叉感染。

第六节　念珠菌性阴道炎

一、病因

念珠菌性阴道炎是一种常见的阴道炎，习称霉菌性阴道炎，发病率仅次于滴虫性阴道炎。80%～90%是由白色念珠菌感染引起的，10%～20%为其他念珠菌及球拟酵母属感染，在治疗无效或经常复发的患者中，常可分离出这一类真菌。最适于真菌繁殖的阴道 pH 为5.5。在 10%～20%的正常妇女阴道中可能有少量白色念珠菌，但不引起症状，仅在机体抵抗力降低，念珠菌达到相当量时才致病。因此，机体细胞免疫力低下，如应用免疫抑制剂药物的患者易患真菌性阴道炎。阴道上皮细胞糖原增多，酸性增强时，真菌繁殖迅速引起炎症、霉菌性阴道炎、糖尿病及接受雌激素治疗的患者。孕妇肾脏的糖阈降低，尿糖含量增高，也使真菌加速繁殖。广谱抗生素及肾上腺皮质激素的长期应用，可使机体的菌种菌群发生紊乱，导致真菌生长。严重的传染性疾病、其他消耗性疾病以及复合维生素 B 的缺乏，均为念珠菌生长繁殖的有利条件。

念珠菌可存在于人的口腔、肠道及阴道黏膜上，这三个部位的念珠菌可互相感染，当局部环境条件适合时易发病。

二、临床表现

主要表现为外阴、阴道炎。常见症状有白带增多及外阴、阴道瘙痒，可伴有外阴、阴道灼痛，排尿时尤为明显。还可有尿频、尿痛及性交痛。

典型的霉菌性阴道炎，白带黏稠，呈白色豆渣样或凝乳样。有时白带稀薄，含有白色片状物或表现正常。

检查见小阴唇内侧及阴道黏膜附有白色片状薄膜，擦除后，可见整个阴道黏膜红肿，急性期还见受损的糜烂面或表浅溃疡。

三、辅助检查

严重及顽固性外阴瘙痒，首先应考虑是否霉菌感染，可通过局部分泌物直接涂片检查与培养明确诊断，镜下容易看到霉菌的菌丝分枝和芽胞。白色念珠菌为卵圆形，革兰氏染色阴性，但染色常不均匀，约 $3\sim5\mu m$（较葡萄球菌大数倍），常产生长芽而不脱落（芽胞），以致形似菌丝而实非菌丝，故称之为假菌丝。

四、诊断

典型的霉菌性阴道炎诊断并不困难，做阴道分泌物检查可证实诊断。一般采用悬滴法，直接取分泌物置于玻片上，加一小滴等渗氯化钠或 10％氧化钾溶液，或涂片后革兰氏染色，显微镜下检查可找到芽孢和假菌丝。疑为霉菌性阴道炎，而多次检查阴性时，可作霉菌培养。对年老肥胖或顽固的病例，应查尿糖、血糖及糖耐量试验。详细询问有无应用大量雌激素或长期应用抗生素的病史，以寻找病因。

五、鉴别诊断

（一）细菌性阴道炎

患者表现为分泌物增多，多为白色，有腥臭味，瘙痒较念珠菌性阴道炎略轻。实验室检查可以明确区分二者，如细菌性阴道炎患者的阴道分泌物的 pH>4.5、胺试验检查呈阳性、显微镜下检查可见线索细胞。

（二）滴虫阴道炎

患者的分泌物主要为稀薄脓样或者泡沫状，伴有瘙痒感。可通过实验室检查鉴别诊断，滴虫阴道炎显微镜下可见阴道毛滴虫和大量白细胞，而念珠菌性阴道炎可见念珠菌假菌丝或芽孢。

（三）细胞溶解性阴道病

此类患者有与念珠菌性阴道炎患者类似的外阴瘙痒与灼痛感，需要通过实验室检查进行鉴别。细胞溶解性阴道病在镜下可见乳酸杆菌和上皮溶解后的细胞裸核，而念珠菌性阴道炎主要为念珠菌假菌丝或芽孢。

六、治疗

（一）一般处理

（一）2％～3％碳酸氢钠溶液冲洗外阴及阴道或坐浴，每天一次。

（二）有外阴瘙痒者，可选用达克宁霜，3％克霉唑软膏或复方康纳乐霜涂外阴。

（三）如有糖尿病应积极治疗。

（二）抗真菌治疗

可酌情选用下列方案。

（一）患者每晚临睡前用 4％苏打水洗净外阴，用一次性推注器将顺峰妇康安（克霉唑软膏）推入阴道深处（用药量 5g/次），连续用药 7 天为一疗程。

（二）制霉菌素阴道栓剂或片剂 10 万 U/栓或片，每晚 1 次塞入阴道深部，12 次为一疗程。

（三）硝酸咪康唑栓 0.2g/次，每晚 1 次塞阴道深部，10 天为一疗程。

（四）米可啶阴道泡腾片 10 万 U/次，每晚 1 次塞阴道深部，10 次为一疗程。

（五）0.5%～1%甲紫液涂阴道及宫颈，隔天一次，5次为一疗程。

（六）单剂量口服氟康唑片150mg/次。孕妇及哺乳期慎用。

（七）口服伊曲康唑片200mg，每天2次，一天治疗。重症者200mg/次，口服，每天一次，7天为一疗程。孕妇及哺乳期不宜服用。

七、预防

（一）治疗结束后，于下次月经干净后复查，如阴性再巩固1～2疗程，经3次月经后查真菌均为阴性者方为治愈。

（二）真菌性阴道炎可通过性交传染，治疗期间应避免性生活或采用阴茎套，夫妇双方应同时治疗。

（三）避免厕所、盆具、毛巾、浴室交叉感染。

（四）孕妇患真菌性阴道炎以局部用药为宜。

（五）长期用抗生素、皮质激素治疗者，需防真菌性阴道炎。

第七节　阿米巴性阴道炎

阿米巴性阴道炎临床较少见，多由阿米巴原虫引起，常继发于阴道感染后。临床表现主要为阴道分泌物增多，呈血性浆液或黄色脓性黏液，有腥味，检查发现阴道有典型的不规则浅表溃疡，边缘隆起为特征，患者常有腹泻或痢疾病史。

一、病因

本病由阿米巴原虫引起。阿米巴滋养体随大便排出后直接感染外阴及阴道，当机体全身情况差、健康水平下降或生殖器有损伤时，阿米巴滋养体易侵入损伤部位，分泌溶组织酶造成黏膜组织破坏，导致生殖道溃疡。

二、临床表现

主要表现为阴道分泌物多，呈血性浆液或黄色黏稠脓性分泌物，有腥味，常伴有外阴、阴道痒感或疼痛。检查发现，阴道黏膜充血，形成溃疡时，其周边隆起，呈虫蚀状，溃疡可散在或融合成片。基底部呈现黄色坏死碎片，触之易出血、质脆，有触痛。有的患者由于阴道和（或）宫颈结缔组织反应明显，可似肿瘤样增生，应与恶性肿瘤或结核相鉴别。

三、辅助检查

（一）阴道分泌物涂片

查找阿米巴滋养体。

（二）活检

阴道溃疡处做活体组织病理检查，可找到阿米巴原虫。

（三）培养

取阴道分泌物做特殊培养，阳性率较前两者高。

四、诊断

详细询问病史，如有腹泻或痢疾病史以及典型的虫蚀状的阴道浅表溃疡，常可做出诊断。确诊时需做分泌物涂片或在溃疡处刮片找到阿米巴滋养体即可确诊，必要时做分泌物培养。溃疡处应做活检与生殖道恶性肿瘤、结核等鉴别。

五、鉴别诊断

(一) 霉菌性阴道炎

患者白带多，外阴瘙痒与滴虫性阴道炎者的症状极相似，但其白带多呈凝乳或豆渣样，不带泡沫，阴道粘膜附有白色膜状物，其下粘膜常有红肿，阴道分泌物检查可确诊。

(二) 非特异性阴道炎

为阴道损伤，长期子宫出血，盆腔炎等引起，临床主要症状为阴道下坠，灼热感及盆腔不适，阴道分泌物涂片可见葡萄球菌，链球菌，大肠杆菌及变形杆菌等，而滴虫性阴道炎为直接或间接传染所致，临床主要表现为外阴瘙痒及排出大量泡沫样白带，阴道分泌物涂片检查可找到滴虫。

(三) 阴道嗜血杆菌性阴道炎

本病常伴有月经的改变，阴道分泌物有恶臭，但无泡沫；分泌物涂片检查可见大量嗜血杆菌集居于阴道细胞表面，分泌物细菌培养可证实。

(四) 老年性阴道炎

多见于老年妇女。绝经后，阴道壁成老年样变，粘膜薄，皱折少，弹性差，触之易出血；有时有溃疡或粘连，分泌物检查可见大量脓细胞，无阴道毛滴虫。

(五) 阴道蛲虫感染

患者阴部有奇痒，包括肛门周围；阴道分泌物多，涂片检查可见蛲虫卵，阴道壁无明显炎性反应。

六、治疗

(一) 局部治疗

注意外阴清洁，防止粪便污染外阴、阴道。治疗期间禁止性生活。局部每天用质量浓度为 10g/L（1%）的乳酸或 1∶5 000 的高锰酸钾溶液冲洗阴道，每天 1 次。冲洗后上甲硝唑 0.2g，每天 1 次，7～10 天为 1 个疗程。

(二) 药物治疗

1. 甲硝唑

0.2～0.4g/次，每天 3 次，10～14 天。此药对阿米巴原虫有杀伤作用，对包囊也有效，毒性小，疗效高。

2. 双碘喹啉

一次 400～600mg/次，每天 3 次，连用 2～3 周，重复治疗间隔为 2～3 周。

3. 盐酸依米丁

对阿米巴滋养体有杀灭作用，但对包囊无作用。口服胃肠反应大，多用深部肌内注射，1mg/（kg·d），最多不超过 60mg/天，连用 6 天为 1 个疗程。因此药毒性大、排泄缓慢，临床使用较少。

七、预防

首先要注意个人卫生及饮食卫生，饭前便后要洗手，其次要保持外阴清洁，防止粪便继续污染外阴及阴道，以免沾染上阿米巴滋养体；要注意消毒，隔离，禁止性生活，发病后，要及时诊治。

第八节　老年性阴道炎

一、病因

妇女绝经后、手术切除卵巢或盆腔放射治疗后，由于雌激素缺乏，阴道黏膜萎缩、变薄，上皮细胞糖原减少，局部抵抗力减弱，易受细菌感染引起炎症。如有阴道创伤、子宫内膜炎或盆腔炎，更易诱发老年性阴道炎。由于老年性阴道炎不但常见于老年妇女，也发生于卵巢功能衰退、雌激素缺乏的中年妇女，不少人认为"萎缩性阴道炎"之称更为恰当。

二、临床表现

主要症状为白带增多，多为黄水状。感染严重时，白带可呈脓性，有臭味。黏膜有表浅溃疡时，分泌物可为血性，有的患者可有点滴出血。

患者常伴有外阴瘙痒、灼热感或盆腔坠胀不适。炎症常波及前庭及尿道口周围黏膜，引起尿频、尿痛或尿失禁症状。

检查见阴道黏膜呈老年性改变，皱襞消失，上皮菲薄。黏膜充血，易伴出血，表面常有散在小出血点或片状出血斑，严重时，上皮脱落，形成表浅溃疡。宫颈也常充血，并有散在小出血点。老年性阴道炎如经久不愈，黏膜下结缔组织纤维化后，阴道弹性消失，更为狭窄，慢性炎症或溃疡面还可引起阴道粘连，严重时导致阴道闭锁。炎症分泌物引流不畅可形成闭锁段以上阴道积脓。

三、辅助检查

（一）医生查体

医生可通过观察外阴是否潮红、湿润，阴道黏膜是否呈老年性改变，阴道皱襞是否消失，阴道壁是否充血或有小出血点、表浅溃荡等，以及子宫颈是否潮红、充血、或伴有黏液脓性分泌物等，来初步判断是否为老年性阴道炎及其严重程度。

（二）实验室检查

1. 阴道分泌物镜检

患者可见大量白细胞而未见滴虫、假丝酵母菌和霉菌等病原体，可与滴虫性阴道炎、霉菌性阴道炎等相鉴别。

2. 阴道分泌物 pH 测定

在采取的阴道液体样本或阴道中放置 pH 试纸，以测试其 pH，正常 $pH < 4.5$，多在 $3.8 \sim 4.4$，老年性阴道炎患者的 pH 一般大于 4.5。

（三）病理学检查

出现血性白带或阴道溃疡时，要注意做宫颈的 TCT 及 HPV 的检查，也可做宫颈或子宫内膜活组织检查，与宫颈癌和子宫癌相鉴别。

四、诊断

根据患者年龄及临床表现，不难诊断。由于滴虫性或真菌性阴道炎可发生于老年妇女，且老年性阴道炎可与这两种炎症并存，因此有时有必要取分泌物做镜下检查，以明确诊断。对有血性白带或少量不规则阴道出血的患者，应除外宫颈、子宫的恶性肿瘤。妇科检查时须注意宫颈的形态和质地，子宫的大小，出血的来源以及阴道细胞学检查结果，必要时作宫颈活检及自供内膜活组织检查。

五、鉴别诊断

老年性阴道炎应与滴虫性阴道炎、霉菌性阴道炎容易混淆，医生可从多方面详细检查进行鉴别：

（一）滴虫性阴道炎

滴虫性阴道炎是由阴道毛滴虫引起的阴道炎症，是一种传染性疾病。该病部分症状如外阴瘙痒与老年性阴道炎相似，但将阴道分泌物进行实验室检查发现，滴虫性阴道炎可见滴虫，而老年性阴道炎镜下则多见大量白细胞，无滴虫，可帮助鉴别。

（二）霉菌性阴道炎

多指由假丝酵母菌引起的阴道炎症，其外阴瘙痒、灼热痛等症状与老年性阴道炎相似，但将阴道分泌物进行实验室检查发现，霉菌性阴道炎镜下可见芽生孢子或假菌丝，阴道 PH＜4.5，而老年性阴道炎镜下可见大量白细胞浸润，乳酸杆菌减少，且阴道 PH 多在 6 到 7 之间，可帮助鉴别。

六、治疗

治疗原则是增加阴道的抵抗力及抑制细菌的生长。

（一）局部用药

1％乳酸或醋酸或 1∶5 000 高锰酸钾溶液冲洗阴道，每天一次，提高阴道酸度。冲洗后或每晚塞入阴道内乙蔗酚片剂或栓剂 0.25～0.5mg，适用 7～10 天。严重时患者可用磺胺粉、抗生素（金霉素、氯霉素等）粉剂或软膏局部撒布或涂擦。

（二）全身用药

可口服乙蔗酚 0.25～0.5mg，每天一次，连服 7～10 天，代替局部应用乙蔗酚。过久或大剂量服用乙蔗酚可引起撤退性出血。顽固病例可口服尼尔雌醇，首次 4mg，以后每 2～4 周一次，每次 2mg，维持 2～3 个月。尼尔雌醇是雌三醇的衍生物，剂量小，较安全。对乳腺癌或子宫内膜癌患者禁用雌激素。

七、预防

（一）日常温水清洗外阴，清洗外阴时洗净双手，专盆专用。

（二）保持个人卫生，勤洗勤换内裤，使用宽松棉质内裤。

（三）不用热水或肥皂清洗外阴。

（四）不随意用药，严格遵照医嘱。

（五）多食豆制品和水果蔬菜，避免辛辣食物。

（六）性生活时少量涂抹润滑剂润滑阴道，防止摩擦损伤。

（七）坚持运动，促进盆底肌血液循环。

老年性阴道炎除积极治疗外，更重要的在于增加对女性的卫生保健知识宣传，提高保健意识和预防意识，养成良好个人卫生习惯，杜绝各种感染途径，保持会阴干燥、清洁，减少患病几率。

第九节　盆腔炎

盆腔炎（Pelvic inflammatory disease，PID）是女性内生殖器及其周围结缔组织、盆腔腹膜等部位发生的炎症。可分为急性盆腔炎和慢性盆腔炎。

一、急性盆腔炎

（一）病因

急性盆腔炎（Acute pelvic inflammatory disease，APID）多由于葡萄球菌、链球菌、大肠埃希菌及厌氧菌混合感染引起，其传播途径为直接蔓延上行感染、淋巴传播和血行传播。主要病因如下。

1. 产后或流产后感染

分娩后产妇体质较虚弱，宫颈口未很好关闭，当软产道有损伤或宫腔有胎盘、胎膜残留等，病原体侵入宫腔引起感染；流产手术无菌操作不严格、术后阴道出血时间较长或宫腔内有组织残留，均可引起流产后感染。

2. 宫腔手术操作后感染

如放置宫内节育器、刮宫术、输卵管通液、通气术、子宫输卵管碘油造影术、宫腔镜检查等。由于术前适应证选择不当或手术消毒不严格，都可引起感染。

3. 经期卫生不良

使用不洁的月经垫或经期性生活等均可使病原体侵入，而经期子宫内膜剥脱面有扩张的血窦及凝血块，是细菌滋生的最佳环境，易引起感染。

4. 邻近器官的炎症

如阑尾炎、腹膜炎、结肠炎等，可蔓延到盆腔引起盆腔炎。

（二）临床表现

因炎症的轻重及范围大小不同其临床表现亦不同。患者起病时往往出现下腹痛伴发热，疼痛的特点为一侧或双侧剧痛，用力按压则疼痛更明显，严重者可有高热、寒战、头痛、脉快、食欲差、全身乏力，阴道分泌物增多呈脓性或伴臭味，若有脓肿形成时，出现局部压迫症状，亦可有腰痛、尿频、排尿痛、腹泻、里急后重和排便困难等。有腹膜炎者出现恶心、呕吐、腹胀等消化系统症状。

患者呈急性病容，体温 39～40℃，初期呈持续性，脓肿形成时可转为间歇性，心率快，腹胀，下腹有压痛、反跳痛、肌紧张，肠鸣音减弱或消失。妇科检查：阴道及宫颈充血，宫颈有脓性分泌物流出，表面充血、水肿，举痛明显；子宫体略大，有压痛，活动受限；若为输卵管增粗，压痛明显；若为输卵管积脓，可触及输卵管呈腊肠状；有输卵管卵巢脓肿时，则可触及压痛明显的包块；宫旁结缔组织炎时，可扪到宫旁一侧或双侧有片状增厚；若有脓肿形成且位置较低时，则后穹窿触痛明显，可扪及后穹窿或侧穹窿有肿块且有波动感；若脓肿破裂，则可出现全腹压痛、反跳痛、肌紧张，三合诊可协助进一步了解盆腔情况。

（三）辅助检查

化验检查，除化验血常规、尿常规外应取宫颈管黏液涂片或进行细菌培养及药物敏感试验，有一定的临床参考价值。有盆腔脓肿时，可取后穹窿穿刺液进行细菌培养及药物敏感试验，为合理选用抗生素提供依据。B超等对急性盆腔炎的诊断亦有一定的意义。

（四）诊断

根据病史临床表现可做出诊断。

（五）鉴别诊断

急性盆腔炎应与卵巢囊肿蒂扭转、急性阑尾炎、输卵管妊娠等鉴别。

（六）治疗

1. 一般治疗

卧床休息，半卧位有利于脓液积聚于子宫直肠陷凹而使炎症局限，尽量减少不必要的妇科检查，以免炎症扩散；给予对症处理，若有高热采用物理降温，腹胀可给胃肠减压，加强营养，纠正电解质紊乱和酸碱平衡，必要时少量输血。

2. 抗感染治疗

联合用药常选用：①青霉素或红霉素与氨基糖苷类药物及甲硝唑联合应用。青霉素240万～1 000万 U/天静脉滴注，病情好转后改为120万～240万 U/天；红霉素1～2g/天，分3～4次静脉滴注；庆大霉素16万～24万 U/天，分2～3次静脉滴注；甲硝唑注射液250mg，静脉滴注每次8小时，病情改善后改为口服400mg/次，3次/天。②第1代头孢菌素与甲硝唑联合：头孢噻吩（先锋霉素Ⅰ）2g/天，分4次肌内注射；头孢唑啉（先锋霉素Ⅴ）每次0.5～1g，静脉滴注，2～4次/天；甲硝唑用法同上。另外还有第2代、第3代头孢等广谱抗生素可根据药物敏感试验选择使用。

3. 中药治疗

为清热解毒，凉血化瘀。可用银翘解毒汤加减治疗。

4. 手术治疗

经药物治疗48～72小时，体温持续不降，中毒症状加重或肿块增大者，应及时手术；输卵管脓肿或输卵管卵巢脓肿，经药物治疗，肿块仍未消失和有感染扩散的迹象，可手术治疗；若患者突然腹痛加剧，伴有寒战、高热、恶心、呕吐、腹胀、拒按、腹膜炎及中毒性休克等表现，需立即剖腹探查，有效引流。

（七）预防

做好经期、孕期、产褥期的卫生宣传工作，经期、妊娠后2个月和产褥期禁止性生活、盆浴等。严格掌握妇产科手术（如人工流产、放置宫内节育器、诊断性刮宫等）的手术适应证，做好术前准备，术中严格无菌操作，术后积极护理，预防感染。

二、慢性盆腔炎

慢性盆腔炎（Chronic pelvic inflammatory disease，CPID）常为急性盆腔炎治疗不彻底或因患者体质较弱，病程迁延所致，有时可无急性炎症病史。慢性盆腔炎病情较顽固，当机体抵抗力较弱时，可急性发作。

（一）病因

1. 慢性输卵管炎与输卵管积水

慢性输卵管炎与输卵管积水最常见，多为双侧，输卵管增粗，管腔常粘连，伞端闭锁，并与周围组织粘连。当输卵管伞部和峡部粘连闭锁时，浆液性渗出物积聚而形成输卵管积水。积水的输卵管表面光滑，形似腊肠或曲颈的蒸馏瓶状，卷曲向后，游离或与周围组织粘连。

2. 输卵管卵巢炎与输卵管卵巢囊肿

输卵管炎症常波及卵巢并发生粘连，形成输卵管卵巢炎。当输卵管积水贯通卵巢，则形成输卵管卵巢囊肿。也可由于输卵管卵巢脓肿的脓汁吸收而成。

3. 慢性盆腔炎结缔组织炎

炎症蔓延至宫旁结缔组织和子宫骶骨韧带等处，使纤维组织增生变硬，子宫常被粘连牵向一侧或固定不动，形成冰冻骨盆。

（二）临床表现

1. 症状

（1）全身症状不明显，有时仅有低热。病程较长，部分患者可出现如精神不振、失眠、全身不适等。

（2）慢性炎症可致盆腔充血，常引起下腹部坠胀感和牵拉感、疼痛及腰骶部酸痛。常于劳累、性交后及月经前后加重。

（3）由于盆腔淤血，常有经量增多；卵巢功能损害时可致月经失调及痛经；输卵管粘连阻塞时可导致不孕。

2. 体征

子宫常呈后位或偏向一侧，活动受限或粘连固定；若为输卵管炎，可触及增粗的输卵管呈条索状，并有轻微压痛；若形成输卵管积水或输卵管卵巢囊肿时，则在盆腔一侧或两侧触到囊性肿物，多粘连于子宫侧后方较低的部位，固定不动；若为盆腔结缔组织炎，子宫一侧或两侧有片状增厚、压痛，子宫骶骨韧带增粗、变硬、压痛明显。

（三）辅助检查

确诊有困难者，可借助辅助检查，如B超、盆腔CT、磁共振成像等，必要时可行腹腔镜检查或剖腹探查。

（四）诊断

有急性盆腔炎病史或症状、体征明显者不难诊断，无明显急性盆腔炎病史及临床表现不明显的病例诊断必须慎重。

（五）鉴别诊断

应注意与子宫内膜异位症、陈旧性异位妊娠、盆腔结核、卵巢肿瘤等鉴别。

（六）治疗

治疗原则：采取综合措施，积极合理治疗。尽量保留卵巢功能，为不孕患者争取受孕机会，取得根治效果。

1. 一般治疗

为患者解除思想顾虑和精神压力，指导患者增加营养，适当锻炼，增强战胜疾病的信心。

2. 抗生素应用

对局部压痛明显、急性或亚急性发作者，可使用抗生素。常用药物有青霉素、头孢菌素与甲硝唑合用。可以静脉注射或口服。同时给糜蛋白酶 5mg 或玻璃酸酶（透明质酸酶）1 500U，肌内注射，隔天 1 次，5～10 次为 1 个疗程，可松解粘连，促进炎症吸收。必要时用抗生素的同时口服泼尼松 5mg 或地塞米松 0.75mg，4 次/天，每周减药 1 次，4 周为 1 个疗程；也可采用经腹穿刺注药治疗，穿刺点取左髂前上棘与脐连线中外 1/3 交界处，留置硬膜外导管 1 枚，取甲硝唑 250mL、庆大霉素 24 万 U、糜蛋白酶 4 000U、地塞米松（氟美松）5mg，经导管注入 1 次/天，7～10 天为 1 个疗程。

3. 物理疗法

常用的物理疗法有短波、超短波、离子透入（可加各种药物如青霉素、链霉素）等。一般主张与抗生素同时应用。

其原理为利用湿热的良性刺激促进盆腔局部血液循环，改善组织的营养状态，提高新陈代谢以利于炎症的吸收和消退。

4. 手术治疗

有肿块如输卵管积水或输卵管卵巢囊肿，长期非手术治疗无效而症状明显或反复急性发作者可手术切除病灶；年龄大无生育要求者可行子宫全切除术及双侧附件切除术。

5. 中药治疗

慢性盆腔炎以湿热型居多，治疗则以清热利湿为主，可内服，也可用红藤、鱼腥草、蒲公英、紫花地丁、赤芍等各30g，水煎，浓缩成100mL，药温39℃，患者取侧卧位，以 5 号导尿管插入肛门 14cm 以上，药液于 30 分钟内缓慢注完，保留至次日清晨，1 次/天，10 次为 1 个疗程。

（七）预防

积极彻底治疗急性盆腔炎，加强卫生宣教，锻炼身体，增强体质。

第十节　宫颈炎

宫颈炎是妇科常见的疾病之一，包括宫颈阴道部及宫颈管黏膜炎症，有急性和慢性两种。

一、急性宫颈炎

(一) 病因

急性宫颈炎是指从子宫颈外口直到子宫颈内口的子宫颈黏膜、黏膜下组织发生的急性感染。病原体为淋球菌或普通的化脓菌，如葡萄球菌、链球菌、大肠埃希菌及厌氧菌等。普通细菌感染多见于产后、流产后。

(二) 临床表现

主要症状是白带增多，脓性，有臭味，患者有盆腔坠胀不适，腰背痛以及尿频、尿急、性交痛。检查可见宫颈充血、水肿，有脓性分泌物从宫口流出，量多。若为淋球菌感染，症状更明显，白带呈黄色脓性，同时伴发急性尿道炎、阴道炎、子宫内膜炎，有不同程度的发热及白细胞增多。根据病史、临床表现及分泌物涂片病原体检查可诊断。

(三) 辅助检查

急性宫颈炎的阴道镜检查：宫颈呈急性充血状，黏膜潮红，布满网状血管或点状、螺旋状血管。如合并腺体感染，则宫颈表面散在分布多个黄色小泡状脓点，腺体开口被脓液充满。低倍镜下布满多个黄色小米样泡状隆起，宫颈管内充满脓性栓子。急性宫颈炎的检查注意事项：

(一) 进行筛查前 24 小时内不要有性生活。

(二) 不要在月经期间做筛查。

(三) 检查前 3 天内不要冲洗阴道或使用阴道内药物。

(四) 诊断

根据病史、症状及妇科检查，诊断急性宫颈炎并不困难，关键是确定病原体。各种病原体所致感染可表现不同性状的分泌物，有时目检即可鉴别，但准确诊断仍宜取宫颈分泌物作涂片或培养，以便针对处理。

(五) 鉴别诊断

急性宫颈炎和慢性宫颈炎、阴道炎、宫颈癌都有阴道分泌物增多症状，需加以鉴别。

1. 慢性宫颈炎

多由急性宫颈炎治疗不彻底，病原体隐藏于宫颈黏膜而形成慢性炎症。一般无下腹部不适，无脓性白带，即可鉴别。

2. 阴道炎

阴道内正常菌群失调所致的感染，通过白带检查，宫颈检查无充血、水肿，即可鉴别。

3. 宫颈癌

阴道分泌物常有淡血性、异味，通过宫颈癌筛查及阴道镜检查，即可鉴别。

(六) 治疗

局部治疗和全身治疗。用 1 : 5 000 高锰酸钾溶液坐浴，子宫颈可涂呋喃西林粉剂或磺胺粉剂，如果合并子宫内膜炎，暂不做阴道冲洗，应积极治疗子宫内膜炎。全身治疗主要针对病原体。常用的药物有第三代头孢菌素（如头孢曲松钠头孢克肟）、喹诺酮（环丙沙星、氧氟沙星）。

（七）预防

（一）注意个人卫生，避免各种原因引起的宫颈损伤。

（二）在机体抵抗力低下时，注意避免病原体侵入宫颈导致感染。

（三）避免使用高浓度的酸性或碱性阴道冲洗液。

（四）对避孕套或避孕膜过敏者可选用其他避孕方式。

（五）积极治疗各种阴道炎症及上生殖道炎症，减少临近组织炎症蔓延到宫颈。

二、慢性宫颈炎

慢性宫颈炎是妇科最常见的疾病之一。慢性宫颈炎不仅影响妇女的健康和受孕，还与子宫颈癌的发病有一定的关系。因此，积极有效地预防和治疗慢性子宫颈炎，对维护妇女的健康和预防子宫颈癌有重要意义。

（一）病因

慢性宫颈炎是一个多病因的慢性病理过程，长期慢性炎症刺激和损伤是慢性子宫颈炎的主要诱因。由于分娩、流产和手术损伤以及不洁性生活损伤宫颈之后，病原体入侵而引起。常见的病原体有葡萄球菌、链球菌、大肠埃希菌及厌氧菌等。子宫颈长期浸于阴道炎的白带中，致使鳞状上皮脱落，为病原体的侵入创造条件。另外，用高浓度的酸性或碱性溶液冲洗阴道或放置腐蚀性较强的药物片剂或栓剂，也可造成炎症。

（二）临床表现

主要症状是阴道分泌物增多，呈乳白色黏液状，有时为淡黄色脓性，伴息肉形成时可有血性白带或接触性出血。若炎症沿子宫骶骨韧带扩散至盆腔，可有腰骶部疼痛、性交痛和下坠感。黏稠白带不利于精子穿过，可引起不孕。检查可见宫颈有不同程度的糜烂、肥大、充血、水肿，有时质较硬，有息肉、裂伤、外翻及宫颈腺体囊肿等不同程度炎性病理类型。

（三）辅助检查

（一）酶联免疫吸附试验（ELISA）及核酸检测、分泌物检查、病菌培养及细菌对药物的敏感试验、宫颈刮片做淋巴细胞学分类。

（二）阴道 B 型超声检查、阴道镜定位活组织病理检查。

（四）诊断

根据病理类型及临床表现诊断。由于宫颈糜烂与宫颈上皮内瘤样变和早期宫颈癌外观上难以鉴别，需做常规宫颈刮片查癌细胞，排除子宫颈癌，必要时行阴道镜及宫颈活体组织检查。

（五）鉴别诊断

本病会和宫颈柱状上皮异位和宫颈鳞状上皮内病变（SIL）、宫颈腺囊肿、子宫恶性肿瘤等疾病有相似之处，医生将从多个方面进行检查，然后做出判断。

1. 宫颈柱状上皮异位和 SIL

慢性宫颈炎患者的宫颈可呈糜烂样改变，而宫颈的生理性柱状上皮异位、SIL，甚至早期宫颈癌也可呈现宫颈糜烂样改变，因此需要鉴别。

生理性柱状上皮异位是指生育期、妊娠期妇女由于雌激素的作用，宫颈管柱状上皮外移至宫颈阴道部，由于柱状上皮菲薄，其下间质透出，肉眼看似糜烂，曾被称为"宫颈糜烂"，但并非病理学上所指的真性糜烂。

目前已经明确"宫颈糜烂"只是一个临床体征,可以是正常的生理改变或者异常的病理性改变,因此对于宫颈糜烂样改变需要进一步检查以除外 SIL 或宫颈癌,如果为生理改变则多数无需处理。

SIL 以及早期宫颈癌也可使子宫颈呈糜烂样改变,炎症相关检查以及宫颈细胞学检查和(或)人乳头瘤病毒(HPV)检测有助于鉴别诊断,必要时可行阴道镜及活组织检查。

2. 宫颈腺囊肿

宫颈腺囊肿是宫颈鳞状上皮取代柱状上皮过程中,新生的鳞状上皮将宫颈腺管口阻塞,导致腺体分泌物引流受阻、潴留形成的囊肿。宫颈局部损伤或宫颈慢性炎症使腺管口狭窄,也可导致宫颈腺囊肿形成。绝大多数情况下是宫颈的生理性变化,通常不需处理。但深部的宫颈腺囊肿,宫颈表面无异常,表现为宫颈肥大,应与宫颈腺癌鉴别。

3. 子宫恶性肿瘤

(1)宫颈息肉应与宫颈的恶性肿瘤以及子宫体的恶性肿瘤相鉴别,因后两者也可呈息肉状,从宫颈口突出,鉴别方法行宫颈息肉切除,病理组织学检查确诊。

(2)慢性炎症所致的宫颈肥大需与内生型宫颈癌(肿瘤在宫颈组织内发展)相鉴别,内生型宫颈癌尤其腺癌也可引起宫颈肥大,宫颈细胞学检查有助于鉴别,必要时行宫颈管搔刮术进行鉴别。

(六)治疗

慢性炎症以局部治疗为主,可采用药物治疗、物理疗法、手术疗法,以物理疗法最常用。

1. 宫颈糜烂

(1)物理疗法:物理疗法的原理是以各种方法破坏糜烂面的柱状上皮,使之坏死脱落,为新生的鳞状上皮所覆盖。常用的方法有激光、冷冻、红外线凝结及微波疗法等。创面愈合需 3～4 周,病变较深者需 6～8 周。

物理治疗注意事项:①治疗前,应做常规宫颈刮片行细胞学检查。②有急性炎症者列为禁忌。③物理疗法的治疗时间应在月经过后 3～7 天进行。④物理疗法术后均有阴道分泌物增多,甚至有大量水样排液,在术后 1～2 周脱痂时可有少许出血。⑤各种物理治疗术后均要求患者 5 周复查,创面愈合期间(4～8 周),禁止性生活、盆浴、阴道冲洗。⑥对未生育过的女性慎用物理疗法,以免影响受孕机会。

(2)药物治疗:适用于糜烂面积小和炎症浸润较浅的病例。过去用局部涂硝酸银等腐蚀剂的方法,现已少用。有些药物有一定疗效,如爱宝疗,用法是用无菌棉球局部涂药,一次压 2～3 分钟,每周 2 次,4 次为 1 个疗程。

(3)手术治疗:因一般通过物理治疗和药物治疗可以痊愈,手术治疗已很少采用。久治不愈的、糜烂面较深较广的或累及宫颈管者,可考虑行宫颈锥形切除术。

2. 宫颈息肉

行息肉摘除术,病理检查排除恶变,反复发作者,可用激光或微波对息肉根部照射。

3. 宫颈腺体囊肿

用无菌针头刺破，或延长激光照射时间。

4. 宫颈黏膜炎

可以全身用药，取宫颈管分泌物进行细菌培养及药物敏感试验，选择敏感的抗生素治疗。

（七）预防

加强卫生宣传，定期妇科检查。避免分娩裂伤或器械损伤宫颈，一旦裂伤应及时缝合，继续推广"治炎-普查-防癌"的措施。

第十一节　生殖器结核

由结核分枝杆菌（简称结核杆菌）引起的女性生殖器炎症称为生殖器结核，又称结核性盆腔炎。多见于 20～40 岁的妇女，也可见于绝经后的老年妇女。

一、病因

生殖器结核主要是继发感染，在极个别情况下，亦有原发感染的可能。

（一）血行感染为最主要的感染途径。原发病灶多在肺、肾、骨等部位。肺部感染后，结核杆菌迅速通过血行传播至生殖器官，首先侵入输卵管，再由输卵管直接蔓延至子宫内膜及卵巢。

（二）结核性腹膜炎或肠系膜淋巴结核可沿腹膜直接蔓延至输卵管；输卵管结核亦可蔓延至腹膜导致结核性腹膜炎。

（三）腹内脏器结核，可通过淋巴系统逆行播散至输卵管，但极少见。

（四）患副睾丸结核或泌尿道结核的男性，可通过性交接触、直接感染女方，导致原发性宫颈、阴道或外阴结核。此种情况极为罕见。

二、临床表现

依病情轻重、病程长短而异。有的患者无任何症状，有的患者则症状较重。

（一）不孕

在原发性不孕患者中生殖器结核为常见原因之一。由于输卵管黏膜破坏与粘连，常使管腔堵塞；或因输卵管周围粘连，虽管腔保持部分通畅，但黏膜纤毛被破坏，输卵管僵硬、蠕动受限，丧失运输功能。另外，子宫内膜结核妨碍受精卵的着床与发育，也可致不孕。

（二）月经失调

早期因子宫内膜充血及溃疡，可有经量过多或经期延长；晚期因子宫内膜遭不同程度破坏而表现为月经稀少或闭经。

（三）下腹坠痛

由于盆腔炎症和粘连，可有不同程度的下腹坠痛，经期加重。

（四）全身症状

全身症状不明显，若为活动期，可有结核病的一般症状，如发热、盗汗、乏力、食欲缺乏、体重减轻等。

（五）全身及妇科检查

由于病变程度与范围不同而有较大差异，多数患者无明显症状和体征，常因不孕行诊断性刮宫、子宫输卵管碘油造影及腹腔镜检查才发现患者有盆腔结核。严重盆腔结核常合并腹膜结核，检查腹部时有柔韧感或腹腔积液征，形成包裹性积液时，可触及囊性肿块，边界不清，活动差，表面因有肠管粘连，叩诊空响。子宫一般发育较差，活动受限。若附件受累，在子宫两侧可触及条索状的输卵管。若输卵管与卵巢等粘连则形成大小不等及形状不规则的肿块，质硬，表面不平，呈结节状突起。

三、辅助检查

（一）子宫内膜病理检查

子宫内膜病理检查是最可靠的诊断依据。于经前 1 周或月经来潮 6 小时内行刮宫术。术前 3 天及术后 4 天内应每天肌内注射链霉素 0.75g 及口服异烟肼 0.3g，以防刮宫引起结核病灶扩散。刮宫时注意刮取子宫角部内膜，并将刮出物送病检，若找到典型结核结节即可确诊。

（二）X 线检查

1. X 线拍片

肺、盆腔、胃肠道和泌尿系统拍片检查有助于发现原发病灶。

2. 子宫输卵管碘油造影可见到下列征象

（1）宫腔狭窄或变形，边缘呈锯齿状。

（2）输卵管管腔有多个狭窄部分，呈典型串珠状或显示管腔细小而僵直。

（3）在盆腔淋巴结、输卵管、卵巢部位有钙化灶。

（4）若碘油进入子宫一侧或两侧静脉丛，应考虑有子宫内膜结核的可能。

（三）腹腔镜检查

能直接观察子宫、输卵管浆膜面有无粟粒结节，并可取腹腔液行结核菌培养，或取病灶做活检。

（四）结核菌检查

取月经血、宫腔刮出物或腹腔液作结核菌检查，常用方法如下。

（一）涂片抗酸染色查找结核菌。

（二）结核菌培养，虽准确，但需 1～2 个月才能得到结果。

（三）分子生物学方法，如聚合酶链法（PCR），方法快速、简便，但可能出现假阳性。

（四）动物接种，方法复杂，需时较长，难以推广。

（五）结核菌素试验

阳性说明体内曾有结核分枝杆菌感染，强阳性说明目前仍有活动性病灶，阴性一般表示未有过结核杆菌感染。

（六）其他

活动期红细胞沉降率增快，但正常不能除外结核病变；白细胞计数不高，淋巴细胞增多。这些化验检查均非特异性，只能作为诊断参考。

四、诊断

多数患者无明显症状与体征，易漏诊、误诊。为提高确诊率，应详细询问病史，特别是当患者有原发不孕、月经稀少或闭经，未婚女青年有低热、盗汗、盆腔炎或腹腔积液，慢性盆腔炎久治不愈，既往有结核病接触史或本人曾患肺结核、胸膜炎时，均应考虑有生殖器结核的可能。

五、鉴别诊断

与慢性盆腔炎、子宫内膜异位症、卵巢肿瘤，尤其是卵巢癌鉴别。

六、治疗

采用抗结核药物治疗为主，休息营养为辅的治疗原则。

（一）抗结核药物治疗

抗结核药物治疗对 90% 女性生殖器结核有效。遵循早期、联合、规律、适量、全程的用药原则。常用的抗结核药物有：①异烟肼 300mg，每天 1 次顿服，或每周 2～3 次，每次 600～800mg。②利福平每天 450～600mg（体重小于 50kg，用 450mg），早饭前顿服，便于吸收，间歇疗法为每周 2～3 次，每次 600～900mg。③链霉素每天肌内注射 0.75g。④乙胺丁醇每天口服 0.75～1g，间歇疗法为每周 2～3 次，每次 1.5～2g。⑤吡嗪酰胺每天1.5～2g，分 3 次口服。近年采用异烟肼、利福平，乙胺丁醇、链霉素及吡嗪酰胺等抗结核药物联合治疗，疗程为 6～9 个月（前 2～3 个月为强化期，后 4～6 个月为巩固期或继续期）。

1. 对初次治疗的患者采用以下治疗方案

强化期 2 个月，每天链霉素、异烟肼、利福平、吡嗪酰胺四种药物联合应用，后 4 个月巩固期每天连续应用异烟肼和利福平，或巩固期间歇应用异烟肼和利福平，每周 3 次。

2. 对治疗失败或复发的患者可采用下列方案

强化期 2 个月，每天链霉素、异烟肼、利福平、吡嗪酰胺四种药物联合应用，巩固期每天应用异烟肼、利福平、乙胺丁醇，连用 6 个月，或巩固期应用异烟肼、利福平、乙胺丁醇每周 3 次，连用 6 个月。也可采用全程间歇疗法，强化期 2 个月，联合应用链霉素、异烟肼、利福平、吡嗪酰胺，每周 3 次，巩固期 6 个月，应用异烟肼、利福平、乙胺丁醇，每周 3 次。若对以上方案中的链霉素耐药，可用乙胺丁醇代替。

（二）支持疗法

急性患者至少应休息 3 个月，慢性患者可以从事部分工作和学习，但要注意加强营养，劳逸结合，增强体质。

（三）手术治疗

手术指征如下。

（1）盆腔结核形成较大的包块或较大的包裹性积液。另外，盆腔包块经药物治疗后缩小，但不能完全消退。

（2）治疗无效或治疗后又反复发作者。

（3）子宫内膜结核严重，内膜破坏广泛，药物治疗无效者。为避免手术时感染扩散，提高手术后治疗效果，手术前后需应用抗结核药物治疗。手术以全子宫及双侧附件切除术为宜，对年轻妇女应尽量保留卵巢功能。术时应注意解剖关系，避免损伤。

七、预防

生殖器结核是一种传染病，通过避免接触到结核杆菌、增强自身的抵抗力及接种疫苗可预防本病。

（1）平日里要养成健康的生活习惯，适当锻炼，戒烟戒酒，提高抵抗力。

（2）避免长时间待在人群密集、通风不良的公共场所，如学校、医院、监狱等。

（3）尽量避免与结核病人接触，避免居住或前往结核病和耐药结核病的高发地区。

（4）有肺结核、肠结核等疾病的患者要积极治疗，可预防生殖器结核的发生。

（5）在我国，通过儿童时期接种卡介苗可预防生殖器结核。

第二章　女性生殖内分泌疾病

第一节　功能失调性子宫出血

功能失调性子宫出血（简称功血，Dysfunctional uterine bleeding）是因下丘脑-垂体-卵巢轴内分泌功能调节失衡所导致的大量的子宫出血，而没有器质性原因。功血可发生在青春期至绝经期之间的任何年龄，表现为周期的缩短、经期的延长和（或）月经量的增多，是妇产科的常见病和多发病之一。临床上一般分为无排卵型和有排卵型两大类，85％的患者为无排卵型，其中绝大部分发生在绝经前期。

功血出血所涉及的机制各不相同，但每个机制均与类固醇激素的刺激相关。临床治疗的关键是要识别或确定发生机制。各式各样的内外生殖道病理都可以表现成无排卵性出血。仔细询问月经病史和体格检查，通常可提供区别于其他异常出血的原因的大部分信息。当强烈怀疑有器质性改变或经验治疗失败时，需额外的评估。

一、病因

引起无排卵型功血的原因，在青春期和更年期不同。青春期功血多由于下丘脑-垂体-卵巢轴发育成熟不全或延迟，在下丘脑-垂体与卵巢之间尚未建立起完善的反馈调节机制，在垂体促卵泡素（FSH）和黄体生成素（LH）的作用下，卵泡发育分泌雌激素，但雌激素对下丘脑正反馈应尚不能形成正常月经周期中 FSH 和 LH 高峰，因而卵巢中虽有卵泡发育但不能排卵。围绝经期功血主要是由于卵巢功能自然衰退，卵泡数量减少且成熟障碍，同时对垂体促性腺激素反应降低，因而在卵巢功能衰退时排卵停止而导致围绝经期无排卵功血。

引起排卵型功血的原因主要有：

（一）黄体功能不足

月经周期中有卵泡发育及排卵，但黄体期孕激素分泌不足或黄体过早衰退，导致子宫内膜分泌不良。

（二）子宫内膜脱落不全

即由于黄体萎缩不全，雌孕激素不能迅速下降，子宫内膜不规则脱落，使出血期延长，血量增加，又称黄体萎缩不全。

（三）子宫内膜修复延长

由于月经期子宫内膜剥脱后，下一周期新的卵泡发育迟缓或欠佳，所分泌的雌激素不足，以致子宫内膜不能如期再生修复，而使月经延长。

（四）排卵期出血

由于排卵期激素短暂下降，使子宫内膜失去激素的支持而出现部分子宫内膜脱落引起撤退性出血，当雌激素分泌足够量时则内膜又被修复而止血。

二、临床表现

（1）无规律地子宫出血，血量时多时少，或突然增多。闭经时间长者，出血量多，并可持续数月不止。周期短于 21 天，时流时止。

（2）体检生殖器检查正常，或双侧卵巢对称性地轻度增大。

（3）基础体温为单相型。

（4）失血过多可引起贫血，严重者可出现头晕、心慌、气短、乏力、水肿、食欲不振等现象。

三、病理生理机制

（一）正常月经出血的生理

月经期的阴道流血是子宫内膜在卵巢周期的调控下发生的规律性剥脱的结果。它的正常周期的范围应是 21~35 天，平均 28 天。月经期的时间范围应是 2~8 天，平均 4~6 天。月经量平均是每周期 80mL 左右。子宫内膜在卵巢周期的卵泡期中受雌激素的影响，发生增生期改变；排卵后，黄体形成分泌大量的孕激素和雌激素，子宫内膜发生分泌期改变。如果排出的卵母细胞没有发生受精，黄体的寿命为 10~12 天，当黄体自然萎缩造成雌孕激素的水平骤然下降到一定的水平，子宫内膜的血管破裂出血，形成黏膜下血肿和出血，内膜组织崩解，月经来潮。

1. 月经的出血机制

经典的关于月经期出血的机制认为，一个月经周期的子宫内膜变化，是由于雌孕激素的撤退诱导子宫内膜基底层中的螺旋小动脉血管痉挛，引起内膜缺氧的凝固性坏死，导致月经的开始。而持续更强烈的血管收缩导致子宫内膜萎缩坏死脱落，月经血止。在下一个周期中产生的雌激素作用下子宫内膜上皮再生。

但是较近期的调查结果不支持经典的月经缺氧学说。在月经前，经过灌注研究未能证明子宫内膜血流减少，人类在处于月经前期子宫内膜并未测到经典的缺氧诱导因子。组织学证明，月经早期的子宫内膜是呈灶性坏死、炎症和凝血改变，而不是血管收缩和缺氧引起的弥散性透明变性或凝固性坏死。过去十年中，月经发生机制的理论已经有所改变。可能不能完全用"血管事件"来解释，推测是延伸到子宫内膜基底层螺旋动脉系统上的子宫内膜功能层的毛细血管丛的酶的自身消化引发月经。月经止血的经典机制没有发生变化，包括了凝血机制、局部的血管收缩和上皮细胞再形成。血管事件在月经止血中发挥重要的作用。

2. 月经出血机制相关的酶活性

由雌孕激素的撤退引起的子宫内膜酶降解机制，包括细胞内溶酶体酶的释放数量，炎性细胞的浸润蛋白酶和基质金属蛋白酶。在分泌早期，酸性磷酸酶和其他溶解酶只限于细胞内溶酶体内，孕激素抑制溶酶体膜的稳定，抑制酶的释放。由于雌激素和孕激素水平在经前下降，溶酶体膜破坏，酶释放到上皮细胞和间质细胞的胞浆中，最终进入细胞间隙。完好的子宫内膜表层和桥粒可以阻碍这些蛋白酶对自身的消化降解，桥粒的溶解也就破坏了这个防御功能，造成内膜细胞连接的崩解导致血管内皮细胞中血小板沉积，前列腺素释放，血管栓塞，红细胞渗出和组织坏死。

3. 月经出血时内膜的炎性反应

孕激素撤退也会刺激子宫内膜的炎性反应。在月经前期，子宫内膜白细胞总数显著增加，较血浆增加高达40%，子宫内膜中炎性细胞浸润（包括中性粒细胞、嗜酸性粒细胞巨噬细胞和单核细胞），趋化因子合成的白细胞介素-8（IL-8）等细胞因子增加。月经时，白细胞产生一系列细胞分子活化，包括细胞因子、趋化因子以及一系列的酶，有助于降解细胞外基质，直接或间接地激活其他蛋白酶。

基质金属蛋白酶是蛋白水解酶家族的一种，可降解细胞外基质和基膜。基质金属蛋白酶包括了可降解细胞间质和基膜的胶原酶，进一步消化胶原的胶原酶，可连接纤维蛋白、层粘连蛋白和糖蛋白的纤维连接蛋白。每个家族成员都需要酶作用底物和以酶原形式存在，能被纤维蛋白酶、白细胞蛋白酶或其他金属蛋白酶激活。在月经前期子宫内膜酶原被广泛激活并显著增加。总之，孕激素抑制子宫内膜金属蛋白酶的表达，孕激素的撤退促进了细胞外基质的金属蛋白酶的分泌，局部子宫内膜上皮细胞，基质和血管内皮细胞和局部组织的基质金属蛋白酶抑制了酶的活化。在正常月经后因为增加的雌激素水平，金属蛋白酶的表达也是被抑制的。

4. 月经的内膜毛细血管出血机制

由于子宫内膜内逐渐增加的酶的降解，最终扰乱了内膜下毛细血管和静脉血管系统，导致间质出血；内膜的表面破溃，血液流入子宫内膜腔。最终内膜的改变延伸到功能层，基底动脉破裂导致增厚、水肿和松懈的内膜间质出血。子宫内膜脱落开始并逐步延伸至宫底。

月经血是包括子宫内膜碎片、大量的炎症细胞、血红细胞和蛋白水解酶。由于纤维蛋白溶解酶对纤维蛋白的溶解作用，使月经血呈不凝固，并促进蜕变组织排出。纤维蛋白酶原（纤维蛋白溶酶原激活剂）常出现在分泌晚期和月经期内膜中，激活了蛋白激酶导致出血。在一定程度上，月经出血量是由纤维蛋白溶解和凝固之间的平衡所决定的。子宫内膜间质细胞组织因子和纤溶酶原激活物抑制物（PAI-1）促进凝血纤维溶解之间的平衡。月经早期，血管内血小板以及血栓形成自限性地减少出血量。血小板减少症及血友病的妇女月经量多，可以推断在月经止血中血小板和凝血因子的重要作用。然而，最终的月经出血停止依赖于血管收缩反应，有可能是子宫内膜基底层螺旋动脉，或子宫肌层的动脉的收缩。内皮素是强有力的长效血管收缩剂，月经期子宫内膜含有高浓度的内皮素和前列腺素，两者共同作用导致螺旋动脉收缩。

5. 子宫内膜月经期出血还受到内分泌和免疫系统各种因子的调节

（1）前列腺素（Prostaglandins，PGs）：PGs在全身分布广泛。子宫内膜不仅是PGs的合成场所，也是作用部位。主要的种类是$PGF_{2\alpha}$和$PGE_{2\alpha}$。PGs在月经周期各个阶段都有分泌，但在月经期含量最高。PGs对血管平滑肌有强收缩作用，在雌孕激素的调控下，使月经期子宫内膜血管发生痉挛，出血。

（2）血管内皮素（Endothelin，ET）：ET-1是一种强血管收缩剂，在子宫内膜中合成和释放。它能够促使$PGF_{2\alpha}$的合成，对月经后内膜修复起重要的作用。

（3）雌激素受体和孕激素受体：雌激素受体有ERα和ER$_\beta$两个亚型，在内膜中以ERα为主。孕激素受体亦有PRA和PRB两个亚型，位于子宫内膜的受体以PRA为主。雌孕激素通过其受体分别作用在子宫内膜上，使子宫内膜产生周期性改变。雌激素促使子宫内膜腺体和腺上皮增生，而孕激素则促使子宫内膜间质水肿，使间质中的酸性黏多糖结构崩解，便于内膜的剥脱。

（4）溶酶体酶：在月经周期中的子宫内膜，受雌孕激素调节，合成许多溶酶体，包含很多种水解酶。当雌孕激素水平下降或撤退时，溶酶体膜释放大量水解酶和胶质酶，使子宫内膜崩解，刺激 PGs 的大量合成，使螺旋小动脉痉挛性收缩，继而破裂出血。

（5）基质金属蛋白酶（Matrix metalloproteinase，MMPs）：MMPs 包括胶原酶、明胶酶、间质溶解素等，月经期子宫内膜中分泌增多，这些酶对细胞外基质有强的降解作用，可能参与月经内膜的溶解和破坏的机制。

6. 正常月经出血的自限性模式

（1）在雌孕激素同时撤退时，子宫内膜脱落产生月经。由于月经周期中的雌孕激素均匀作用于整个子宫内膜，导致内膜功能层脱落和基底上皮层血管收缩、血液凝固、上皮重建等机制有效地限制出血的量和时间。

（2）随着雌孕激素序贯刺激子宫内膜，使上皮细胞增生、间质细胞和微血管的结构稳定，避免了内膜的突破性出血。

7. 子宫内膜对类固醇激素的生理和药理反应

正常月经出血是由一个排卵周期结束后雌孕激素同时撤退引起的。同样的出血机制也出现在黄体酮撤退时或激素剂量不足时，包括绝经后雌孕激素替代治疗后和规律口服避孕药后的阴道出血。在这种情况下，出血一般是可预测的，量和时间都是可控的。

（1）雌激素撤退性出血：卵巢去势，即双侧卵巢切除术后的妇女或绝经后妇女接受单一的雌激素替代治疗时或停药时可发生出血，或某些患者排卵前雌激素短暂下降时可引起月经间期出血。

（2）雌激素突破性出血：发生在各种原因的长期持续性无排卵的妇女。雌激素突破性出血的量和持续时间取决于子宫内膜雌激素作用的剂量和持续时间。相对较低的长时间的雌激素刺激通常出血量少或点滴出血，但持续时间较长。而持续的高水平雌激素刺激常在时间不等的闭经后，发生急剧的大量出血。

（3）孕激素撤退性出血：发生在外源性孕激素治疗停止后。孕激素撤退性出血通常只发生在已经有一定外源性或内源性雌激素的子宫内膜中。出血量和持续时间差别很大，一般与既往雌激素刺激子宫内膜的时间和量有关。雌激素水平作用或闭经时间很短时，出血程度轻，量很少，甚至可能不会发生出血。雌激素高水平持续作用或闭经很长时间时，出血可能量大，持续时间长，但仍然是自限性的。在接受外源性雌激素和孕激素治疗的妇女，即使雌激素持续应用，孕激素撤退仍然可以发生出血；当雌激素水平提高 10 倍时，孕激素撤退性出血可能会延长。

（4）孕激素突破性出血：孕激素突破性出血发生在孕激素和雌激素的比值较高时，特别是单独使用孕激素避孕药或其他长效孕激素（孕激素植入物，甲羟孕酮）时，除非有足够的雌激素水平与孕激素对抗才能止血。非常类似于雌激素水平低时的突破性出血。使用结合雌孕激素口服避孕药的妇女有时也会有突破性出血。尽管所有的口服避孕药含有标准药理学上雌激素和孕激素的剂量，但孕激素始终是主导成分。

(二) 功血的出血机制

1. 无排卵性功血

因排卵障碍，下丘脑-垂体-卵巢轴的功能紊乱，卵巢自然周期丧失，子宫内膜没有周期性的雌孕激素的作用，而为单一的雌激素刺激，不规则地发生雌激素突破性出血（Breakthrough bleeding）。因为雌激素对内膜的增生作用，间质缺少孕激素所诱导的溶解酶的生成和基质的降解，子宫内膜常常剥脱不完全，修复不同步，使阴道出血淋漓不尽。内膜组织反复剥脱，组织破损使纤维溶解酶活化，子宫内膜纤溶亢进，局部凝血功能缺陷，出血不止；但如果雌激素水平较高，对内膜的作用较强，子宫内膜持续增厚而不发生突破性出血，临床上出现闭经。一旦发生突破性出血，血量将会很大，甚至出现失血性贫血和休克。最严重的无排卵性出血往往发生在雌激素水平持续刺激，而无孕激素作用的妇女。临床上多见的是多囊卵巢综合征、肥胖女性、青春期和绝经期妇女。青少年可出现贫血，老年妇女则担心的是患癌症的风险。

无排卵性妇女的卵巢类固醇激素对子宫内膜刺激的模式是混乱和不可预测的。根据定义，无排卵女性总是处于卵巢周期的卵泡期和子宫内膜增生期。子宫内膜唯一接受的卵巢激素是雌激素，子宫内膜受雌激素持续刺激，异常增生但高度脆弱。持续性增生和局灶增生的子宫内膜近基质层表面的细胞小血管多灶破裂，基质细胞内毛细血管的血小板/纤维蛋白血栓形成脱落。因此，功血的发生不仅与异常增生的上皮和基质细胞组成的子宫内膜密切相关，还与内膜表面的微循环有关。

在持续增生和增生的子宫内膜中毛细血管非正常增加、扩张，超微结构的研究揭示了这种非正常的结构使得组织变脆弱。微血管异常也可能是导致不正常出血的直接原因。从组织学和分子生物学研究表明，增生的异常血管结构脆弱、易破裂，引起溶酶体蛋白水解酶的释放，周围上皮细胞、基质细胞、迁徙白细胞和巨噬细胞聚集，导致了无排卵性出血。一旦启动，这个过程进一步加剧了局部前列腺素的释放尤其是前列腺素 E_2（PGE_2），其他分子抑制毛细血管血栓和降低毛细血管静脉丛的形成。因为局部浅表组织破损子宫内膜基底层和肌层血管不发生收缩。正常月经的止血机制是子宫上皮细胞修复重建和内膜增生。然而，在异常月经出血中多个局灶上皮细胞修复和脱落出血和局灶性脱落。

2. 有排卵性功血

有排卵性功血的子宫内膜虽然有周期性的雌孕激素刺激，但其规律和调节机制的缺陷，使子宫内膜不能正常剥脱。

(1) 黄体萎缩不全是由于溶黄体因子功能不良或缺陷，使黄体萎缩的时间过长，孕激素持续分泌，子宫内膜呈不规则剥脱，出现阴道持续流血不止。

(2) 黄体功能不足也是一种常见的内分泌紊乱，卵泡缺乏足够的 FSH 的刺激，卵泡颗粒细胞增生不良，不能分泌足够的雌激素，并且卵泡不能成熟，因而无法具备正常的颗粒黄体细胞来提供黄体酮的分泌。还可以因为下丘脑-垂体分泌促性腺激素 LH 的频率和幅度的异常，使得卵泡黄体细胞不能产生足够的黄体酮，子宫内膜的分泌相对滞后和缩短，月经周期变短和频繁，出血量增多。

四、诊断

一般视月经周期短于 21 天，月经期长于 7 天或经量多于 80 毫升/周期，为异常子宫出血，经临床检查排除器质性的病变，如子宫肌瘤、凝血机制障碍等，方能做出功血的诊断。如果出血量较多，可能伴随失血性贫血的临床症状和体征。

（一）病史

月经史是区别无排卵性子宫出血和其他异常出血最简单而重要的方法。详细记录月经周期时间（天数，规律性）、月经量（多，少，或变化）、持续时间（正常或延长，一致的或变化的）、月经异常的发病特点（初潮前，突然的，渐进的）、发生时间（性交后，产后，体重增加或减少）、伴随症状（经前期不适，痛经，性交困难，溢乳，多毛）、全身性疾病（肾，肝，造血系统，甲状腺）和药物（激素，抗凝血剂）等均可以快速帮助评估出血原因，是否需要治疗。

（二）体检

体格检查应发现贫血的全身表现，应排除明显的阴道或宫颈病变，确定子宫的大小（正常或增大）、轮廓（光滑，对称或不规则），质地（硬或软）和触痛。

（三）辅助检查

对大多无排卵性子宫出血的妇女，根据月经史便可以制订治疗方案，不需要额外的实验室或影像学检查。

1. 妊娠试验

可以迅速排除任何与妊娠相关或妊娠并发症导致的异常子宫出血。

2. 血常规

对于经期延长或经量增多的妇女，血常规可排除贫血和血小板减少症。

3. 内分泌激素

（1）在黄体期血清黄体酮测定可鉴别有无排卵，当数值大于 3ng/mL 均提示有排卵可能。但出血频繁时很难确定检查孕激素的适当时机。

（2）血清促甲状腺激素（TSH）水平可迅速排除甲状腺疾病。

4. 凝血机制检测

对那些有可疑的个人史或家庭史的青少年，出现不明原因月经过多，凝血筛选实验可排除出血性疾病。对于血友病患者凝血因子的检测是最好的筛查指标，同时需咨询血液病学家。

5. 子宫内膜活组织检查

可以排除子宫内膜增生过长或癌症。年龄 40 岁以上是子宫内膜疾病的危险因素，所以需进行子宫内膜活检。在绝经前妇女的子宫内膜组织学异常的比例相对较高（14%），而月经规则者则较低（小于 1%）。

目前广泛应用的宫腔吸引管较传统的方法可减少患者痛苦。除了可以发现任何子宫内膜疾病，活检有助于对子宫异常出血进一步诊断或直接止血。在异常出血，近期没有服用外源性孕激素的妇女，"分泌期子宫内膜"给排卵提供可靠的证据，就需进一步检查其他器质性病变。

6. 子宫影像学检查

可以帮助区分无排卵性和器质性病变所致子宫出血，最常见的是子宫肌瘤、子宫内膜息肉。标准的经阴道超声检查可以检测子宫平滑肌瘤大小、位置，可以解释因肌瘤所致的异常出血或月经量过多。还可发现宫腔损坏，或薄或厚的子宫内膜。子宫内膜很薄（小于5mm）时，内膜活检可能根本取不到组织。在围绝经期和绝经后妇女子宫异常出血时，如果子宫内膜厚度小于4mm或5mm，则认为没有必要进行子宫内膜活检，因为此时子宫内膜发生增生或癌症的风险很小。同样适用于绝经前期异常出血的妇女。但是否活检取决于临床证据和危险因素，而不是超声检测子宫内膜的厚度，一旦子宫内膜厚度增厚（大于12mm），就增加了疾病的危险。抽样研究表明，即使在临床病理诊断疾病风险低时也需行内膜活检；特别是当临床病史提示有长期雌激素作用史时，即使子宫内膜厚度正常，都应进行活检；当子宫内膜厚度大于12mm，即使临床没有发现病变时都应该行活检。

宫腔声学造影经阴道超声下，导管灌注无菌生理盐水充盈宫腔显示宫腔轮廓，显现子宫内小占位，敏感性和特异性均高于经阴道超声和宫腔镜检查。宫腔镜检查同时能诊断和治疗宫腔内病变。磁共振（MRI）方法可以诊断子宫内膜病变的性质，是否向基层浸入。

7. 宫腔镜检查

在治疗疾病中较其他方法入侵最小，现代宫腔镜手术直径仅有2mm或3mm，对可疑诊断进行直观的诊断和精细手术操作。目前在各级医院已经相当的普及。

五、分类诊断标准

（一）无排卵性功血

1. 诊断的依据

各项排卵功能的检查结果为无排卵发生：①基础体温（Basic body temperature，BBT）测定为单相。②闭经时，不规则出血时、经期6小时内或经前诊断性刮宫提示子宫内膜组织学检查无分泌期改变。③B超动态监测卵巢无优势卵泡可见。④激素测定提示孕激素分泌始终处于基础低值水平。⑤宫颈黏液始终呈单一雌激素刺激征象。

2. 病理诊断分类

（1）子宫内膜增生过长（国际妇科病理协会ISGP）。①简单型增生过长：即囊腺型增生过长。腺体增生有轻至中度的结构异常。子宫内膜局部或全部增厚，或呈息肉样增生。镜下为腺体数目增多，腺腔囊性扩大，犹如瑞士干酪样外观。腺上皮细胞高柱状，可形成假复层排列，无分泌表现。②复杂型增生过长：即腺瘤型增生过长。腺体增生拥挤且结构复杂。子宫内膜腺体高度增生，形成子腺体或突向腺腔，腺体数目明显增多，出现背靠背现象。腺上皮细胞呈复层或假复层排列，细胞核大、深染，有核分裂，但无不典型病变。③不典型增生过长：即癌前病变，10%～15%可转化为子宫内膜癌。腺上皮出现异型改变，增生层次增多，排列紊乱，细胞核大，深染有异型性。

（2）增生期子宫内膜：与正常月经周期的增生期子宫内膜完全一样，但不发生分泌期改变。

（3）萎缩型子宫内膜：子宫内膜萎缩，菲薄，腺体少而小，腺管狭而直，腺上皮为单层立方形或低柱状细胞。

3. 常见的临床分类

(1) 青春期功血：是指初潮后 1~2 年内，一般不大于 18 岁，由于下丘脑垂体-卵巢轴发育不完善，雌激素对下丘脑和垂体的反馈机制不健全，不能形成血 LH 的峰值诱发排卵，使子宫内膜缺乏孕激素作用而长期处于雌激素的刺激之下，继而出现子宫内膜不能同步脱落引发的子宫多量的不规则出血。

(2) 围绝经期功血：该类患者由于卵巢功能衰退，雌激素分泌显著减少，不能诱导垂体的 LH 峰值发生排卵，出现周期、经期和经量不规则的子宫出血。

(3) 育龄期的无排卵性功血：该组患者常常由于下丘脑-垂体卵巢轴以及肾上腺或甲状腺等内分泌系统功能紊乱造成。例如，多囊卵巢综合征造成的慢性无排卵现象，在临床上除了闭经、月经稀发外，也常常表现为功血。

（二）有排卵型功血

1. 诊断依据

卵巢功能检测表明有排卵发生而出现的子宫异常出血：①基础体温（BBT）测定为双相。②经期前诊断性刮宫提示子宫内膜组织学检查呈分泌期改变。③B 超动态监测卵巢可见优势卵泡生长。④黄体中期黄体酮测定≥10ng/mL。⑤宫颈黏液呈周期性改变。

2. 常见的临床分类

(1) 黄体功能不足：因不良的卵泡发育和排卵以及垂体 FSH、LH 分泌，导致的黄体期孕激素分泌不足造成的子宫异常出血。表现为：①经期缩短和经期延长。②基础体温高温相持续短于 12 天。③黄体期子宫内膜病理提示分泌相有 2 天以上的延迟，或分泌反应不良。④黄体中期的黄体酮值持续 5~15nmol/L。

(2) 子宫内膜不规则脱落：发育良好的黄体萎缩时间过长，雌、孕激素下降缓慢，使子宫内膜不能同步剥脱，出现异常子宫出血。表现为：①经期延长，子宫出血淋漓不净。②基础体温高温下降缓慢，伴有子宫不规则出血。③月经期第 5 天子宫内膜病理，提示仍可见到分泌期子宫内膜，并呈残留的分泌期子宫内膜和新增生的子宫内膜混合现象。

（三）子宫异常出血的其他类型鉴别

并非所有的不规则或月经过多或经期延长都是因为不排卵。妊娠并发症可通过一个简单的怀孕测试排除。任何可疑的子宫内膜癌和生殖道肿瘤都需要宫颈和子宫内膜活检。

1. 慢性子宫内膜炎

慢性子宫内膜炎很少单独引起出血，但往往可能是一个间接的或促使异常出血的原因。炎症细胞释放蛋白水解酶，破坏上皮的毛细血管丛和表面上皮细胞，组织变脆弱。蛋白酶阻止内膜修复和血管的再生。此外，白细胞和巨噬细胞释放血小板活化因子和前列腺素这些强血管扩张剂使血管扩张，出血增加。

慢性炎症相关的异物反应，几乎可以肯定是导致月经增多的原因，这与带铜宫内节育器（IUD）导致异常子宫出血的机制相同。组织学研究提示慢性子宫内膜炎也与黏膜下肌瘤或肌壁间肌瘤、子宫内膜息肉引起的异常出血有关。

2. 子宫肌瘤

子宫异常出血最常见的临床原因是子宫肌瘤，特别是导致排卵女性持续大量出血的主要病因，大多数患子宫肌瘤的妇女有正常月经。子宫肌瘤发病率高，首先需鉴别异常出血的原因是否为排卵异常或有其他原因。因此，肌瘤在不能排除其他明显因素导致异常出血，特别是当肌瘤不凸出在宫体外或脱出在子宫腔内的时候。经阴道超声通常提供关于肌瘤大小、数量和位置。

宫腔声学造影更清楚地显示肌瘤与子宫腔的关系，因此可帮助诊断无症状的肌瘤。肌瘤导致子宫异常出血的机制不是很清楚，可能主要取决于肌瘤的位置。组织学研究表明，黏膜下肌瘤和大而深的壁间肌瘤导致子宫内膜拉长和受压。受压迫的上皮细胞可能会导致慢性炎症，甚至溃烂、出血。在压迫或损坏的子宫内膜，血小板等其他止血机制也可能受到损害，进一步导致经期延长和大量出血。远离子宫内膜的多发的大肌瘤使患者宫腔表面积严重扩大，导致月经过多。

对有些妇女，内科治疗可以降低由子宫肌瘤导致的异常出血。黏膜下肌瘤的妇女使用口服避孕药可减少月经量和持续时间。非甾体抗感染药和促性腺激素释放激素激动剂对控制出血也有益处。

对造成异常出血的子宫肌瘤的手术治疗必须考虑到个性化，肌瘤大小、数量以及位置、相对风险、手术利益和不同手术方案，以及年龄和生育要求。一般来说，对于单个黏膜下小肌瘤，不论年龄和生育要求宫腔镜下肌瘤切除术是合适的选择。

对于多个黏膜下大肌瘤，宫腔镜下黏膜下肌瘤手术需要更多的技术和更大的风险，这些更适于有生育要求的妇女。位置较深的黏膜下子宫肌瘤根据手术技巧和生育要求选择宫腔镜下子宫肌瘤切除术、腹式子宫肌瘤切除术或子宫切除术。对于经验丰富的医生，腹腔镜子宫肌瘤切除术为未生育妇女提供了更多选择。对于多个子宫大肌瘤，没有生育要求的妇女首选的治疗是子宫切除术。

3. 子宫内膜息肉

子宫内膜息肉是因慢性炎症和表面侵蚀等造成血管脆性增加的异常出血，较大的有蒂息肉在其顶部毛细血管缺血坏死，阻止血栓形成。阴道超声或子宫声学造影可发现息肉，宫腔镜手术是一种简单高效治疗方法。

4. 子宫内膜异位症

子宫内膜异位症是非子宫肌瘤而因月经过多行子宫切除最常见的病因。超声见到子宫肌层出现特异性回声可帮助诊断。磁共振成像也可用于鉴别子宫腺肌病和子宫肌瘤，主要表现局部厚度增加大于12mm或与肌层厚度比小于40%，为最有价值的诊断标准，但是性能价格比是否合适还是需要考虑。带黄体酮宫内避孕器是一种有效的治疗方法。在80%的患者子宫腺肌病和子宫肌瘤是同时发生的，增生的肌层多在子宫内膜异位灶附近，发生的机制可能类似于肌瘤。

5. 出血性疾病

许多研究已提示月经过多与遗传的凝血功能障碍有关。当出现不能解释的月经过多时需要查凝血功能。血管性血友病是最常见的女性遗传性出血的疾病。血管性血友病在血液循环中缺少凝血因子Ⅷ，以致在血管损伤部位的血小板黏附蛋白和血栓形成减少。这种疾病有几个亚型，出血倾向在个人和家庭之间有很大的差异。

六、治疗

(一) 无排卵性功血

1. 支持治疗

对长期出血造成贫血的患者，要适当补充铁剂和其他造血营养成分；对急性大出血的患者，要及时扩容，补充血液成分，防止休克发生；对已经发生休克的患者，在争分夺秒止血的同时，应积极抗休克治疗，防止重要器官的衰竭；对长期出血的患者，要适当给予预防感染的治疗。去氨加压素是一种精氨酸加压素合成类似物，可用于治疗子宫异常出血的凝血功能障碍，特别是血管性血友病患者；该药物可静脉注射和可作为高度集中的鼻腔喷雾剂（1.5mg/mL）使用。鼻腔喷雾制剂一般建议血友病的预防性治疗。

2. 止血

(1) 刮宫：适用于绝经前和育龄期出血的患者，可以同时进行子宫内膜的病理诊断；如果青春期功血在充分的药物治疗无效和生命体征受到威胁时，也可在麻醉下进行刮宫；雌激素低下的患者在刮宫后可能出现淋漓不净的子宫出血，需补充雌激素治疗。

(2) 甾体激素。

1) 雌激素：适用于内源性雌激素不足的患者，过去常用于青春期功血，现已较少用。①苯甲酸雌二醇2mg，每6小时1次，肌内注射，共3～4天血止；之后每3天减量1/3，直至维持量2mg，每天1次，总时间22～28天。②结合雌激素1.25～2.5mg，每6小时1次，血止后每3天减量1/3，直至维持量每天1.25mg，共22～28天。③雌二醇1～2mg，每6小时1次，血止后每3天减量1/3，直至维持量每天1mg，共22～28天。

2) 孕激素：适用于有一定内源性雌激素水平的无排卵性功血患者。炔诺酮2.5mg，每6小时1次，3～4天血止后；以后每3天减量1/3，直至维持量2.5mg，每天2次，总时间22～28天。含左炔诺孕酮（LNG）释放性宫内节育器（曼月乐）是2000年批准在美国使用的唯一的孕激素释放性宫内节育器，使用年限是10年。近年来，在国际上因为性能价格比优越被广泛使用。由于黄体酮可使子宫内膜转化，可使月经量减少75％。与非甾体消炎药或抗纤溶药物相比，宫内节育器更有效。手术可以更显著地减少出血量，但闭经发生率高，这两种治疗方案在临床的满意度最高。

雌孕激素联合止血：是最常用和推荐的方法。①在孕激素止血的基础上，加用结合雌激素0.625～1.25mg，每天1次，共22～28天。②在雌激素止血的基础上，于治疗第2天起每天加用甲羟孕酮10mg左右，共22～28天。③短效避孕药2～4片，每天1次，共22～28d。无论有无器质性病变，口服避孕药明显减少月经量。在不明原因的月经过多者，预计将减少约40％的出血量。

雄激素：适用于绝经前功血。甲睾酮25mg，每天3次。每月总量不超过300mg。

其他药物：①非甾体抗感染药：抗前列腺素制剂氟芬那酸200mg，每天3次；在月经周期的人类子宫内膜中 PGE_2 和 $PGF_{2\alpha}$ 逐渐增加，月经期含量最高。非甾固醇消炎药可以抑制 PG 的形成，减少月经失血量甾体抗感染药也可改变血栓素 A_2（血管收缩剂和血小板聚集促进剂）和前列环素（PGI_2）（血管扩张剂和血小板聚集抑制剂）的水平。一般情况下，类固醇抗感染药减少了约20％的失血量。非甾体消炎药可被视为无排卵性和功能性子宫大量出血的一线治疗方案。不良反应很少，通常开始出血时使用并持续 3 天。在正常月经中，甾体抗感染药可改善痛经症状。②一般止血药，如纤溶药物氨甲苯酸、卡巴克洛等。③促性腺激素释放激素激动剂（GnRH-α）可以短期止血，经常作为异常出血术前辅助治疗。月经过多伴严重贫血者术前使用 GnRH-α 暂时控制出血，可使血红蛋白恢复正常，减少手术输血的可能性。GnRH-α 治疗也往往减少子宫肌瘤和子宫的体积。在因为大肌瘤的子宫切除术前使用可以缩小子宫便于经阴道手术，并减少手术难度。GnRH-α 可以减少在器官移植后免疫抑制药物降低性激素造成的毒性作用。然而，由于价格昂贵和低雌激素不良反应，使其不能作为长期治疗方案。

3. 调整周期

止血治疗后调整周期的治疗是提高治愈效果的关键。止血周期撤药性出血后即开始周期治疗，共连续 4～6 个周期。对无生育要求的患者，可以长期周期性用药。

（1）对子宫内膜增生过长的患者，可给甲羟孕酮 10mg，每天 1 次，共 22～28 天。

（2）对高雄激素血症，长期无排卵的患者，可给半量或全量短效避孕药周期用药。

（3）对雌激素水平较低的患者，可给雌孕激素序贯治疗调整周期，结合雌激素 0.625mg，或雌二醇 2mg 于周期第 5 天起，每天 1 次，共 22～28 天，于用药第 12～15 天起，加用甲羟孕酮 8～10mg，每天 1 次共 10 天，两药同时停药。

4. 诱导排卵

对要求生育的患者，在调整周期后，进行诱导排卵治疗。

（1）氯米芬：50～100mg，于周期第 3～5 天起，每天 1 次共 5 天；B 超监测卵泡生长。

（2）促性腺激素（HMG 或 FSH）：于周期第 3 天起，每天 0.5～2 支（75U/支），直至卵泡生长成熟；也可和氯米芬合用，于周期第 5～10 天，氯米芬 50mg，每天 1 次，于周期第 2～3 天开始，每天或隔天 1 次肌内注射 HMG 或 FSH 75U，直至卵泡成熟。

（3）人绒毛膜促性腺激素（HCG）：于卵泡生长成熟后，肌内注射 HCG 5000U，模拟内源性 LH 峰值促进卵母细胞的成熟分裂，发生排卵。

（4）促性腺激素释放激素（LHRH）：对下丘脑性功能失调的患者，可给 LHRH 泵式脉冲样静脉注射 25～50μg，每 90～120 分钟的频率，促使垂体分泌 FSH 和 LH 刺激卵巢排卵。

5. 手术治疗

对药物治疗无效，并且已经没有生育要求的患者，可以行手术治疗。

（1）子宫内膜去除术：现有的子宫内膜去除术包括热球法、微波法、电切法、热疗法滚球法等。可以有效地破坏子宫内膜的基底层结构，起到止血的目的。这些操作大多在宫腔镜下进行，需要有经验的医师进行很细致的手术，防止子宫穿孔。热球法较为方便安全，但是内膜有可能残留，造成出血淋漓不净，也有个别手术后怀孕的病例。

（2）子宫血管选择性栓塞术：在大出血的急诊情况下，或黏膜下和肌壁间肌瘤，或子宫肌腺症患者，可以在 X 线下进行放射介入的选择性子宫血管栓塞术。能够紧急止血，并减少日后的出血量。有报道术后的患者似乎仍然可能妊娠。

（3）子宫切除术：对合并子宫器质性病变，不能或不愿行子宫内膜去除术的患者，可行子宫次全或全切术。

（4）子宫内膜消融术：是另一种日益流行的治疗月经过多的方法，尤其是药物治疗失败、效果不佳或耐受性的。有多种子宫内膜射频消融的方法，宫腔镜下 Nd；YAG 激光气液化治疗现已超过 20 年的历史；虽然许多患者消融治疗后还需要后续治疗，使治疗费用升高，但获得的满意率高。近期有一些新的不需要宫腔镜的子宫内膜消融技术，与传统的宫腔镜相比，在技术上更容易掌握，需要更短的时间。新设备和新技术仍在发展和完善中。

接受子宫内膜消融术后，80％的患者减少了出血量，闭经占 25％，痛经减少了 70％，75％对手术满意，80％的不需要在 5 年之内行后续治疗。有证据显示，子宫内膜消融术后可能发生子宫内膜癌，往往能在宫腔残余部分的孤立的子宫内膜发展成腺癌，因为没有出血不易被发现。因此应充分强调术前评估的重要性，其中包括子宫内膜活检，消融的规范和患者的选择。不建议在子宫内膜癌高风险的患者使用子宫内膜消融术。

（二）有排卵型功血

针对患者的不同病因，采用个体化的治疗方案。

1. 黄体功能不足

主要是促排卵治疗以促进黄体功能，通常采用氯米芬方案刺激卵泡生长，并辅以黄体酮 20mg 或口服孕激素，或 3 天一次肌内注射 HCG 2000U，每 3 天 1 次肌内注射的健黄体治疗。

2. 子宫内膜不规则脱落

于排卵后开始，黄体酮 20mg 每天肌内注射，或甲羟孕酮 10mg 每天 1 次口服，共 10～14 天，促使黄体及时萎缩。

3. 排卵期出血

雌孕激素序贯疗法可以改善症状，一般需要连续治疗 4～6 个月。

4. 月经过多

在不需要生育的情况下可以使用口服短效避孕药，或进行子宫内膜去除术，减少月经量。

（三）疗效评估

治愈标准：①恢复自发的有排卵的规则月经者。②月经周期长于 21 天，经量少于 80mL，经期短于 7 天者。

（四）治疗原则

考虑到异常月经出血是最常见的就诊原因，所有医生都必须在治疗前有能力给出充分的合乎逻辑的评估和处理问题的方法。

（1）某一个月经周期突然的异常出血，最常见的原因是偶然的妊娠及其并发症。

（2）无排卵性子宫出血通常是不规则的，不可预测的，月经量不定，时间长短和性质不定。最常见于青少年和老年妇女、肥胖妇女，有多囊卵巢综合征的妇女。

（3）规则的、逐渐加重的或长时间的出血往往是子宫结构异常的原因，而不是因为无排卵。

（4）从月经初潮开始就出现、创伤或手术时失血过多，月经过多未见其他原因，往往警惕出血性疾病的可能性。一般常发生在自月经初潮以来月经过多的青少年和不明原因重度或长期月经过多的妇女，检查凝血试验即可明确诊断。

（5）当临床病史和检查显示无排卵性出血时，可行经验性治疗，不需要额外的实验室或影像学检查。但怀孕测试和全血细胞计数是合理的和必需的。

（6）当不确定是否为无排卵性出血时，测定血清孕酮的水平帮助诊断。TSH 检查可以排除无排卵患者的甲状腺疾病。

（7）无论年龄如何，长期暴露于雌激素的患者在治疗前需行子宫内膜活检，除非子宫内膜很薄（<5mm）时。子宫内膜异常增厚（>12mm），无论如何都应该行子宫内膜活检。

（8）当病史（出血周期，持续时间，新发的月经间期出血）、实验室检查（血清孕酮大于3ng/mL），或子宫内膜活检（分泌期）均显示有排卵时，经验性治疗失败，需行子宫声学造影与超声显像检查，以发现子宫异常大小或轮廓。

（9）宫腔声学造影及子宫内膜活检组合是一个高灵敏度的、预测子宫内膜癌和子宫结构异常的指标。

（10）孕激素治疗对于异常出血的无排卵妇女是合适的，但没有避孕目的，此时雌孕激素避孕药是更好的选择。

（11）对长期大量无排卵性出血的患者，通常最佳治疗是口服避孕药，必要时增加起始剂量（一次一片，2次/天，持续5～7天），然后逐渐变成标准避孕药的剂量。治疗失败时需进一步的评估。

（12）当子宫内膜脱落不全或萎缩不全时雌激素是最好的治疗药物。临床上雌激素治疗对象包括组织活检数量极少、长期接受孕激素治疗和子宫内膜较薄的妇女。治疗失败时需进一步的评估。

（13）当需立即止血的或来不及使用止血药物的患者需要行诊刮术时，宫腔镜检查下诊刮更有助于协助诊断。

（14）长期无排卵妇女，因为无孕激素作用会导致子宫内膜增生，往往没有细胞学异型性改变。除了少数例外，可使用周期孕激素疗法或雌孕激素避孕药。

（15）有细胞学异型性的子宫内膜增生是一种癌前病变，除了有生育要求的妇女，最佳治疗方案是手术。非典型子宫内膜增生需要高剂量孕激素治疗，需定期行子宫内膜活检和长期的密切随访。

（16）子宫肌瘤是常见病，如没有排除其他明显原因的阴道异常出血，特别当肌瘤不凸进子宫腔。宫腔声学造影明确界定肌瘤的位置，帮助区分无害的肌瘤。

（17）类固醇消炎药、雌激素、孕激素避孕药，以及宫内节育器，可有效地治疗子宫腺肌症、宫腔扩张与多个肌壁间肌瘤和其他不明原因的月经过多。

（18）宫腔镜下子宫内膜消融，在异常子宫出血患者中替代治疗时，尤其是药物治疗被拒绝、失败或效果不佳，不能耐受药物时采用。

功血，特别是长期的无排卵性功血，不仅有出血，不孕的近期问题，长期单一的内源性雌激素的刺激会带来子宫内膜癌、冠心病、糖尿病、高脂血症等一系列远期并发症，造成致命的健康损害。适当合理的药物治疗可以改善和治愈部分患者的功血，但对有些患者的治疗周期可能会较长。

　　一般坚持周期性的治疗可以较好地改善出血，保护子宫内膜，甚至妊娠，但药物治疗也有一定的不良反应；对顽固不愈的患者，或合并有其他疾患的患者，可以选择手术治疗。

　　功能失调性子宫出血是妇科一种常见的疾病，是一种内分泌系统的功能紊乱。它的临床类型和发病原因非常复杂，在诊断和治疗功血的问题时，一定要非常清楚地理解月经生理和雌孕激素的治疗原理和机制，治疗一定要针对病因，并且采用个体化的方案，才能得到较为有效和合理的治疗。

七、预防

　　异常子宫出血病因种类较多，暂时没有明确的预防措施，可通过养成健康的生活习惯、避免风险因素等来减少发病。

　　（1）保持规律的生活节奏，做到有张有弛，避免过度劳累，保证睡眠。戒烟戒酒。

　　（2）加强锻炼，增强自己的体质。

　　（3）加强膳食调节，增加富含蛋白质、铁与维生素的食物，如肉、蛋、奶与新鲜蔬菜、水果等。养成良好的饮食习惯，三餐定时，不偏食、挑食。

　　（4）注意情绪调节，避免过度紧张与精神刺激。

　　（5）除了要预防全身疾病的发生外，还必须注意经期卫生。

　　（6）注意随着天气变化加减衣服、被褥，避免过冷过热引起机体内分泌紊乱而致经期延长，出血增多。

第二节　闭　经

　　闭经（Amenorrhea）在临床生殖内分泌领域是一个最复杂而困难的症状，可由多种原因造成。对临床医生来说，妇科内分泌学中很少有问题像闭经那样烦琐而具有挑战性，诊断时必须考虑到一系列可能潜在的疾病和功能紊乱，其中一些可能给患者带来致病甚至致命的影响。传统上将闭经分成原发性和继发性。但因为闭经的病因和病理生理机制十分复杂，加上环境和时间的变迁，以及科技的发展，人们对闭经的认识、定义、诊断标准和治疗方案都有了较大的改变和进步。

　　闭经有生理性和病理性之分。青春期前、妊娠期、哺乳期、绝经后月经的停止，均属于生理性闭经。本文讨论的只是病理性闭经的问题。

一、病因

　　正常的月经具有周期性和自限性，周期一般为21～35天，平均28天左右，每次月经持续的时间称经期，一般2～8天，平均4～6天，子宫内膜会发生一次增厚、腺体生长分泌、血管收缩、内膜缺血坏死然后崩解脱落，随后脱落的内膜碎片和血液一起从阴道流出。

　　青春期前、妊娠期、哺乳期及绝经后女性月经不来潮是一种正常的生理现象，称为生理性闭经。病理性闭经则常由精神因素、生活方式、药物因素、疾病因素、生殖系统解剖结构异常等引起。

（一）精神因素

精神因素主要包括突然或长期的精神压抑、紧张、忧虑环境改变、过度劳累、情感变化等。精神因素会暂时改变下丘脑（位于脑部，控制月经周期相关激素的功能区域）的功能，从而引起月经停止，通常在精神因素解除或减轻后月经会恢复正常。

（二）生活方式

1. 体重过低或肥胖

体重过轻（如严重的神经性厌食、营养不良）或过重（如暴食症）均会干扰体内激素的正常水平和功能，从而导致闭经。

2. 过度锻炼

长期剧烈运动或芭蕾舞、现代舞等训练者易出现月经中断，与患者的心理、应激反应程度及体脂下降有关。

3. 极寒环境

处于极寒环境会导致闭经。

（三）药物因素

长期口服避孕药或注射甲羟孕酮避孕针，服用抗精神病药、恶性肿瘤化疗药、抗抑郁药、降压药、抗过敏药物等，如吩噻嗪衍生物（奋乃静、氯丙嗪）、利血平等，一般停药后3～6个月，月经多能自然恢复。

（四）疾病因素

无论是原发性闭经还是继发性闭经，均可由下丘脑性、垂体性、卵巢性、子宫性、下生殖道等疾病因素导致。

1. 下丘脑性病因

如下丘脑肿瘤、头部创伤等。

2. 垂体性病因

垂体的病变或功能失调，可影响激素分泌，继而影响卵巢功能引起闭经。常见的原因有垂体梗死（如希恩综合征）、垂体肿瘤、空蝶鞍综合征。

3. 卵巢性病因

常见的有卵巢功能不足（更年期通常在 50 岁左右开始，一些女性在 40 岁之前卵巢就开始停止排卵，月经随之停止）、多囊卵巢综合征（PCOS）、卵巢功能性肿瘤、特纳综合征等。

4. 子宫性原因

子宫内膜损伤、瘢痕和粘连（Asherman 综合征是最常见原因，多因人工流产刮宫过度或产后流产后出血刮宫损伤子宫内膜，导致宫腔粘连，影响子宫内膜的正常增生和脱落而致闭经），手术切除子宫或放疗破坏子宫内膜、米勒管发育不全综合征等。

5. 下生殖道结构异常

如阴道横膈、处女膜闭锁、阴道闭锁等，可以阻碍月经的正常流出。

6. 内分泌性疾病

常见的有甲状腺功能减退或亢进、肾上腺皮质功能亢进、肾上腺皮质肿瘤等。

二、临床表现

(一) 下丘脑性闭经

下丘脑性闭经是由下丘脑各种功能和器质性疾病引起的闭经。此类闭经的特点是下丘脑合成和分泌促性腺激素释放激素 (GnRH) 缺陷或不足导致垂体促性腺激素 (Gn),即卵泡刺激素 (FSH) 和黄体生成素 (LH) 特别是 LH 的分泌功能低下,故属于低促性腺激素、低雌激素性闭经。临床上按病因可分为功能性、基因缺陷或器质性、药物性三大类。

1. 功能性闭经

此类闭经是因各种应激因素抑制下丘脑 GnRH 分泌引起的闭经,治疗及时可逆转。

(1) 应激性闭经精神打击、环境改变等可引起内源性阿片类物质、多巴胺和促肾上腺皮质激素 (ACTH) 释放激素水平应激性升高,从而抑制下丘脑 GnRH 的分泌。

(2) 运动性闭经运动员在持续剧烈运动后可出现闭经。与闭经者的心理、应激反应程度及体脂下降有关。若体重减轻 $10\% \sim 15\%$,或体脂丢失 30% 时将出现闭经。

(3) 神经性厌食所致闭经因过度节食,导致身体质量急剧下降,最终导致下丘脑多种神经内分泌激素分泌水平的降低,引起垂体前叶多种促激素包括 LH、FSH、ACTH 等分泌水平下降。

临床表现为厌食、极度消瘦、低 Gn 性闭经、皮肤干燥,低体温、低血压、各种血细胞计数及血浆蛋白水平低下,重症可危及生命。

(4) 营养相关性闭经慢性消耗性疾病、肠道疾病、营养不良等导致身体质量过度降低及消瘦,均可引起闭经。

2. 基因缺陷或器质性闭经

(1) 基因缺陷性闭经因基因缺陷引起的先天性 GnRH 分泌缺陷。主要为伴有嗅觉障碍的 Kallmann 综合征与不伴有嗅觉障碍的特发性低 Gn 性闭经。Kallmann 综合征是由于染色体 Xp22.3 的 KAL-1 基因缺陷所致,特发性低 Gn 性闭经是由于 GnRH 受体 1 基因突变所致。

(2) 器质性闭经包括下丘脑肿瘤,最常见的为颅咽管瘤;尚有炎症、创伤、化疗等原因。

3. 药物性闭经

长期使用抑制中枢或下丘脑的药物,如抗精神病药物、抗抑郁药物、避孕药、甲氧氯普胺 (灭吐灵)、鸦片等可抑制 GnRH 的分泌而致闭经,但一般停药后均可恢复月经。

(二) 垂体性闭经

垂体性闭经是由于垂体病变致使 Gn 分泌降低而引起的闭经。

1. 垂体肿瘤

位于蝶鞍内的腺垂体中各种腺细胞均可发生肿瘤,最常见的是分泌 PRL 的腺瘤,闭经程度与 PRL 对下丘脑 GnRH 分泌的抑制程度有关。若发生在青春期前,则可引起原发性闭经。

根据肿瘤的性质不同,临床上可有溢乳、巨人症、皮质醇增多症等肿瘤所特有的症状,还可出现头痛、视力障碍、视野缺损等神经受压的症状。

2. 空蝶鞍综合征

由于蝶鞍隔先天性发育不全，或肿瘤及手术破坏蝶鞍隔，使充满脑脊液的蛛网膜下腔向垂体窝（蝶鞍）延伸。压迫腺垂体，使下丘脑分泌的 GnRH 和多巴胺经垂体门脉循环向垂体的转运受阻，从而导致闭经，可伴 PRL 水平升高和溢乳。

3. 先天性垂体病变

先天性垂体病变包括单一 Gn 分泌功能低下的疾病和垂体生长激素缺乏症；前者可能是 LH 或 FSH 的 α、β 亚单位分子结构异常或其受体异常所致；后者则是由于脑垂体前叶生长激素分泌不足所致。

4. Sheehan 综合征

Sheehan（席汉）综合征是由于产后出血和休克导致的腺垂体急性梗死和坏死，可引起腺垂体功能低下，从而出现低血压、畏寒、嗜睡、食欲减退、贫血、消瘦、产后无泌乳、脱发及低 Gn 性闭经。

（三）卵巢性闭经

卵巢性闭经是由于卵巢本身原因引起的闭经。卵巢性闭经时 Gn 水平升高，分为先天性性腺发育不全、酶缺陷、卵巢抵抗综合征及后天各种原因引起的卵巢功能减退。

1. 先天性性腺发育不全

患者性腺呈条索状，分为染色体异常和染色体正常两种类型。

（1）染色体异常型 45，X0 综合征，染色体核型为 45，X0 及其嵌合体，如 45，X0/46，XX 或 45，X0/47，XXX，也有 45，X0/46，XY 的嵌合型。45，X0 女性除性征幼稚外，常伴面部多痣、身材矮小、蹼颈、盾胸、后发际低、腭高耳低、肘外翻等临床特征，称为 Turner（特纳）综合征。

（2）染色体正常型 染色体核型为 46，XX 或 46，XY，称 XX 型或 XY 型单纯性腺发育不全，可能与基因缺陷有关，患者为女性表型，性征幼稚。

2. 酶缺陷

包括 17α 羟化酶或芳香酶缺乏。患者卵巢内有许多始基卵泡及窦前卵泡和极少数小窦腔卵泡，但由于上述酶缺陷，雌激素合成障碍，导致低雌激素血症及 FSH 反馈性升高；临床多表现为原发性闭经、性征幼稚。

3. 卵巢抵抗综合征

患者卵巢对 Gn 不敏感，又称卵巢不敏感综合征。Gn 受体突变可能是发病原因之一。卵巢内多数为始基卵泡及初级卵泡，无卵泡发育和排卵。内源性 Gn 特别是 FSH 水平升高，可有女性第二性征发育。

4. 卵巢早衰

卵巢早衰（POF）指女性 40 岁以前由于卵巢功能减退引发的闭经，伴有雌激素缺乏症状。激素特征为高 Gn 水平，特别是 FSH 水平升高，FSH＞40U/L，伴雌激素水平下降。与遗传因素、病毒感染、自身免疫性疾病、医源性损伤或特发性原因有关。

（四）子宫性及下生殖道发育异常性闭经

1. 子宫性闭经

子宫性闭经分为先天性和获得性两种。先天性子宫性闭经的病因包括苗勒管发育异常的 Mayer－Rokitansky－Kuster－Hauser（MRKH）综合征和雄激素不敏感综合征；获得性子宫性闭经的病因包括感染、创伤导致宫腔粘连引起的闭经。

（1）MRKH 综合征：该类患者卵巢发育、女性生殖激素水平及第二性征完全正常，但由于胎儿期双侧副中肾管形成的子宫段未融合而导致先天性无子宫。或双侧副中肾管融合后不久即停止发育。子宫极小，无子宫内膜，并常伴有泌尿道畸形。

（2）雄激素不敏感综合征：患者染色体核型为 46，XY，性腺是发育不良的睾丸。血中睾酮低于正常男性水平，但由于雄激素受体缺陷，使男性内外生殖器分化异常。雄激素不敏感综合征分为完全性和不完全性两种。完全性雄激素不敏感综合征临床表现为外生殖器女性型，且发育幼稚、无阴毛；不完全性雄激素不敏感综合征可存在腋毛、阴毛，但外生殖器性别不清。

（3）宫腔粘连：一般发生在反复人工流产术后或刮宫、宫腔感染或放疗后。子宫内膜结核时也可使宫腔粘连变形、缩小，最后形成瘢痕组织而引起闭经。宫腔粘连时可因子宫内膜无反应及子宫内膜破坏双重原因引起闭经。

2. 下生殖道发育异常性闭经

下生殖道发育异常性闭经包括宫颈闭锁、阴道横隔、阴道闭锁及处女膜闭锁等。宫颈闭锁可因先天性发育异常和后天宫颈损伤后粘连所致，常引起宫腔和输卵管积血。阴道横隔是由于两侧副中肾管融合后其尾端与泌尿生殖窦相接处未贯通或部分贯通所致，可分为完全性阴道横隔及不全性阴道横隔。阴道闭锁常位于阴道下段，其上 2/3 段为正常阴道，是由于泌尿生殖窦未形成阴道下段所致，经血积聚在阴道上段。处女膜闭锁系泌尿生殖窦上皮未能贯穿前庭部所致，由于经血无法排出而导致闭经。

（五）其他

1. 雄激素水平升高的疾病

包括多囊卵巢综合征（PCOS）、先天性肾上腺皮质增生症（CAH）、分泌雄激素的肿瘤及卵泡膜细胞增殖症等。

（1）PCOS：PCOS 的基本特征是排卵障碍及高雄激素血症，常伴有卵巢多囊样改变和胰岛素抵抗，PCOS 病因尚未完全明确。目前认为，这是一种遗传与环境因素相互作用的疾病。临床常表现为月经稀发、闭经及雄激素过多等症状。育龄期妇女常伴不孕。

（2）分泌雄激素的卵巢肿瘤：主要有卵巢性索间质肿瘤，包括卵巢支持-间质细胞瘤、卵巢卵泡膜细胞瘤等。临床表现为明显的高雄激素血症体征，并呈进行性加重。

（3）卵泡膜细胞增殖症：卵泡膜细胞增殖症是卵巢间质细胞-卵泡膜细胞增殖产生雄激素，可出现男性化体征。

（4）CAH：CAH 属常染色体隐性遗传病，常见的有 21 羟化酶和 11β 羟化酶缺陷，由于上述酶缺乏，皮质醇的合成减少，使 ACTH 反应性增加，刺激肾上腺皮质增生和肾上腺合成雄激素增加。故严重的先天性 CAH 患者可导致女性出生时外生殖器男性化畸形。轻者青春期发病，可表现为与 PCOS 患者相似的高雄激素血症体征及闭经。

2. 甲状腺疾病

常见的甲状腺疾病为桥本病及毒性弥漫性甲状腺肿（Graves 病）。常因自身免疫抗体引起甲状腺功能减退或亢进，并抑制 GnRH 的分泌从而引起闭经；也可因抗体的交叉免疫破坏卵巢组织而引起闭经。

三、辅助检查

（一）B 超检查

盆腔的 B 超扫描提示子宫和内生殖器是否发育正常；子宫的大小、内膜的厚度和形态与月经的关系密切，长期雌激素低下的患者，子宫可能发育不良，也可能发生萎缩。两侧卵巢的体积和形态学是否正常，是否有优势卵泡生长，卵巢内窦卵泡数目等反映了卵巢的排卵功能和储备状况，卵巢的形态学异常与闭经的病因有关，卵巢体积增大，多个窦卵泡发育，提示高雄激素血症和多囊卵巢可能；卵巢体积小于 10mm^3，且两侧卵巢窦卵泡总数小于 4～6 枚，提示卵巢发育不良或提早衰竭。超声应作为常规检查。

（二）内镜检查

宫腔镜可以直接观察到宫腔和子宫内膜的形态，鉴别子宫内膜的厚度、色泽、子宫腔发育畸形、宫腔粘连等造成闭经的病因。腹腔镜可在直视下观察卵巢的形态、大小、排卵的痕迹等，鉴别闭经的原因。如果卵巢呈条索状形态，无卵泡和排卵证据，可提示卵巢发育不全，可伴或不伴子宫的发育不良。

（三）染色体检查

所有 30 岁以下因高 Gn 水平诊断为卵巢早衰的患者，必须检查染色体核型。一些患者存在 Y 染色体嵌合现象，因为性腺内（卵巢）存在任何睾丸成分，都有形成恶性肿瘤风险，必须手术切除性腺。因为嵌合体核型（比如 XX/XO）的妇女在过早绝经之前可以有正常的青春期发育，正常月经甚至正常妊娠。有 10%～20% 的卵巢早衰或先天性性腺发育不良者伴有染色体畸变，10% 的 Turner 综合征女孩有自发性的青春期发育，2% 有月经初潮。虽然染色体核型检查对治疗不产生影响，但对于诊断还是有一定意义。况且对其家人的生育功能咨询亦有一定价值。

四、诊断

（一）Ⅰ度闭经［生殖道或（和）子宫性闭经］

为子宫和生殖道畸形，造成的先天性阙如或梗阻，以及反复子宫手术、子宫内膜结核或炎症造成的不可逆的损伤。

1. 诊断依据

（1）雌孕激素试验无撤药性出血。

（2）B 超检查子宫发育不良或阙如，或子宫内膜极薄和回声异常。

（3）子宫造影和（或）宫腔镜提示子宫腔粘连、畸形或子宫内膜病变。

（4）对周期性腹痛的青春期患者注意下生殖道的发育畸形。

2. Asherman 综合征

子宫内膜的破坏（Asherman 综合征）可导致继发性闭经，这种情况通常是由产后过度刮宫致子宫内膜损伤的结果。子宫造影可以看到宫腔不规则粘连的典型影像；阴道 B 超可见子宫内膜线不连续和间断征象；宫腔镜检查诊断更精确，可以检出 X 线片无法显现的极微小的粘连。患者卵巢功能正常时，基础体温是双相的，提示闭经的原因与排卵无关。

Asherman 综合征还可发生于剖宫产术、子宫肌瘤切除术、子宫成形术后。产后刮宫术后伴发产后性腺功能减退（如席汉综合征）者因内膜缺少雌激素支持，严重营养不良和菲薄，也可发生严重的宫腔粘连。据报道，选择性子宫动脉栓塞治疗子宫平滑肌瘤术后可能导致局部缺血性反应，造成子宫内膜的损伤而发生 Asherman 综合征。粘连可导致子宫腔、子宫颈外口、宫颈管或这些区域部分或完全闭塞，但不一定发生宫腔积血。如果影像学检查提示宫腔内积血，用宫颈扩张术就可以解决积血的引流问题。

Asherman 综合征患者除了闭经还可能有其他问题，如流产、痛经、月经过少，也可有正常的月经周期轻度粘连也可导致不孕。反复性流产或胎儿丢失。此类患者须通过子宫造影或宫腔镜检查确诊子宫内膜腔的情况。

子宫内膜损伤导致闭经也可由结核病引起。将经血或子宫内膜活检组织进行培养找到结核杆菌方可确诊。子宫血吸虫病是导致终末器官功能障碍的另一个罕见原因，可在尿、粪、直肠排出物、经血以及子宫内膜内找到寄生虫虫卵。还有因子宫内感染发生严重而广泛盆腔炎导致的 Asherman 综合征的病例报道。

过去，Asherman 综合征的治疗是通过扩张宫颈及刮宫术来解除粘连。宫腔镜下通过电切、电凝、激光等技术直接松解粘连，效果优于扩张宫颈及刮宫术。手术后为了防止宫腔壁的粘连，过去会放置一枚宫内节育器（IUD），然而儿科的气囊导尿管也是很好的选择。囊内充有 3mL 液体，7 天后将导管取出。术前即开始用广谱抗生素持续 10 天。前列腺素合成抑制剂可解除子宫痉挛。患者连续两个月用高刺激剂量的雌激素治疗，如每月前 3 周每天口服结合雌激素 2.5mg，第 3 周开始每天加用醋酸甲羟孕酮 10mg。如果初次手术未能重建月经流出道，为了恢复生育能力，还需要重复数次持续治疗。此类患者有 70% 能成功妊娠，然而妊娠经常合并早产、胎盘植入、前置胎盘和（或）产后出血。

3. 苗勒管异常

苗勒管发育不全是指无明显阴道的原发性闭经患者，这是原发性闭经相对常见病因，发生率仅次于性腺发育不全。在芬兰，其发生率大约为 1/5000 新生女婴。原发性闭经者须先排除苗勒管终端导致的生殖道不连续，对青春期女孩，必须先排除处女膜闭锁、阴道口闭锁以及阴道腔不连续、子宫颈甚至子宫缺失。这类患者阴道发育不全或缺失，且通常伴子宫及输卵管缺失。有正常子宫者却缺乏对外的通道，或者有始基子宫或双角子宫存在。如果有部分子宫内膜腔存在，患者可能主诉有周期性下腹痛由于与男性假两性畸形的某些征象相似，所以应证明是否为正常女性核型。由于卵巢不属于苗勒结构，故卵巢功能正常而且可以通过双相基础体温及外周血孕酮水平来证实。卵巢的生长及发育都无异常。生殖道闭锁导致的闭经伴随有阴道积血、子宫腔积血或腹腔积血所致的扩张性疼痛。

苗勒管发育不全的确切原因至今未明。可能是抗苗勒管激素（AMH）基因或 AMH 受体基因突变。尽管通常为散发，偶尔也有家族性发病。苗勒管发育不全的女儿和她们的母亲可存在半乳糖-1-磷酸尿苷酰基转移酶的基因突变。这与经典的半乳糖血症不同，推断由于半乳糖的代谢失调致使子宫内暴露有过高浓度的半乳糖，这可能就是苗勒管发育不全的生物学基础。给孕期小鼠高半乳糖喂食，会延迟雌性子代的阴道开放。在这群苗勒管发育不全的患者中，卵巢衰竭亦较常见。

进一步评估和诊断需包括放射学检查，大约 1/3 患者伴有泌尿道畸形，12% 以上的患者有骨骼异常其中多数涉及脊柱畸形，也可能发生缺指或并指。肾畸形包括异位肾、肾发育不全、马蹄肾、集合管异常。B 超检查子宫的大小和匀称性，若 B 超的解剖图像不确定，可选择 MRI 扫描。通常没必要用腹腔镜直视检查，MRI 比 B 超准确得多，而且费用及创伤性都低于腹腔镜检查。然而存在不同程度的 MRI 描述与腹腔镜检查所见不符。术前准确诊断有助于手术规划及手术的顺利实施。

手术之前必须明确拟解决的问题，切除苗勒管残留肯定是没有必要的，除非导致子宫纤维增生，子宫积血、子宫内膜异位症或有症状的腹股沟疝。宫、腹腔镜手术可以解决上述病症。顾虑到手术困难及并发症高，更倾向于用替代材料方法构造人工阴道。推荐用渐进式扩张术，如 Frank 及后来的 Wabrek 等描述的方法。首先向后，2 周后改为向上沿着通常的阴道轴线方向，用阴道扩条每天扩张 20 分钟直至达到明显的不适。每次使用的扩条逐渐增粗，几个月后即可产生一条功能性阴道。塑料的注射器可用于代替昂贵的玻璃扩条，将扩条放在阴道的部位，维持类似于坐在赛车车座上的压力。Vecchietti 在经腹或腹腔镜手术中采用一种牵引装置，术后再牵引 7 天就可形成一个功能性阴道。

对于不愿意或不能进行扩张术的患者，采用 Williams 阴道成形术的 Creatsas 矫形可迅速并简便的构建新阴道。该手术适用于那些不能接受 Frank 扩张术或 Frank 扩张术失败的妇女，或有完好的子宫并保留生育能力的患者。一种推荐方式为先做开腹手术来评估宫颈管情况，如果子宫颈闭锁就切除子宫，如果是相对简单的处女膜闭锁或阴道横膈问题，就联合阴道手术。多数人建议不必试图保留完全性阴道发育不全患者的生育力，建议在构建新阴道的同时切除苗勒管组织。

阴道横膈患者（远端 1/3 阴道未能成腔）通常有梗阻及尿频症状，阴道横膈可利用声门关闭强行呼气法与处女膜闭锁相鉴别，前者阴道外口处无膨胀。阴道横膈可合并有上生殖道畸形，如输卵管的节段性缺失或单侧输卵管、卵巢的缺失。

生殖道远端闭锁可视为急症，延误手术治疗可能会因炎症性改变或子宫内膜异位症导致不孕，须尽快完成矫形引流手术。应尽量避免进行诊断性穿刺，因为一旦感染阴道积血则会转变为阴道积脓。

在引导患者进行一系列治疗的程序中，须进行心理咨询和安抚，帮助患者处理好失去生殖道以后的心理障碍。

(二) Ⅱ度闭经（卵巢性闭经）

1. Turner 综合征和先天性性腺发育不良

无论是原发性闭经或继发性闭经都可以有性腺发育的问题，30%～40% 的原发性闭经为性腺条索化的性腺发育不全者。核型的分布为 50% 的 45，X，25% 的嵌合体，25% 的 46，XX。继发性闭经的妇女也可存在性腺发育不全，有关的核型按出现频率依次排列为 46，XX（最常见），嵌合体（如 45，X/46，XX），X 长臂或短臂缺失，47，XXX，45，X 染色体核型正常的性腺发育不全者也与感音神经性聋症（Perrault综合征）有关联。所以核型为46，XX的性腺发育不全者都必须进行听力评估。

单纯性腺发育不全是指双侧性腺条索状，无论其核型如何。混合型性腺发育不全是指一侧性腺内含有睾丸组织，而另一侧性腺条索状。常染色体异常也可与高促性腺激素性卵巢衰竭相关，如一个28岁的18染色体三体的嵌合体的高促性腺激素的继发性闭经患者，所有卵巢功能丧失。性染色体量变的患者都可列入性腺发育不全的范畴。

（1）Turner综合征：临床诊断依据为：①16岁后仍无月经来潮（原发性闭经）。②身材矮小、第二性征发育不良、蹼状颈、盾胸、肘外翻。③高促性腺激素，低性腺激素。④染色体核型为45，XO；或46，XX/45，XO；或45，XO/47，XXX。⑤体检发现内外生殖器发育均幼稚，卵巢常呈条索状。

Turner综合征为一条X染色体缺失或存在异常导致的性腺发育不良。由于卵泡的损失，青春期时无性激素产生，故此类患者多表现为原发性闭经。然而须特别关注此症较少见的变异类型，如自身免疫性疾病、心血管畸形以及各种肾脏异常。Turner综合征的患者40%为嵌合体或在X、Y染色体上有结构改变。

嵌合体即不同的性染色体成分形成的多核型细胞系。若核型中存在Y染色体，说明性腺内存在的睾丸组织，容易形成肿瘤及存在向男性发育的因素，需切除性腺区域。大约30%的Y染色体携带者不会出现男性第二性征，故即使正常外观女性，高促性腺激素性闭经患者都必须检查核型，以发现功能静止的Y染色体，以便在癌变之前对性腺进行预防性切除术。

大约5%诊断为Turner综合征的患者核型上有Y染色体成分。进一步用Y染色体特异性DNA探针发现另有5%的核型中有Y染色体成分。然而Turner综合征的患者的性腺肿瘤发生率较低（约5%），似乎局限于那些常规核型检查有Y染色体成分的患者。即使常规核型未发现有Y染色体成分，一旦出现男性第二性征或当发现一个未知来源的染色体片段时，都需用探针来特异性检测Y染色体成分。

嵌合体的意义重大，当有XX细胞系嵌合时，性腺内可找到功能性卵巢组织，有时可有正常的月经甚至可生育。嵌合体者也可表现正常月经初潮，达到正常的身高，但出现过早绝经。大多数这类患者身材矮小身高低于160cm，由于功能性卵泡加速闭锁导致早年绝经。

（2）先天性性腺发育不良：染色体核型和身高正常，第二性征发育大致正常，性腺呈条索状。余同Turner综合征。该类患者的染色体可能存在嵌合型、小的微缺失、平衡易位或基因的缺陷。

2. 卵巢早衰和卵巢抵抗综合征

两组均属于高Gn性的闭经患者，去势或绝经后的Gn高水平与卵泡加速闭锁所致的卵泡缺乏之间存在联系，但并不是绝对的，因为在某些少见的情况下，Gn高水平时仍有卵泡存在。发生单纯FSH或LH分泌异常的罕见病例可能由于某种Gn基因的纯合子突变所致。曾报道过由于LH亚基的基因突变造成性腺功能低下，和由于FSH的亚基突变造成原发性闭经。基因的突变导致生成蛋白的亚基改变，使之失去了应有的免疫活性及生物活性。所以这种性腺功能低下者表现为一种Gn升高而另一种Gn降低。基因突变杂合子携带者常有相对不孕的问题，利用外源性 Gn 促排卵可以让这些患者成功妊娠。当出现 FSH 高水平，而 LH 低或正常水平时，伴有垂体占位则提示存在分泌 FSH 的腺瘤。表现为持续性无排卵、自发性的卵巢过度刺激，卵巢上有多发的大卵泡囊肿，而且影像学证据提示有垂体腺瘤。因此强调两种 Gn 同时测定，如果一种异常单独升高，需要考虑上述情况。一般卵巢功能衰退的顺序首先是 FSH 的升高，逐渐伴随 LH 升高。

（1）卵巢早衰（Premature ovarian failure，POF）：卵巢早衰的诊断依据：①40 岁前绝经。②高促性腺激素和低性腺激素，FSH＞20U/L，雌激素水平低值。③约 20％有染色体核型异常，常为易位、微缺失、45X0/46，XX 嵌合型等。④约 20％伴有其他自身免疫性疾病，如弥散性甲状腺肿，肾上腺功能减退等。⑤病理检查提示卵巢中无卵泡或仅有极少原始卵泡，部分患者的卵巢呈浆细胞浸润性的"卵巢炎"现象。⑥腹腔镜检查见卵巢萎缩，体积变小，有的呈条索状。⑦有的患者有医源性损坏卵巢的病史，如卵巢肿瘤手术史卵巢巧克力囊肿剥除术史、盆腔严重粘连史以及盆腔放疗和化疗史等。⑧对内源性和外源性促性腺激素刺激无反应，用氯米芬无法诱导出反馈的 Gn 升高，用外源性 Gn 刺激卵巢呈不反应或低反应，无卵泡生长。

大约 1％的妇女在 40 岁之前会发生卵巢衰竭，而在原发性闭经患者中，发生率为 10％～28％，多数病例的卵巢早衰机制不明。各个不同年龄都可以发生卵巢早衰，取决于卵巢所剩的卵泡数目。无论患者年龄多少，如果卵泡的丢失速度较快，则将表现为原发性闭经及性腺发育低下。假如卵泡耗损发生在青春期或青春期之后，则继发性闭经发生的时间将相应地推迟。

脆性 X 染色体综合征携带者中卵巢早衰的发生率为 10％，已经鉴定出至少有 8 个基因与卵巢早衰有关，5 个在 X 染色体上，3 个在常染色体上。此类患者可考虑供卵妊娠。对于卵巢早衰妇女，推荐进行脆性 X 染色体综合征的筛查，尤其是当有 40 岁之前绝经的家族史的情况下。一种由 3 号染色体，上转录因子基因（FOXL2）突变引起的常染色体显性疾病也已证实与眼睑畸形及卵巢早衰有关。另外，卵巢早衰也有可能是自身免疫性疾病、感染流行性腮腺炎性卵巢炎，或化疗及放疗造成的卵泡破坏所致。这些先天性因素导致卵泡消失加速所致。

卵巢早衰存在一定比例的特异性性染色体异常，最常见的异常是 45，X 及 47，XXX，其次是嵌合体、X 染色体结构异常。用荧光原位杂交法寻找 45，X/46，XX 嵌合体，卵巢早衰患者体内发现较高比例的单 X 性染色体细胞，也曾发现 X 染色体长臂上关键区域的易位。

放疗对卵巢功能的影响取决于患者年龄及 X 线的剂量，卵巢内照射 2 周后可出现类固醇激素水平下降，Gn 水平升高。年轻妇女体内有较多的卵母细胞可以抵抗内照射的完全去势作用，闭经多年后仍可恢复卵巢功能。如放疗时正常怀孕，子代的先天异常率并不高于普通人群。若放射区域为骨盆以外，则无卵巢早衰的风险。对盆腔肿瘤患者腹腔镜手术中将卵巢选择性的移出骨盆再作放疗，可有望今后妊娠。

烷化剂（抗肿瘤药）对性腺有剧毒，与放疗一样，导致卵巢衰竭的剂量与开始治疗时患者年龄存在负相关。其他化疗药物也有潜在的卵巢损害性，但研究较少，联合化疗对卵巢的影响与烷化剂相似。约 2/3 的绝经前乳腺癌患者使用环磷酰胺、甲氨蝶呤、氟尿嘧啶

(5-Fu) 治疗者丧失卵巢功能。虽然月经及生育力的确有可能恢复，但无法预测未来的卵巢功能以及生育力。在猴模型模拟放疗过程中，用 GnRH-α 抑制 Gn 并不能抵抗卵泡的丢失但确实可保护卵泡免受环磷酰胺的损害。化疗或放疗前将卵母细胞或卵巢组织深低温保存将是保存此类患者生育力的最佳选择。

对自身免疫性"卵巢炎"的卵巢早衰患者，应进行自身免疫性疾病的血液检查，而且需要每几年一次周期性进行，作为对自身免疫性相关疾病的长期监测。检查内容包括血钙、血磷、空腹葡萄糖、21-羟化酶的肾上腺抗体、游离 T_4、TSH、甲状腺抗体。

曾有建议，有时需要每周测 Gn 及 E_2 水平，如 FSH 低于 LH（FSH/LH<1），或如果 E_2 高于 50pg/mL 时，应考虑诱导排卵。由于很多案例报道证实了核型正常患者可恢复正常的卵巢功能（10%的患者），由于有偶发性排卵，对无生育要求者雌孕激素联合性避孕药是较好的选择。如有生育要求者，最好选择供卵。不推荐用治疗剂量的糖皮质激素治疗特发性卵巢早衰，因为并未证明能使卵泡恢复对 Gn 的反应性。

（2）卵巢抵抗综合征（Resistant ovarian syndrome，ROS）：卵巢抵抗综合征的临床特征为：①原发或继发性闭经。②高促性腺激素和低性腺激素。③病理检查提示卵巢中有多量始基卵泡和原始卵泡。④腹腔镜检查见卵巢大小正常，但无生长卵泡和排卵痕迹。⑤对内源性和外源性促性腺激素刺激无反应。也称卵巢不敏感综合征，这是一组少见但颇有争议的病征。其临床表现与卵巢早衰极其相似，但如果行卵巢组织学检查，可以发现卵巢皮质中多个小的原始卵泡结构。有人推测这是 Gn 受体不敏感或缺陷，或受体前信号缺陷的原因。在雌激素和孕激素序贯治疗数月后，卵巢可能自然恢复排卵和妊娠。也有人认为这是 POF 的先兆征象和过渡阶段。

3. 多囊卵巢综合征（见无排卵和多囊卵巢综合征节）

（1）临床表现：①月经稀发、闭经，不孕的持续性无排卵现象。②多毛、痤疮和黑棘皮病等高雄激素血症现象。③肥胖。

（2）超声检查诊断标准：①双侧卵巢各探及 12 个以上的小卵泡排列在卵巢表面，形成"项链征"。②卵巢偏大，卵巢髓质部分增多，反光增强。

（3）实验室检查：①血清 LH/FSH 增高 2 倍以上。②雄激素 T、A、DHEA-S 升高，SHBG 降低。③胰岛素升高；糖耐量试验（OGTT）和餐后胰岛素水平升高。④PRL 可轻度升高。

（4）经腹或腹腔镜：卵巢体积增大，表面光滑，白色，无排卵痕迹，见表面多枚小卵泡。

（三）Ⅲ度闭经（垂体性闭经）

1. 垂体肿瘤和高催乳素血症

（1）概况：由于颅底狭窄的垂体窝空间，垂体良性肿瘤的生长也会造成问题。肿瘤向上生长压迫视神经交叉，产生典型的双颞侧偏盲。如果肿瘤很小则很少出现视野受损。而此区域的其他肿瘤（如颅咽管瘤，影像学上通常以钙化为标志），由于更邻近视神经交叉，会较早导致视力模糊和视野缺损。除了颅咽管瘤，还有其他更少见的肿瘤，包括脑膜瘤、神经胶质瘤转移性肿瘤、脊索瘤。曾报道，可能由于松果体的囊性病变导致褪黑激素分泌增加，引起青春期延迟。性腺发育不全及青春发育延迟者应检查头颅 MRI。

当 GH 过度分泌导致肢端肥大症，或 ACTH 的过量分泌引起库欣综合征时，会更加怀疑垂体肿瘤的存在。TSH 分泌性肿瘤（不到垂体肿瘤的 1%）引起继发性甲状腺功能亢进，或 ACTH 或 GH 分泌的肿瘤则非常罕见。如果临床表现提示库欣综合征，则须检测 ACTH 水平及 24 小时尿中游离皮质醇水平，以及地塞米松快速抑制试验；如怀疑为肢端肥大症，则应做 GH 的检测。循环中 IGF-I 水平较稳定，随机测定血样中 IGF-I 高水平即可诊断 GH 过度分泌；ACTH 或 GH 分泌性肿瘤都很少见，最常见的两种垂体肿瘤是 PRL 分泌性肿瘤及无临床功能性肿瘤。PRL 分泌性肿瘤也可在青春期前或青春期出现，故可能影响生长发育，并导致原发性闭经。

大多数无临床功能性肿瘤（约占垂体肿瘤的 30%）起源于 Gn 细胞，活跃分泌 FSH 及其游离亚基，但很少分泌 LH，故此类患者仅表现肿瘤占位性症状。所分泌的 FSH 游离亚基可作为一项肿瘤指标。然而由于游离 FSH 亚基增加合并本身 Gn 的升高，在绝经后妇女情况就变得复杂。但并不是所有 Gn 腺瘤都合并有游离 FSH 亚基增加。对于 FSH 升高而 LH 低水平者高度提示为 Gn 分泌性腺瘤。绝经前出现 Gn 分泌性腺瘤的妇女，其特征是卵巢内多发囊性改变（卵巢过度刺激）、E2 高水平以及子宫内膜超常增生。用 GnRH-α 治疗通常不能降低 Gn 的分泌，反而可导致 FSH 及其游离亚基的持续升高。然而大多数此类肿瘤患者由于肿瘤对垂体柄的压迫影响了下丘脑 GnRH 向垂体的运输，导致 Gn 分泌下降和闭经，并常因肿瘤的占位阻碍了多巴胺向垂体前叶的运输，PRL 水平的轻度升高。

并非所有蝶鞍内占位都是肿瘤，据报道囊肿、结核病、肉瘤样病以及脂肪沉着体也可成为垂体压迫的原因，导致低促性腺素性闭经。淋巴细胞性垂体炎是垂体内少见的自身免疫性浸润，酷似垂体肿瘤，常发生于妊娠期或绝经后的前 6 个月。初期出现高 PRL 血症，接着可发生垂体功能减退症。经蝶骨手术可诊断并治疗这类有潜在致命危险的垂体疾病。在一项大型经蝶骨手术调查中发现，91% 的蝶鞍内及蝶鞍周围占位是腺瘤，与尿崩症无关，但常常伴随着非垂体来源性肿瘤。

垂体周围的病变，如颈内动脉瘤、脑室导水管梗阻也可导致闭经。垂体局部缺血即梗死可导致功能不全，即为产科著名的席汉综合征。

（2）临床表现：①闭经或月经不调。②泌乳。③如较大的垂体肿瘤可引起头痛和视力障碍。④如为空蝶鞍综合征可有搏动性头痛。⑤须排除服药引起的高催乳素血症。

（3）辅助检查：①血清 PRL 升高。②如果为垂体肿瘤或空蝶鞍综合征可经蝶鞍 X 摄片、CT 或 MRI 检查垂体确诊，应强调增强扫描，以增加检出率。

2．垂体功能衰竭

（1）临床表现：①有产后大出血或垂体手术的病史。②消瘦、乏力、畏寒、苍白、毛发稀疏，产后无乳汁分泌，无性欲，无卵泡发育和月经，生殖道萎缩。③查为性腺激素低下、甲状腺功能低下和肾上腺功能低下的症状和体征，根据病情程度，功能低下的程度不同。但常见以性腺激素低下为主，其次为甲状腺功能低下，最后为肾上腺功能低下。

（2）辅助检查（根据病情依次有）：①血 FSH、LH、E2、PRL、T 值均低下，血甲状腺激素（FT3、FT4）下降促甲状腺素（TSH）升高。②血肾上腺皮质激素（皮质醇，17-羟孕酮）水平低下。③垂体兴奋试验显示垂体反应低下。④空腹血糖和糖耐量试验提示血糖值偏低，反应低下。

（四）Ⅳ度闭经（中枢和下丘脑性闭经）

下丘脑性闭经（促性腺激素不足性性腺功能减退）的患者具有 GnRH 脉冲式分泌的缺陷。在排除了下丘脑器质性病变后，可诊断为功能性抑制，常常是由生活事件所致的心理生理反应，也可与工作或学校中面对的应激状况有关，常见于低体重及先前月经紊乱的妇女。很多垂体性闭经的妇女也表现为由亚临床饮食障碍引起相似的内分泌、代谢和心理特征。

GnRH 的抑制程度决定了临床表现。轻度抑制可对生育力有微小影响，如黄体期不足；中度抑制可致无排卵性月经失调；重度即表现为下丘脑性闭经。

下丘脑性闭经患者可表现为低或正常水平促性腺激素，正常催乳素水平，正常蝶鞍的影像学表现，雌孕激素撤退性出血试验多为阴性。对这样的患者应每年评估一次，监测指标包括催乳素及蝶鞍的影像学检查。如果几年监测指标均无变化，影像学检查可不必要。与心理应激或体重减轻有关的闭经，大多在 6～8 年内都自然恢复。83％的妇女在病因（应激、体重减少或饮食障碍）纠正后恢复月经，但仍有一部分患者需持续监测。在饮食障碍的妇女当中，月经往往与体重增加有关。

无明显诱因的下丘脑性闭经的妇女，其下丘脑-垂体-肾上腺轴的活性是存在的，可能是应激反应干扰了生育功能的过程。自发性下丘脑性闭经的妇女其 FSH、LH，催乳素的分泌降低，促肾上腺皮质素释放激素所致皮质醇的分泌增加。有些患者有多巴胺能抑制的 GnRH 脉冲频率，GnRH 脉冲性分泌的抑制可能与内源性阿片肽及多巴胺的增加有关。功能恢复过程中高皮质醇血症先于卵巢功能恢复正常。

需要告知患者促排卵的有效性及生育的可能性，促排卵仅用于有怀孕需求的妇女。没有证据表明周期性激素补充或是促排卵可以诱导下丘脑恢复正常生理功能。

下丘脑性闭经的诊断依据：①原发性闭经；卵泡存在但不发育。②有的患者有不同程度的第二性征发育障碍。③Kallmann 患者伴嗅觉丧失。④FSH、LH、E2 均低下。⑤对 GnRH 治疗有反应。⑥可有 X 染色体（Xp22.3）的 KAL 基因缺陷。

功能性下丘脑性闭经的临床表现：①闭经或不规则月经。②常见于青春期或年轻女性，多有节食、精神紧张、剧烈运动及不规律生活史。③体型多瘦弱。

主要的辅助检查：①TSH 水平正常，T_3 和 T_4 较低。②FSH 和 LH 偏低或接近正常，E_2 水平偏低。③超声检查提示卵巢正常大小，多个小卵泡散在分布，髓质反光不增强。

1. 体重下降，食欲缺乏和暴食综合征

肥胖可以与闭经有关，但肥胖者闭经时促性腺激素分泌不足的状态不常见，除非这个患者同时有情绪障碍。相反，急剧的体重降低，可致促性腺激素分泌不足。对下丘脑性闭经的诊断必须先排除垂体瘤。

临床表现从与饮食匮乏所致的间歇性闭经到神经性厌食所致的危及生命的极度衰弱。因为这种综合征的病死率大概为 6％，因此受到高度重视。也有些研究认为大多数患者都能够复原，而病死率并没有增加。这些结果的差异可能因为被评估的人群不一致。临床医生应该警惕有些患者可能会死于神经性厌食。

（1）神经性厌食的诊断。

1）主要临床特点：①发病于 10～30 岁。②体重下降 25％或是体重低于正常同年龄和同身高女性的 15％。③特殊的态度，包括：对自己身体状况的异常认知，对食物奇怪的存积或拒绝。④毳毛的生长。⑤心动过缓。⑥过度活动。⑦偶发的过度进食（食欲过盛）。⑧呕吐，可为自己所诱发。

2）临床表现：①闭经。②无已知医学疾病。③无其他精神疾病。

3）其他特征：①便秘。②低血压。③高胡萝卜素血症。④糖尿病、尿崩症。

（2）神经性厌食的临床表现：神经性厌食曾被认为多见于中高阶层的低于 25 岁的年轻白人妇女，但现在看来这个问题可出现在社会各阶层，占年轻妇女的 0.5％。厌食一族均期望成功改变形象，其实家庭往往存在严重的问题，父母却努力维持和谐家庭的表象，掩饰或者否认矛盾冲突。根据心理学家的理解，父母一方，私下里对另一方不满，希望获得他们孩子的感情。当一个完美的孩子的角色变得极其困难时，厌食便开始了。病程往往起源于为控制体重而自行节食，这种感觉带来一种力量和成就感，随即有一种若自我约束松懈则体重不能控制的恐惧感产生。有观点认为厌食症可以作为一项辨别内在混乱家庭的指标。

青少年时期，正常的体重增加可能被认为过度增加，这可以使青少年患上真性神经性厌食症。过度的体力活动是神经性厌食症的最早信号。这些孩子是典型的过分强求者，他们很少惹麻烦，但很挑剔，要求其他人达到他们苛刻的价值标准，常常导致自己在社会上的孤立。

有饮食问题的患者常常表现出滞后的性心理发展，其性行为出现得很晚。由身材苗条判断社会地位的价值观，影响她们的进食。依赖身体苗条的职业及娱乐环境容易使得妇女暴露于神经性厌食及神经性贪食的风险之中。所以通常饮食问题反映的是心理上的困境。

除了痛经，便秘也是其常见的临床表现，常常较为严重并合并腹痛。大量进食低热量食物。低血压、低体温、皮肤粗糙、背部及臀部出现松软汗毛、心动过速及水肿是最常见的并发症。长期利尿剂及泻药的滥用可致明显的低钾。低钾性酸中毒可导致致死性的心律失常。血清胡萝卜素的升高表示机体存在维生素 A 的利用障碍，见于手脚掌的皮肤黄染。

贪食症典型表现在阶段性偷偷地疯狂进食，紧接着便是自己诱发呕吐、禁食，或是服用缓泻药和利尿剂，甚至灌肠剂。尽管贪食行为相对较常见，但临床上真正的贪食症并不常见（在一个大学学生样本中，占女性学生的 1％，男性学生的 0.1％）。贪食症行为常见于神经性厌食症患者（约占一半）。有贪食症行为的患者其抑郁症状或焦虑障碍的发生率较高，而且还会有入店行窃的问题（通常是偷食物）。约 50％的病例神经性厌食和贪食症行为长期持续。神经性厌食症患者可分为贪食性厌食症和禁食伴过度锻炼者。贪食性厌食症者比较年长，相对更加抑郁、在社交上不太孤立，但家庭问题的发生率较高。单纯贪食症者体重波动较大，但不会减少到厌食症者那么低水平。克服了贪食症的患者可有正常的生育力。

严重的神经性厌食病例经常被内科医师碰到，而临界性神经性厌食病例通常来看妇科医生、儿科医生或家庭医生。厌食症相关的各种问题都代表下丘脑调控的身体功能的障碍：食欲、渴感、水分保持、体温、睡眠、自主平衡以及内分泌。FSH、LH 水平下降，皮质激素水平升高，PRL、TSH、T_4 水平正常，但 T_3 水平较低，反式 T_3 水平升高。许多症状可用甲状腺功能减退来解释（如便秘、寒冷耐受不良、心动过缓、低血压、皮肤干燥、基础代谢率低、高胡萝卜素血症）。随着体重的增长，所有的代谢性改变恢复到正常，Gn 的分泌也可恢复到正常水平。有 30% 的患者持续闭经，这是持续性心理冲突的指标。

当体重恢复到正常体重 15% 以下时，即可恢复机体对 GnRH 的反应，方可恢复正常月经。神经性厌食患者的 Gn 持续低水平，与青春期前孩子的水平相似；随着体重的增长，出现 LH 夜间分泌，类似于青春早期的水平；而当完全恢复正常体重时，24 小时 LH 分泌形式就与正常成年人一样，只是峰值有所差异。如果患者 Gn 的浓度低到无法检测的水平时，可检测血中的皮质醇含量。没必要做其他太多的实验室检测。

需要告知患者闭经与低体重之间的紧密联系，以刺激患者恢复正常体重，进而恢复正常月经。有时有必要参与指导患者的每天能量计算方案［每天至少进食 10 920J（2 600cal 能量）］，以打破患者养成的饮食习惯。如果进展很慢，则可用激素治疗。对于体重低于 45.36kg（100 磅）的患者，如体重持续下降，需进行心理咨询，进行心理干预。

关于厌食症目前尚无特殊的或新的治疗方法，只能强调在疾病发展到最严重的阶段之前，及早发现并进行心理干预。需要初诊医生、心理医生、营养学医生进行临床会诊帮助患者处理自己情绪的认知行为必要时也可以加用抗抑郁药治疗。

2. 过度运动与闭经

从事女性竞赛运动员，芭蕾、现代舞的专业人员中，月经失调或下丘脑抑制性闭经的发生率较高。多达 2/3 有月经的跑步运动员黄体期较短，甚至无排卵，即使月经正常，周期与周期之间的差异也很大，常常合并有激素功能的下降。如在月经初潮之前就开始过度运动，则月经初潮会延迟长达 3 年之久，随后月经紊乱的发生率较高。对于体重低于 115kg 的年轻妇女，如在训练中体重下降大于 10kg 就很可能出现闭经，也支持 Frisch 关于临界体重观念。

临界体重理论描述为：月经正常需要维持在临界水平之上的体重，需达到临界的躯体脂肪含量。可利用 Frisch 的临界体重计算。基于身体总水量占总体重的百分比，计算出躯体脂肪的百分比，为脂肪指数。16 岁时身体总水量占总体重 10% 时相当于脂肪含量为 22%，这是维持月经所需的最低标准，13 岁时身体总水量占总体重 10% 时相当于脂肪含量为 17%，这是发生月经初潮所需的最低标准，减少标准体重的 10%～15% 时就可使躯体脂肪含量下降到 22% 以下，造成月经紊乱。

这种闭经类似于下丘脑功能障碍，剧烈运动减少 Gn 分泌，但促进 PRL、GH、睾酮、ACTH 以及肾上腺激素的分泌，同时减低它们的清除率从而增加了这些激素的血浓度。低营养状态妇女的 PRL 一般无改变，相反过度运动者的 PRL 是增加的，但幅度较小，持续时间极短，所以不能用 PRL 的增加来解释月经异常。当闭经运动员与非闭经运动员或非运动员相比较时，她们的 PRL 含量并没有明显差异。

另外，月经正常的女性运动员褪黑素水平在白天升高，而闭经运动员褪黑素有夜间分泌。这也可见于下丘脑性闭经的妇女，反映对 GnRH 脉冲分泌的抑制。与低营养状态妇女相反的另一个现象出现在甲状腺轴。运动员的 T_4 水平相对较低，过度锻炼的闭经患者的甲状腺激素都完全受抑制，包括反式 T_3。

　　运动员经常会有竞赛后或训练后的欣快愉悦感。尚不清楚这究竟是一种心理反应还是由于内源性阿片的增加。大量证据显示：内源性阿片通过抑制下丘脑 GnRH 的分泌来抑制 Gn 的分泌。纳曲酮（一种长效的阿片受体阻滞剂）用于体重下降导致的闭经患者可促使恢复月经，提示内啡肽在应激相关的下丘脑性闭经中的关键作用。运动员不管是否闭经都会出现运动诱导的血内啡肽水平的升高。

　　下丘脑性闭经（包括运动相关性或饮食失调）妇女由于 CRH 及 ACTH 增加，伴有皮质醇增多症，表明这是应激状态干扰生殖功能。皮质醇水平恢复正常的闭经运动员 6 个月内可恢复正常的月经。

　　闭经运动员处于能量负平衡的状态，IGFBP-1 水平升高，胰岛素敏感性增强，胰岛素水平下降，IGF-I 不足以及 GH 水平升高。IGFBP-1 的增加会抑制下丘脑 1GF 的活性，继而抑制 GnRH 的分泌。

　　瘦素（Leptin）对生殖的影响也被视为维持应激反应，月经周期正常的运动员 Leptin 水平可显示出正常的昼夜节律，然而闭经患者则不具有昼夜节律。运动员 Leptin 水平普遍较低（不到 30%），这与身体脂肪含量的减少有关，但在血胰岛素不足及皮质醇增多症者其水平进一步降低。当身体脂肪减少到体重的 15% 以下，以及 Leptin 低于 3ng/mL 的水平时会发生月经紊乱及闭经。

　　Fries 描绘了饮食障碍连续的 4 个阶段：以美容为目的的忌口；因对饮食及体重神经过敏而忌口；厌食反应；神经性厌食。

　　厌食反应与真正的神经性厌食之间有几点重要差异，从心理上来说，神经性厌食患者对疾病以及她自身的问题缺乏认识，她并不认为自己体重过低，毫不担心自己可怕的身体现状及外表，医患之间很难沟通，患者对医生极其不信任。而厌食反应的患者有自我批评的能力，他们知道问题所在，而且能描述出来运动员、过度锻炼的妇女或舞蹈演员都可能发生厌食反应。厌食反应的发生是自觉地有意识的故意努力减少体重。及早发现，给予忠告以及自信心的支持可以制止问题的进展。由病理性饮食失调进展到完全综合征仅需 1 年时间。

　　尽早发现的预后较好，简单的增加体重就可以扭转闭经状态，然而这些患者通常不愿意放弃他们的运动规律。所以应鼓励激素治疗来阻止骨质流失及心血管系统的改变。如正常激素水平仍不足以使骨质密度恢复到正常水平，必须恢复足量的饮食和体重。当患者有生育要求时，推荐其减少运动量并增加一定的体重，有时必须考虑诱导排卵。

　　3. 遗传基因缺陷

　　导致低促性腺素功能减退症特异性遗传缺陷尚不清楚。然而，随着分子生物学研究的深入，发现 FSH 亚基突变和 Kallmann 综合征的基因缺陷。

　　(1) 闭经、嗅觉丧失、Kallmann 综合征：有一种少见的因 GnRH 分泌不足导致低促性腺素功能减退症，联合嗅觉丧失或嗅觉减退的综合征，亦即 Kallmann 综合征。在女性，这种综合征的特征是原发性闭经、性发育幼稚、低促性腺素，正常女性核型以及无法感知嗅觉，比如咖啡、香水。她们的性腺对 Gn 有反应。所以可用外源性 Gn 成功地诱导排卵，而氯米芬无效。

　　Kallmann 综合征与特殊的解剖缺陷有关，MRI 和尸体剖检证实了嗅脑内嗅沟的发育不全或缺失。这一缺陷是嗅觉神经轴突及 GnRH 神经元未能从嗅板中迁移出来的结果。目前已证实有三种遗传方式：X 染色体连锁遗传、常染色体显性遗传、常染色体隐性遗传。男性的发病率高出 5 倍，表明 X 染色体连锁遗传是其主要的遗传方式，但在女性患者中，遗传模式为常染色体隐性或常染色体显性遗传。X 染色体连锁遗传的 Kallmann 综合征可联合有其他因 X 染色体短臂远端的邻近基因缺失或易位所致的疾病（如 X 染色体连锁的矮小症或鱼鳞病及硫酸酯酶缺乏症）。

导致这一综合征的 X 染色体连锁基因的突变或缺失包括 X 染色体短臂上（Xp22.3）的一个独立基因（KAL），它编码一种负责神经迁移的必需蛋白 anosmin-1。这种嗅觉丧失闭经综合征是由于嗅觉神经及 GnRH 神经元未能穿透前脑，组织了成功迁移。同时还可能有其他神经异常，如镜像运动、听觉缺失、小脑性共济失调等，提示泛发的神经缺陷。肾和骨异常、听力缺陷、色盲唇裂、腭裂（最常见的异常）也可以出现在这些患者中，表明除了下丘脑这一基因突变还可以在其他组织内表达。这一综合征的发生具有家族遗传性及散发性。尚未证实有常染色体的突变。

（2）单纯促性腺激素低下性闭经：单独的 GnRH 分泌不足导致的下丘脑性闭经患者可能有类似于 Kallmann 综合征患者的缺陷，但由于外显率较低，只有 GnRH 神经元的迁移缺陷表达出来。在一些嗅觉正常的闭经患者中，其家族成员有嗅觉丧失的患者。一些 GnRH 分泌不足但嗅觉正常的患者有常染色体遗传形式。然而尚未发现 GnRH 基因缺陷，X 染色体连锁基因的突变也并不常见。

报道一个家族遗传性 GnRH 受体基因突变所致的低促性腺素功能减退症，患者的父母和一个姐妹是正常的杂合子，所以突变是常染色体隐性遗传的。筛选 46 个低促性腺素功能减退症男女，发现有女性患者的家族中，1/14 存在常染色体遗传性 GnRH 受体基因突变，在另一项研究中，证实常染色体隐性遗传嗅觉正常的患者中有 40% 存在 GnRH 受体基因突变。GnRH 受体基因突变会干扰信号传导，导致对 GnRH 刺激抵抗，各种不同的表型反映了特殊突变后基因表达的质与量的差异。GnRH 受体基因突变可能在 20% 的自发性下丘脑性闭经患者中发生。GnRH 受体基因突变导致的低促性腺素功能减退症不容易用 GnRH 治疗，但外源性的 Gn 的反应未受损。由于大多数低促性腺素功能减退症患者对 GnRH 治疗起反应，因此 GnRH 受体基因突变并不常见。只有家族成员有类似表现的患者才值得继续追踪。

五、鉴别诊断

该疾病一般临床诊断明确，如果有复杂情况，须经临床医生根据患者个体情况判断。

六、治疗

闭经的治疗应根据患者的病因、年龄、对生育的要求，采用个体化的方案进行。

（一）雌孕激素疗法

1. 雌孕激素序贯疗法

雌孕激素序贯疗法适用于因卵巢早衰、卵巢抵抗综合征、垂体或下丘脑性闭经等情况。对要求生育的患者，雌激素种类的选择应为天然制剂。

2. 雌孕激素联合疗法

雌孕激素联合疗法适用于显著高雄激素血症和没有生育要求的情况。一般可选用避孕药半量或全量。对暂时不需要生育的患者，可长期服用数年。

（二）促排卵治疗

对要求生育的患者，针对不同的闭经原因，个体化地选择适当的促排卵药物和方案。

（三）手术治疗

针对患者病因，采用适当的手术诊断和治疗。对先天性下生殖道畸形的闭经，多有周期性腹痛的急诊情况，需要紧急进行矫形手术，以开放生殖道引流月经血；对多囊卵巢综合征的患者经第一线的促排卵治疗卵巢抵抗者，可通过经腹或腹腔镜进行卵巢打孔术，促进卵巢排卵；对垂体肿瘤的患者，可行肿瘤切除手术。垂体分泌催乳素的腺瘤的患者，在有视神经压迫症状时，可选择手术治疗。

（四）其他治疗

根据患者的具体情况，可针对性地采用适当的治疗方法。

（1）对高催乳素血症的患者用溴隐亭治疗。

（2）对高雄激素血症的患者可应用螺内酯、环丙孕酮等抗雄激素制剂治疗。

（3）对胰岛素抵抗的高胰岛素血症，可用胰岛素增敏剂及减轻体重的综合治疗。

（4）对甲状腺功能减低的患者应补充甲状腺素。

（5）对肾上腺来源的高雄激素血症可用地塞米松口服。

（6）对卵巢早衰、先天性性腺发育不良或 Turner 综合征可采用激素替代，并运用赠卵的辅助生殖技术帮助妊娠。

（五）治愈标准

（1）恢复自发的有排卵的规则月经。

（2）自然的月经周期长于 21 天，经量少于 80mL，经期短于 7 天。

（3）对于不可能恢复自发排卵的患者，如卵巢早衰等，建立规律的人工周期的阴道出血即可。

闭经是一组原因复杂的临床症状，有一百余种病因，有功能性的，也有器质性的。对闭经的诊断是在病史、体格检查和妇科检查的基础上，根据一套经典的诊断程序逐步做出的。这一诊断程序可以将闭经的原因定位在下丘脑、垂体、卵巢、子宫和生殖道以及其他内分泌腺的部位，以便准确诊断和合理治疗。

因为闭经是由多种不同的原因造成的，所以对闭经的治疗方案也要根据其基础疾病而制订。有的疾病因原因不明，治疗的原则就是调整和维护机体的正常内分泌状态，帮助因闭经而不孕的夫妇怀孕，防止因闭经导致的近期和远期并发症。

七、预防

预防闭经的主要措施包括积极治疗基础疾病、保持良好的生活习惯。

（1）做好计划生育，避免意外怀孕，尽量减少宫腔手术。

（2）保证营养均衡，积极、适度锻炼，维持健康体重；避免长期剧烈运动。

（3）闭经与精神应激关系密切，因此应保持心情舒畅，避免精神刺激。

（4）及时治疗可能导致闭经的基础疾病。

第三节　痛　经

痛经（Dysmenorrhea）是指伴随着月经的疼痛，疼痛可以出现在行经前后或经期，主要集中在下腹部，常呈痉挛性，通常还伴有其他症状，包括腰腿疼、头痛、头晕、乏力、恶心、呕吐、腹泻、腹胀等。痛经是育龄期妇女常见的疾病，发生率很高，文献报道为30%～80%不等，每个人的疼痛阈值差异及临床上缺乏客观的评价指标使得人们对确切的发病率难以评估。我国1980年全国抽样调查结果表明：痛经发生率为33.19%，其中原发性痛经占36.06%，其余为继发性痛经。不同年龄段痛经发生率不同，初潮时发生率较低，随后逐渐升高，16～18岁达顶峰，30～35岁时下降，生育期稳定在40%左右，以后更低，50岁时约为20%。痛经分为原发性和继发性两种。原发性痛经（Primary dysmenorrhea）是指不伴有其他明显盆腔疾病的单纯性功能性痛经；继发性痛经（Secondary dysmenorrhea）是指因盆腔器质性疾病导致的痛经。

一、原发性痛经

青春期和年轻的成年女性的痛经大多数是原发性痛经，是功能性的，与正常排卵有关，没有盆腔疾患；但有大约10%的严重痛经患者可能会查出有盆腔疾患，如子宫内膜异位症或先天性生殖道发育异常。原发性痛经的发病原因和机制尚不完全清楚，研究发现原发性痛经发作时有子宫收缩的异常，而造成收缩异常的原因有局部前列腺素、白三烯类物质、血管升压素，催产素的增高等。

（一）病因

1. 子宫收缩异常

正常月经期子宫的基础张力<1.33kPa，宫缩时可达16kPa，收缩频率为3～4次/min。痛经时宫腔的基础压力提高，收缩频率增高且不协调。因此原发性痛经可能是子宫肌肉活动增强、过渡收缩所致。

2. 前列腺素（PG）的合成和释放过多

子宫内膜是合成前列腺素的主要场所，子宫合成和释放前列腺素过多可能是导致痛经的主要原因。PG的增多不仅可以刺激子宫肌肉过度收缩，导致子宫缺血，并且使神经末梢对痛觉刺激敏感化，使痛觉阈值降低。

3. 血管紧张素和催产素过高

原发性痛经患者体内的血管紧张素增高，血管紧张素可以引起子宫肌层和血管的平滑肌收缩加强，因此，被认为是引起痛经的另一重要因素。催产素是引起痛经的另一原因，临床上应用催产素拮抗剂可以缓解痛经。

4. 其他因素

主要是精神因素，紧张、压抑、焦虑、抑郁等都会影响对疼痛的反应和主观感受。

（二）临床表现

原发性痛经主要发生在年轻女性身上，初潮或初潮后数月开始。疼痛发生在月经来潮前或来潮后，在月经期的 48～72 小时持续存在，疼痛呈痉挛性，集中在下腹部，有时伴有腰痛，严重时伴有恶心、呕吐、面色苍白、出冷汗等，影响日常生活和工作。

（三）辅助检查

1. 实验室检查

分泌物检查激素水平。

2. 其他辅助检查

B 超、腹腔镜、宫腔镜、子宫输卵管、碘油造影检查。

（四）诊断

检查无阳性体征为诊断原发性痛经的关键。主要是排除盆腔器质性病变的存在。采取完整的病史，做详细的体格检查，排除子宫内膜异位症、子宫腺肌症、盆腔炎症等。

（五）鉴别诊断

应与慢性盆腔痛区别：慢性盆腔痛的疼痛与月经无关。还应与继发性痛经及早期的子宫内膜异位症相鉴别。

（六）治疗

1. 一般治疗

对痛经患者，尤其是青春期少女，必须进行有关月经的生理知识教育，消除其对月经的心理恐惧。痛经时可卧床休息，热敷下腹部，还可服用非特异性的止痛药。研究表明，对痛经患者施行精神心理干预可以有效减轻症状。

2. 药物治疗

（1）前列腺素合成酶抑制剂：非甾体类抗感染药是前列腺素合成酶抑制剂，通过阻断环氧化酶通路，抑制前列腺素合成，使子宫张力和收缩力下降，达到止痛的效果。有效率 60%～90%，服用简单，不良反应小，还可以缓解其他相关症状，如恶心呕吐、头痛、腹泻等。用法：一般于月经来潮、痛经出现前开始服用，连续服用 2～3 天，因为前列腺素在月经来潮的最初 48 小时释放最多，连续服药的目的是减少前列腺素的合成和释放。因此疼痛时临时间断给药效果不佳，难以控制疼痛。

布洛芬和酮基布洛芬的血药浓度 30～60 分钟达到峰值，起效很快。吲哚美辛等对胃肠道刺激较大，容易引起消化道大出血，不建议作为治疗痛经的一线药物。

（2）避孕药具：短效口服避孕药和含左炔诺孕酮的宫内节育器（曼月乐）适用于需要采用避孕措施的痛经患者，可以有效地治疗原发性痛经。口服避孕药可以使 50% 的患者疼痛完全缓解，40% 明显减轻。曼月乐对痛经的缓解的有效率也高达 90% 左右。避孕药的主要作用是抑制子宫内膜生长、抑制排卵、降低前列腺素和血管升压素的水平。各类雌、孕激素的复合避孕药均可以减少痛经的发生，它们减轻痛经的程度无显著差异。

（3）中药治疗：中医认为痛经是由于气血运行不畅引起，因此一般以通调气血为主，治疗原发性痛经一般用当归、川芎、茯苓、白术、泽泻等组成的当归芍药散，效果明显。

3. 手术治疗

以往对原发性痛经药物治疗无效者的顽固性病例，可以采用骶前神经节切除术，效果良好，但有一定的并发症。近年来，主要用子宫神经部分切除术。无生育要求者，可进行子宫切除术。

（七）预防

（1）注意个人经期卫生，经期避免过冷刺激和剧烈运动。

（2）患者应加强日常体育锻炼，增强个人体质。

（3）避免不洁性生活，注意避孕，尽量避免宫腔操作。

（4）定期进行妇科检查，早期发现，早期治疗。

二、继发性痛经

继发性痛经是指与盆腔器官的器质性病变有关的周期性疼痛。常在初潮后数年发生。

（一）病因

有许多妇科疾病可能引起继发性痛经，它们包括以下。

1. 典型周期性痛经的原因

处女膜闭锁、阴道横膈、宫颈狭窄、子宫异常（先天畸形、双角子宫）、子宫腔粘连（Asherman 综合征）、子宫内膜息肉、子宫平滑肌瘤、子宫腺肌病、盆腔淤血综合征、子宫内膜异位症、IUD 等。

2. 不典型的周期性痛经的原因

子宫内膜异位症、子宫腺肌病残留卵巢综合征、慢性功能性囊肿形成、慢性盆腔炎等。

（二）临床表现

痛经一般发生在初潮后数年，生育年龄妇女较多见。疼痛多发生在月经来潮之前，月经前半期达到高峰，此后逐渐减轻，直到结束。继发性痛经症状常有不同，伴有腹胀、下腹坠痛、肛门坠痛等。但子宫内膜异位症的痛经也有可能发生在初潮后不久。

（三）辅助检查

妇科相关检查：子宫大小、活动度、压痛或举痛，有无附件包块及压痛等。

（四）诊断

诊断继发性痛经，除了详细询问病史外，主要通过盆腔检查，找出相应的病因。

（五）鉴别诊断

1. 原发性痛经

本病与原发性痛经相似，患者均表现为月经期间或前后下腹部疼痛的症状，但原发性痛经多见于青少年和年轻女性，常在月经初潮后不久发生排卵性月经后，疼痛多发生在月经来潮后的 2～3 天内，每次月经来潮时的疼痛程度基本一致，月经结束后不会再有疼痛，患者不存在器质性盆腔疾病。

2. 继发性痛经

多见于生育年龄女性，初潮后数年出现症状，通常伴有与原发性痛经不同的临床特征，如子宫较大、性交痛等，且每次月经来潮时的疼痛程度有逐渐加重的趋势，患者存在器质性病变。以上信息可帮助鉴别。

3．其他非妇科原因的慢性下腹痛

如盆腔炎、盆腔粘连、炎性肠病、肠激惹综合征、间质性膀胱炎、肌筋膜疼痛、心理疾病等。这些疾病引起的疼痛或不适症状在月经来潮时会比平时更重些。

仔细询问疼痛的发作时间和持续时间，多能明确诊断，必要时，需要就诊相应科室如消化科、泌尿科、骨科和心理科等，通过相应检查明确诊断。

（六）治疗

继发性痛经的治疗主要是针对病因进行治疗。

1．子宫内膜异位症所致痛经

治疗上主要是要取决于患者的症状、年龄、生育要求。因为子宫内膜异位症导致的痛经，通常情况下需要医生详细地检查和评估了以后才能决定具体的治疗方式。轻症的患者，如果没有囊肿或者囊肿较小，一种简单的治疗方法是服用口服避孕药，这有缓解痛经的作用。对于子宫内膜异位症的治疗还存在这一所谓"怀孕是子宫内膜异位症最好的治疗"的说法，因为一旦怀孕，如果可以足月妊娠并分娩，体内产生大量的孕激素，那对于子宫内膜异位症这些异位的子宫内膜是有很强的抑制作用，所以很多人在怀孕以后，痛经症状就会得到很大的缓解，甚至短期之内不再出现。当然，足月怀孕的次数越多，子宫内膜异位症也就越不容易加重，相反，早期流产，对于子宫内膜异位症则是有加重的影响，很多人也是在流产了以后出现有痛经的症状。

2．子宫肌腺症所致痛经

对于肌腺症，如果症状严重，通常是需要进行手术治疗剔除局部异位的内膜，当然最近也有一些新的不需要做手术的方法出现，譬如宫腔放置"曼月乐"药物节育器可以大大缓解疼痛；聚焦超声波来治疗肌腺症也可能会是未来的一个新方向。子宫肌腺症导致问题是否需要治疗，同样首先是需要先评估疾病的严重程度。

3．慢性盆腔炎所致痛经

（1）一般治疗：增强治疗的信心，增加营养，锻炼身体，注意劳逸结合，提高机体抵抗力。避免再次感染或者感染范围扩散。

（2）物理疗法：温热能促进盆腔局部血液循环，改善组织营养状态，提高新陈代谢，以利于炎症吸收和消退。同时配合相关的药物治疗，可促进机体对药物的吸收和利用。常用的有短波、超短波、微波、激光、离子透入（可加入各种药物如青霉素、链霉素等）等。

（3）抗菌药物治疗：长期或反复多种抗菌药物的联合治疗有时并无显著疗效，但是对于年轻需保留生育功能者，或急性发作时可以应用，最好同时采用抗衣原体或支原体的药物。

（4）其他药物治疗：应用抗菌药物的同时，也可采用糜蛋白酶或玻璃酸酶（透明质酸酶），肌内注射，隔天1次，7～10次为1个疗程，以利于粘连分解和炎症的吸收。个别患者局部或全身出现变态反应时应停药。在某些情况下，抗生素与地塞米松同时应用，口服地塞米松，每天3次，停药前注意做到地塞米松逐渐减量。

（5）手术治疗：适用于一些慢性盆腔炎患者，由于长期的炎症刺激，导致器官周围粘连，抗炎药物已经不容易进入，致使病情反复发作。

4. 子宫畸形所致痛经

针对这些情况导致的痛经，一般是需要手术进行纠正畸形。

（七）预防

该病目前尚无有效预防手段，但可通过以下方式降低发生概率：

（1）患者平时应加强体育锻炼，增强体质，保持合理体重。

（2）养成戒烟限酒的良好习惯，对该病的预防有积极意义。

（3）保证个人卫生，避免不洁性生活，月经期间禁止性交。

（4）定期进行妇科检查，尽早发现子宫内膜异位症、子宫腺肌症、盆腔感染、宫腔粘连、处女膜闭锁等盆腔器质性疾病，及时治疗。

第四节　经前期综合征

经前期综合征（Premenstrual syndromes，PMS）又称经前紧张症（Premenstrual tension，PMS）或经前紧张综合征（Premenstrual tension syndrome，PMTS），是育龄妇女常见的问题。PMS 是指月经来潮前 7～14 天（即在月经周期的黄体期），周期性出现的躯体症状（如乳房胀痛、头痛、小腹胀痛、水肿等）和心理症状（如烦躁、紧张、焦虑、嗜睡、失眠等）的总称。PMS 症状多样，除上述典型症状外，自杀倾向、行为退化、嗜酒、工作状态差甚至无法工作等也常出现于 PMS。由于 PMS 临床表现复杂且个体差异巨大，因此诊断的关键是症状出现的时间及严重程度。PMS 发生于黄体期，随月经的结束而完全消失，具有明显的周期性，这是区分 PMS 和心理性疾病的重要依据；上述心理及躯体症状只有达到影响女性正常的工作、生活、人际交往的程度才称为 PMS。

PMS 的患病率各地报道不一，这与评定方法（回顾性或前瞻性）、调查者的专业、调查样本人群、症状严重水平不一，以及一些尚未确定的因素有关。在妇女生殖阶段可发生，初潮后未婚少女的患病率低，产后倾向出现 PMS。

美国妇产科学院委员会声明 66 号（1989 年 1 月）指出，一般认为 20%～40%妇女在经前体验到一些症状，只有 5%对工作或生活方式带来一定程度的显著影响。

对生活方式不同（包括尼姑、监狱犯人、女同性恋者）的 384 名妇女进行 147 项问卷研究，结果发现家庭主妇和教育水平低者有较多的水潴留，自主神经症状和负性情感，但年龄、种族、性偏向、显著的体育活动、婚姻状态或收入与 PMS 的发生率不相关（Friedman 和 Jaffe）。双生儿研究显示单卵双生儿发生 PMS 的同病率为 94%，双卵双生儿为 44%，对照组为 31%（Dalton 等）。另一项来自伯明翰的 462 对妇女双生儿的研究亦支持 Dalton 等的结果，并认为 PMS 是具遗传性的（VandenAkker 等）。口服避孕药（OC）似可降低 PMS 的发生率。爱丁堡大学于 1974 年调查 3 298 名妇女，其中 756 人服用 OC，2 542 人未服，结果发现口服 OC 者较少发生 PMS（Sheldrake 和 Cormack）。月经长周期（>40 天）和周期不规律者 PMS 发生率低，而且主要表现为躯体症状如胃痛、背痛和嗜睡。月经周期长度在31～40天者体验到较多的经前症状，而且躯体症状和情绪症状均明显。短而不规律的月经周期妇女则经前症状主要表现为情绪症状，如抑郁、紧张和激惹（Sheldrake 和 Cormack）。

PMS 与产后抑郁症呈正相关，已得到证实。Dalton 报告 610 例 PMS 妇女中，56％在产后出现抑郁症。一些妇女回忆 PMS 是继产后抑郁症之后发生的，另一些则报告受孕前出现 PMS，但 PMS 的严重程度却在产后抑郁症减轻后加重。

PMS 与围绝经期综合征的相关性也为多数学者研究证实。PMS 与围绝经期综合征均有心理症状及躯体症状，均可表现为与卵巢激素水平波动相关的烦躁抑郁、疲惫、失眠及乳房胀痛、水肿等，在激素水平稳定后（月经结束及绝经后数年）原有症状及体征消失。在经前期和围绝经期原有的抑郁等心理疾患可表现增强，因此 PMS 和围绝经期抑郁均需和原发心理疾病相鉴别。除了临床表现的相关性，围绝经期综合征和 PMS 在流行病学上也密切相关。Harlow 等的研究发现，围绝经期综合征的女性在抑郁流行病学评分（CES-D）中表现为明显抑郁者，多数患有 PMS。同样 Becker 等用视觉模拟评分（VAS）评价女性的心情状态，也发现女性围绝经期的情绪感受与既往经前期的心境变化明显相关。Freeman 等的研究认为患有 PMS 的女性在围绝经期出现抑郁、失眠性欲低下的可能性大。因此，PMS 在一定程度上可以预测围绝经期抑郁的出现。在易感人群中，PMS 和围绝经期抑郁不但易相继出现，还常常同时发生。围绝经期女性，患有围绝经期抑郁的较未患者出现月经周期相关症状及 PMDD 的明显增多。在 Richards 等的研究中有 21％的围绝经期抑郁患者同时伴有中度以上的 PMDD，而仅有 3％的围绝经期非抑郁女性出现这一疾病。此外，患有 PMS 及围绝经期抑郁的女性也常伴有其他激素相关的情绪异常如产褥抑郁，及其他激素非相关的心理疾患如抑郁症。

经前期综合征与精神疾病关系受到妇科学家、心理学家、精神病学家较多的重视与研究。妇女复发性精神病状态，不论是认知、情感或混合功能障碍均易于在经前复发。Schukit 和 Wetzel 报告类似结果，情感性疾病患者不仅 PMS 发生率高（72％），症状严重，出现经前不适症状亦较正常人多（Coppen），并且现存的情感症状在经前趋向恶化。精神分裂症患者往往在经前恶化，急性精神病症状掩盖了经前不适，导致对检出 PMS 发生率带来困难。多数研究指出，经前期和月经期妇女自杀较之其他阶段多，但这些资料的取得多系回顾性。Mackinnon 的研究并非回顾性，而系死后病理检查子宫内膜改变以确定月经周期。他们指出，黄体期自杀者增多，其高峰在黄体期的早、中期，死于黄体中期者约占 60％；与其他死亡者比较，自然死亡发生于黄体期者占 84％，意外事故为 90％，自杀为 89％，提示在月经周期后半期内妇女容易死于自杀、外伤、中毒和疾病。

一、病因

近年研究表明，PMS 病因涉及诸多因素的联合，如社会心理因素、内分泌因素及神经递质的调节等。但 PMS 的准确机制仍不明，一些研究结果尚有矛盾之处，进一步的深入研究是必要的。

(一) 社会－心理因素

情绪不稳定及神经质、特质焦虑者容易体验到严重的 PMS 症状。应激或负性生活事件可加重经前症状，而休息或放松可减轻之，均说明社会心理因素在 PMS 的发生或延续上发挥作用。

(二) 内分泌因素

1. 孕激素

英国妇产科学家 Dalton 推断 PMS 是由于经前黄体酮不足或缺陷，而且应用黄体酮治疗可以获得明显效果。然而相反的报道则发现 PMS 妇女黄体酮水平升高。Hammarback 等对 18 例 PMS 妇女连续 2 月逐天测定血清雌二醇和黄体酮，发现严重 PMS 症状与黄体期血清这两种激素水平高相关。黄体酮常见的不良反应如心境恶劣和焦虑，类似普通的经前症状。

这一疾病仅出现于育龄女性，青春期前、妊娠期、绝经后期均不会出现，且仅发生于排卵周期的黄体期。给予外源性孕激素可诱发此病，在激素替代治疗（Hormone replace therapy，HRT）中使用孕激素建立周期引发的抑郁情绪和生理症状同 PMS 相似；曾患有严重 PMS 的女性，行子宫加双附件切除术后给予 HRT，单独使用雌激素不会诱发 PMS，而在联合使用雌孕激素时 PMS 复发。相反，卵巢内分泌激素周期消失，如双卵巢切除或给予促性腺激素释放激素激动剂（GnRH-α）均可抑制原有的 PMS 症状。因此，卵巢激素尤其是孕激素可能与 PMS 的病理机制有关，孕激素可增加女性对甾体类激素的敏感性，使中枢神经系统受激素波动的影响增加。

2. 雌激素

（1）雌激素降低学说：正常情况下雌激素有抗抑郁效果，经前雌激素水平下降可能与 PMS，特别是经前心境恶劣的发生有关。Janowsky 强调雌激素波动（中期雌激素明显上升，继之降低）的作用。

（2）雌激素过多学说：持此说者认为雌激素水平绝对或相对高，或者对雌激素的特异敏感性可招致 PMS。Morton 报告给妇女注入雌激素可产生 PMS 样症状。Backstrom 和 Cartenson 指出，具有经前焦虑的妇女，雌激素/黄体酮比值较高。雌孕激素比例异常可能与 PMS 发生有关。

3. 雄激素

Lahmeyer 指出，妇女雄激素来自卵巢和肾上腺。在排卵前后，血中睾酮水平随雌激素水平的增高而上升，且由于大部分来自肾上腺，故于围月经期并不下降，其时睾酮/雌激素及睾酮/孕激素之比处于高值。睾酮作用于脑可增强两性的性驱力和攻击行为，而雌激素和黄体酮可对抗之。经前期雌激素和黄体酮水平下降，脑中睾酮失去对抗物，这至少与一些人PMS 的发生有关，特别是心境改变和其他精神病理表现。

(三) 神经递质

研究表明在 PMS 女性中血清性激素的浓度表现为正常，这表明除性激素外还可能有其他因素作用。PMS 患者常伴有中枢神经系统某些神经递质及其受体活性的改变，这种改变可能与中枢对激素的敏感性有关。一些神经递质可受卵巢甾体激素调节，如 5-羟色胺（5-HT）、乙酰胆碱、去甲肾上腺素、多巴胺等。

1. 乙酰胆碱（Ach）

Janowsky 推测 Ach 单独作用或与其他机制联合作用与 PMS 的发生有关。在人类 Ach

是抑郁和应激的主要调节物，引起脉搏加快和血压上升，负性情绪，肾上腺交感胺释放和止痛效应。Rausch 发现经前胆碱能占优势。

2. 5-HT 与 γ-氨基丁酸

经前 5-HT 缺乏或胆碱能占优势可能在 PMS 的形成上发挥作用。选择性 5-HT 再摄取阻断剂（SSRLS）如氟西汀、舍曲林问世后证明它对 PMS 有效，而那些主要作用于去甲肾上腺素能的三环抗抑郁剂的效果较差，进一步支持 5-HT 在 PMS 病理生物学中的重要作用。PMDD 患者与患 PMS 但无情绪障碍者及正常对照组相比，5-HT 在卵泡期增高，黄体期下降，波动明显增大，因此 Inoue 等认为，5-HT 与 PMS、PMDD 出现的心理症状密切相关。5-羟色胺能系统对情绪、睡眠、性欲、食欲和认知具有调节功能，在抑郁的发生发展中起到重要作用。雌激素可增加 5-HT 受体的数量及突触后膜对 5-HT 的敏感性，并增加 5-HT 的合成及其代谢产物 5-羟吲哚乙酸的水平。有临床研究显示选择性 5-HT 再摄取抑制剂（SS-RIs）可增加血液中 5-HT 的浓度，对治疗 PMS/PMDD 有较好的疗效。

另外，有研究认为在抑郁、PMS、PMDD 的患者中 γ-氨基丁酸（GABA）活性下降，Epperson 等用磁共振质谱分析法测定 PMDD 及正常女性枕叶皮质部的 GABA，雌激素，孕激素等水平发现，PMDD 者卵泡期 GABA 水平明显低于对照组；同时 Epperson 等认为 PMDD 患者可能存在 GABA 受体功能的异常。PMS 女性黄体期异孕烷醇酮水平较低，而异孕烷醇酮有 GABA 激活作用，因此低水平的异孕烷醇酮使 PMS 女性 GABA 活性降低，产生抑郁。此外，雌激素兼具增加 GABA 的功能及 GABA 受体拮抗剂的双重功能。

3. 类阿片物质与单胺氧化酶

Halbreich 和 Endicott 认为内啡肽水平变化与 PMS 的发生有关。他们推测 PMS 的许多症状类似类阿片物质撤出。目前认为在性腺类固醇激素影响下，过多暴露于内源性阿片肽并继之脱离接触可能参与 PMS 的发生（Reiser 等）。持单胺氧化酶（MAO）学说则认为 PMS 的发生与血小板 MAO 活性改变有关，而这一改变是受黄体酮影响的（Klaiber 等）。正常情况下，雌激素对 MAO 活性有抑制效应，而黄体酮对组织中 MAO 活性有促进作用。MAO 活性增强被认为是经前抑郁和雌激素/孕激素不平衡发生的中介。MAO 活性增加可以减少有效的去甲肾上腺素，导致中枢神经元活动降低和减慢。MAO 学说可解释经前抑郁和嗜睡，但无法说明其他众多的症状。

4. 其他

前列腺素可影响钠潴留，以及精神、行为、体温调节及许多 PMS 症状，前列腺素合成抑制剂能改善 PMS 躯体症状。一般认为此类非甾体抗感染药物可降低引起 PMS 症状的中介物质的组织浓度起到治疗作用。维生素 B_6 是合成多巴胺与五羟色胺的辅酶，维生素 B_6 缺乏与 PMS可能有关，一些研究发现维生素 B_6 治疗似乎比安慰剂效果好，但结果并非一致。

二、临床表现

历来提出的症状甚为分散，可达 200 项之多，近年研究提出大约 20 类症状是常见的，包括躯体、心理和行为 3 个方面。其中恒定出现的是头痛、疼痛、肿胀、嗜睡、易激惹和抑郁，行为笨拙，渴望食物。但表现有较大的个体差异，取决于躯体健康状态，人格特征和环境影响。

（一）躯体症状

1．水潴留

经前水潴留一般多见于踝、小腿、手指、腹部和乳房，可导致乳房胀痛、体重增加、面部虚肿和水肿，腹部不适或胀满或疼痛，排尿量减少。这些症状往往在清晨起床时明显。

2．疼痛

头痛较为常见，背痛、关节痛、肌肉痛、乳房痛发生率亦较高。

3．自主神经功能障碍

常见恶心、呕吐、头晕、潮热、出汗等。可出现低血糖，许多妇女渴望摄入甜食。

（二）心理症状

主要为负性情绪或心境恶劣。

1．抑郁

心境低落、郁郁不乐、消极悲观、空虚孤独，甚至有自杀意念。

2．焦虑、激动

烦躁不安，似感到处于应激之下。

3．运动共济和认知功能改变

可出现行动笨拙、运动共济不良、记忆力差、自感思路混乱。

（三）行为改变

可表现为社会退缩，回避社交活动；社会功能减低，判断力下降，工作时失误；性功能减退或亢进等改变。

三、辅助检查

阴道分泌物检测、腹腔镜检查、乳房钼靶摄片、乳腺 B 超等检查。

四、诊断

（一）诊断标准

PMS 具有三项属性（经前期出现；在此以前无同类表现；经至消失），诊断一般不难。

美国国立精神卫生研究院的工作定义如下：一种周期性的障碍，其严重程度是以影响一个妇女生活的一些方面（如为负性心境，经前一周心境障碍的平均严重程度较之经后一周加重 30％），而症状的出现与月经有一致的和可以预期的关系。这一定义规定了 PMS 的症状出现与月经有关，对症状的严重程度做出定量化标准。

（二）诊断方法

前瞻性每天评定计分法目前获得广泛应用，它在确定 PMS 症状的周期性方面是最为可信的，评定周期需患者每天记录症状，至少记录 2 至 3 个周期。

五、鉴别诊断

（一）月经周期性精神病

PMS 可能是在内分泌改变和心理－社会因素作用下起病的，而月经周期性精神病则有着更为深刻的原因和发病机制。PMS 的临床表现是以心境不良和众多躯体不适组成，不致发展为重性精神病形式，可与月经周期性精神病区别。

（二）抑郁症

PMS 妇女有较高的抑郁症发生风险以及抑郁症患者较之非情感性障碍患者有较高的 PMS 发生率已如上述。根据 PMS 和抑郁症的诊断标准，可做出鉴别。

（三）其他精神疾病经前恶化

根据 PMS 的诊断标准与其他精神疾病经前恶化进行区别。

须注意疑难病例诊断过程中妇科、心理、精神病专家协作的重要性。

六、治疗

PMS 的治疗应针对躯体、心理症状、内在病理机制和改变正常排卵性月经周期等方面。此外，心理治疗和家庭治疗亦受到较多的重视。轻症 PMS 病例采取环境调整、适当膳食、身体锻炼、改善生活方式、应激处理和社会支持等措施即可，重症患者则需实施以下治疗。

（一）调整生活方式

包括合理的饮食与营养、适当的身体锻炼、戒烟、限制盐和咖啡的摄入。可改变饮食习惯，增加钙、镁、维生素 B_6、维生素 E 的摄入等，但尚没有确切，一致的研究表明以上维生素和微量元素治疗的有效性。体育锻炼可改善血液循环，但其对 PMS 的预防作用尚不明确，多数临床专家认为每天锻炼 20～30 分钟有助于加强药物治疗和心理治疗。

（二）心理治疗

心理因素在 PMS 发展中所起的作用是不容忽视的。精神刺激可诱发和加重 PMS。要求患者日常保持乐观情绪，生活有规律，参加运动锻炼，增强体质，行为疗法曾用以治疗 PMS，放松技术有助于改善疼痛症状。生活在经前综合征妇女身边的人，如父母、丈夫、子女等，要多关心患者，对她们在经前出现的心境烦躁，易激惹等给以容忍和同情。工作周围的人也应体谅她们经前发生的情绪症状，在各方面予以照顾，避免在此期间从事驾驶或其他具有危险性的作业。

（三）药物治疗

1. 精神药物

（1）抗抑郁药：5-羟色胺再摄取抑制剂（Selective serotonergic reuptake inhibitors，SSRIs）对 PMS 有明显疗效，达 60％～70％且耐受性较好，目前认为是一线药物。如氟西汀（百忧解）20mg 每天一次，经前口服至月经第 3 天。减轻情感症状优于躯体症状。舍曲林（sertraline）剂量为每天 50～150mg。三环类抗抑郁药氯丙咪嗪（Clomipramine）是一种三环类抑制 5 羟色胺和去甲肾上腺素再摄取的药物，每天 25～75mg 对控制 PMS 有效，黄体期服药即可。SSRIs 与三环类抗抑郁药物相比，无抗胆碱能、低血压及镇静等不良反应，并具有无依赖性和无特殊的心血管及其他严重毒性作用的优点。SSRIs 除抗抑郁外也有改善焦虑的效应，目前应用明显多于三环类。

（2）抗焦虑药：苯二氮䓬类用于治疗 PMS 已有很长时间，如阿普唑仑为抗焦虑药，也有抗抑郁性质，用于 PMS 获得成功，起始剂量为 0.25mg，1 天 2～3 次，逐渐递增，每天剂量可达2.4mg或 4mg，在黄体期用药，经至即停药，停药后一般不出现戒断症状。

2. 抑制排卵周期

（1）口服避孕药：作用于 H-P-O 轴可导致不排卵，常用以治疗周期性精神病和各种躯体症状。口服避孕药对 PMS 的效果不是绝对的，因为一些亚型用本剂后症状不仅未见好转反而恶化。就一般病例而论复方短效单相口服避孕药均有效。国内多选用复方炔诺酮或复方甲地孕酮。

（2）达那唑：一种人工合 17α-乙炔睾酮的衍生物，对下丘脑-垂体促性腺激素有抑制作用。100～400mg/天对消极情绪、疼痛及行为改变有效，200mg/天能有效减轻乳房疼痛。但其雄激素活性及致肝功能损害作用，限制了其在 PMS 治疗中的临床应用。

（3）促性腺激素释放激素激动剂（GnRH-α）：GnRH-α 在垂体水平通过降调节抑制垂体促性腺激素分泌，造成低促性腺激素水平及低雌激素水平，达到药物切除卵巢的疗效。有随机双盲安慰剂对照研究证明 GnRH-α 治疗 PMS 有效。单独应用 GnRH-α 应注意低雌激素血症及骨量丢失，故治疗第 3 个月应采用反加疗法（Add-back therapy）克服其不良反应。

（4）手术切除卵巢或放射破坏卵巢功能：虽然此方法对重症 PMS 治疗有效，但卵巢功能破坏导致绝经综合征及骨质疏松性骨折、心血管疾病等风险增加，应在其他治疗均无效时酌情考虑。对中、青年女性患者不宜采用。

3. 其他

（1）利尿剂：PMS 的主要症状与组织和器官水肿有关。醛固酮受体拮抗剂螺内酯不仅有利尿作用，对血管紧张素功能亦有抑制作用。剂量为 25mg，每天 2～3 次，可减轻水潴留，并对精神症状亦有效。

（2）抗前列腺素制剂：经前子宫内膜释放前列腺素，改变平滑肌张力，免疫功能及神经递质代谢。抗前列腺素如甲芬那酸 250mg，每天 3 次，于经前 12 天起服用。餐中服可减少胃刺激。如果疼痛是 PMS 的标志，抗前列腺素有效。除对痛经、乳胀、头痛、痉挛痛、腰骶痛有效，对紧张易怒症状也有报告有效。

（3）多巴胺拮抗剂：高催乳素血症与 PMS 关系已有研究报道。溴隐亭为多巴胺拮抗剂，可降低 PRL 水平并改善经前乳房胀痛。剂量为 2.5mg，每天 2 次，餐中服药可减轻不良反应。

七、预防

（1）育龄期女性平时应注意多却外散步、呼吸新鲜空气，保持自身情绪的轻松舒畅。

（2）注意平时的体育锻炼，避免肥胖，同时运动可缓解自身紧张焦虑的心情、增强自身免疫力。

（3）应注意养成健康良好的生活和饮食习惯，如早睡早起、戒烟戒酒、低盐低脂低糖饮食等。

（4）平时如心情不畅，应注意多与人沟通交流，避免负面情绪的堆积。

第五节　多囊卵巢综合征

多囊卵巢综合征（PCOS）是青春期少女和育龄期妇女最常见的妇科内分泌疾病之一，据估计其在育龄期妇女中的发生率为 5%～10%。1935 年，Stein 和 Leventhal 首次描述了多囊卵巢综合征，因此它又被称为 Stein-Leventhal 综合征。PCOS 在临床上主要表现为功能性高雄激素血症和不排卵，近年来发现继发于胰岛素抵抗的高胰岛素血症也是它的特征性表现之一。

1970 年以来，已对 PCOS 做了大量的研究工作，可是其发病机制迄今仍不清楚。20 世纪 70 年代发现许多 PCOS 患者的血清 LH/FSH 比值偏高，因此当时认为促性腺激素分泌紊乱是 PCOS 发病的主要原因。从 20 世纪 80～90 年代迄今对 PCOS 发病机制的研究主要集中在雄激素分泌过多和胰岛素抵抗方面。目前认为 PCOS 的发病机制非常复杂，H-P-O 轴紊乱、胰岛素抵抗、肾上腺皮质功能异常，一些生长因子和遗传因素都牵涉其中。

PCOS 不但影响生殖健康，而且还引起糖尿病、高血压、子宫内膜癌等远期并发症，对健康的危害很大。但是由于 PCOS 的发病机制尚不清楚，因此现在的治疗往往都达不到根治的目的。

一、病因

目前对于 PCOS 病因学研究有非遗传理论和遗传理论两种。

（一）PCOS 非遗传学理论

研究认为孕期子宫内激素环境影响成年后个体的内分泌状态，孕期暴露于高浓度雄激素环境下，如母亲 PCOS 史、母亲为先天性肾上腺皮质增生症、高雄激素控制不良等，青春期后易发生排卵功能障碍。

（二）PCOS 遗传学理论

此理论的主要根据 PCOS 呈家族群居现象，家族性排卵功能障碍和卵巢多囊样改变提示该病存在遗传基础。高雄激素血症和（或）高胰岛素血症可能是 PCOS 家族成员同样患病的遗传特征，胰岛素促进卵巢雄激素生成作用亦受遗传因素或遗传易感性影响。稀发排卵、高雄激素血症和卵巢多囊样改变的家族成员中女性发生高胰岛素血症和男性过早脱发的患病率增高。细胞遗传学研究结果显示 PCOS 可能为 X 连锁隐性遗传、常染色体显性遗传或多基因遗传方式。通过全基因组扫描的发现最大量的与 PCOS 相关的遗传基因，如甾体激素合成及相关功能的候选基因、雄激素合成相关调节基因、胰岛素合成相关基因、碳水化合物代谢及能量平衡的候选基因、促性腺激素功能及调节的候选基因、脂肪组织相关的基因以及慢性炎症相关基因。

总之，PCOS 病因学研究无法证实此病是由某个基因位点或某个基因突变所导致，其发病可能与一些基因在特定环境因素的作用下发生作用导致疾病发生有关。

二、临床表现

PCOS 临床表现呈高度异质性，有月经稀发或闭经、多毛、痤疮、肥胖、黑棘皮症、多囊卵巢、不孕、LH/FSH 升高、血睾酮水平升高、血清性激素结合球蛋白（SHBG）降低和空腹胰岛素水平升高等。

（一）症状

1. 月经失调

月经失调是由排卵障碍引起的，多表现为月经稀发或闭经，少数可表现为月经频发或月经规则。

2. 不孕

PCOS 是排卵障碍性不孕的主要病因，许多患者正是由于不孕才来就诊的。有统计表明，约 75% 的 PCOS 患者有不孕。

（二）体征

1. 肥胖

一半以上的 PCOS 患者有肥胖表现。体重指数 ［BMI，体重（kg）/身高^2（m^2）］是常用的衡量肥胖的指标。肥胖的标准为 BMI≥25。

腰臀围比（WHR）＝腰围/臀围，WHR 的大小与腹部脂肪的量呈正相关。根据 WHR 可以把肥胖分为两类：WHR≥0.85 时称为男性肥胖、腹部型肥胖、上身肥胖或中心型肥胖；WHR<0.85 时称为女性肥胖、臀股肥胖，下身肥胖或外周型肥胖。PCOS 多与男性肥胖有关。

2. 多毛、雄激素性脱发和痤疮

多毛、雄激素性脱发和痤疮是由高雄激素血症引起的。多毛是指性毛过多，妇女的性毛主要分布于上唇、下唇、腋下、胸中线、腹中线和外阴，雄激素水平过高时这些部位的毫毛就会变成恒毛，临床上表现为多毛。四肢和躯干的毛发生长受雄激素的影响较少，它们主要与体质和遗传有关，这些部位的毛发增多不一定与高雄激素血症有关。约 2/3 的 PCOS 患者有多毛。

临床上多用 Ferriman-Gallway 半定量评分法（即 FG 评分）来评判多毛的严重程度。Ferriman 和 Gallway 把对雄激素敏感的毛发分为 9 个区，根据性毛生长情况，分别评 0～4 分。对每个区进行评分，最后把 9 个区的评分相加作为总评分。如果总评分＞7 分，则诊断为多毛。

雄激素性脱发为进行性头发密度减少，男女均可发生，但女性症状较轻。临床上表现为头顶部毛发变得稀疏，其病理特点是生长期毛囊与休止期毛囊比例下降，毛囊逐渐缩小，毛囊密度减少。

痤疮主要分布于面部，部分患者的背部和胸部也可有较多的痤疮。痤疮是高雄激素血症的一个重要体征，不少患者因面部痤疮过多而就诊。

3. 黑棘皮症

继发于胰岛素抵抗的高胰岛素血症患者常有黑棘皮症。黑棘皮症是一种较常见的皮肤病变，受累部位皮肤增厚成乳头瘤样斑块，外观像天鹅绒；病变皮肤常伴有色素沉着，呈灰褐色至黑色，故称为黑棘皮症。黑棘皮症多发生于皮肤皱褶处，如腋、颈部和项部、腹股沟、肛门生殖器等部位，且呈对称性分布。黑棘皮症评分标准如下。

0：无黑棘皮症。

1＋：颈部和腋窝有细小的疣状斑块，伴有或不伴有受累皮肤色素沉着。

2＋：颈部和腋窝有粗糙的疣状斑块，伴有或不伴有受累皮肤色素沉着。

3＋：颈部、腋窝及躯干有粗糙的疣状斑块，伴有或不伴有受累皮肤色素沉着。

4. 妇科检查

可发现阴毛呈男性分布，有时阴毛可延伸至肛周和腹股沟外侧；阴道、子宫、卵巢和输卵管无异常。

三、辅助检查

(一) 内分泌检查

测定血清促卵泡激素 (FSH)、黄体生成素 (LH)、泌乳素 (PRL)、睾酮、硫酸脱氢表雄酮 (DHEAS)、性激素结合球蛋白 (SHBG)、雌二醇、雌酮和空腹胰岛素。有月经者在月经周期的第 3~5 天抽血检测，闭经者随时抽血检测。

PCOS 患者的 FSH 在正常卵泡早期水平范围，为 3~10IU/L。约 60% 患者的 LH 水平较正常妇女高，LH/FSH>2.5，如 LH/FSH≥3，有助于诊断。多数患者的 PRL 水平在正常范围 (<25ng/mL)，少部分患者的 PRL 水平可轻度升高 (40ng/mL)。

妇女体内的睾酮水平往往升高，如伴有肾上腺皮质分泌雄激素过多时，DHEAS 水平也可升高。一般来说，大多数 PCOS 患者体内的睾酮水平偏高 (>0.55ng/mL)，一半患者体内的 DHEAS 水平偏高。妇女体内的大多数睾酮是与 SHBG 结合的，只有少部分是游离的。当 SHBG 水平降低时，游离睾酮会增加，此时即使总睾酮在正常范围，也可有多毛和痤疮等表现。PCOS 患者的 SHBG 水平往往较低。

PCOS 患者的雌二醇水平往往低于雌酮水平，这是过多的雄激素在周围组织中转化成雌酮的缘故。有胰岛素抵抗的患者空腹胰岛素水平升高，大于 20mU/L。

(二) 超声检查

已常规用于 PCOS 的诊断和随访，PCOS 患者在做超声检查时常发现卵巢体积增大，皮质增厚，皮质内有多个直径为 2~10mm 的小卵泡。

(三) 基础体温 (BBT)

由于患者存在排卵障碍，因此 BBT 呈单相反应。

(四) 腹腔镜检查

腹腔镜下见卵巢体积增大，皮质增厚，皮质内有多个小卵泡。

(五) PCOS 临床表现的异质性

不同的 PCOS 患者，临床表现不完全相同。前面介绍的各种表现可以有多种组合，这些不同的组合均可以诊断为 PCOS。

四、诊断

PCOS 是一个综合征，因此严格来说没有一个诊断标准能完全满足临床诊断要求。目前，临床上最为广泛接受的诊断标准是 2003 年鹿特丹诊断标准。该标准是从 1990 年 NIH 诊断标准发展而来的，其依据的基础是 10 多年来的临床研究结果。鹿特丹诊断标准不可能是 PCOS 的最终诊断标准。随着对 PCOS 认识的深入，将来可能会在鹿特丹诊断标准的基础上修订出一个更好的诊断标准。由于国内缺乏大样本、多中心的 PCOS 临床流行病学资料，因此国内学者无法基于自己的资料建立一个适合中国人的诊断标准。目前国内多采用鹿特丹诊断标准。

(一) 排卵障碍的诊断

多数患者有月经稀发或继发性闭经，故排卵障碍不难诊断。如患者月经正常，则需要测定基础体温或做卵泡监测来了解有无排卵。

（二）高雄激素血症的诊断标准

女性体内雄激素有 3 个来源：卵巢、肾上腺皮质和周围组织转化。人体内的雄激素有雄烯二酮、睾酮、双氢睾酮、DHEA 和 DHEAS 等，任何一种雄激素水平的异常升高都可引起高雄激素血症的临床表现。

目前，临床上能常规测定的雄激素是睾酮，由于游离睾酮测定的技术要求高，因此国内包括上海市各医院只测定总睾酮。多数 PCOS 有总睾酮的升高，但总睾酮不升高并不意味着可除外高雄激素血症。

多毛是指性毛异常增多，单纯的临床诊断不需要做 FG 评分。上唇、颏、胸部中线、乳头周围、下腹中线等部位出现毛发即可诊断，阴毛增多也可诊断。脱发也是高雄激素血症的临床表现，但临床上较少见。

痤疮出现也是高雄激素血症存在的标志，单纯的临床诊断不需要做 Rosenfield 评分。反复出现的痤疮是诊断高雄激素血症的有力证据。

（三）多囊卵巢的诊断

由于卵巢体积也是多囊卵巢的诊断标准之一，因此在做超声检查时应同时测定卵巢的 3 个径线。该诊断标准不适用于正在口服避孕药的妇女，因为使用口服避孕药能改变正常妇女和 PCOS 妇女的卵巢形态。如果存在优势卵泡（>10mm）或黄体的证据，需在下个周期再做超声检查和测定基础体温。

（四）排除相关疾病

排除先天性肾上腺皮质增生、库欣综合征和分泌雄激素的肿瘤等临床表现相似的疾病，对诊断 PCOS 非常重要。当血睾酮水平≥1.5ng/mL 时应除外分泌雄激素的肿瘤，患者有向心性肥胖、满月脸等体征时应除外库欣综合征。当环丙孕酮/炔雌醇对降低雄激素的疗效不明显时，应考虑排除 21-羟化酶缺陷引起的不典型肾上腺皮质增生症。

高雄激素血症患者常规除外甲状腺功能失调的意义有限，因为其在高雄激素血症患者中的发生率并不比正常生育年龄妇女中的发病率高。在评估高雄激素血症患者时应常规测定泌乳素，目的是排除高泌乳素血症。需要注意的是许多高雄激素血症患者的泌乳素水平可处于正常范围的上限或稍微超过正常范围。严重的胰岛素抵抗综合征（如高雄激素血症-胰岛素抵抗-黑棘皮综合征或 Hairan 综合征）不难诊断，因为这些患者往往有典型的黑棘皮症。

（五）胰岛素抵抗

胰岛素抵抗在 PCOS 妇女中，无论是肥胖的还是不肥胖的，都很常见（高达 50%）。但基于以下理由鹿特丹标准并未把胰岛素抵抗列为 PCOS 的诊断标准。

（1）PCOS 妇女中所报道的胰岛素抵抗的发生率，因所使用试验的敏感性和特异性的不同以及 PCOS 的异质性而不同。

（2）缺乏标准的全球性的胰岛素分析。

（3）目前尚没有在普通人群中探查胰岛素抵抗的临床试验。公认的评估胰岛素抵抗的最佳方法是正常血糖钳夹试验，但该方法操作复杂，患者依从性差，因此只适于小样本的科学研究，不适于临床应用。

国内外许多学者都通过计算 OGTT 试验的胰岛素水平曲线下面积与血糖水平曲线下面

积比值，来评估胰岛素抵抗状况，可是该方法无法给出判断胰岛素抵抗的参考值，因此不能用于胰岛素抵抗的诊断。

目前，临床上常用的诊断胰岛素抵抗的指标有胰岛素敏感指数（ISI）和 HOMA-IR，这两个指数都是根据空腹胰岛素水平和葡萄糖水平计算出来的。它们的优点是计算简便，患者依从性高；缺点是不能反映胰岛素水平的正常生理变化和 β 细胞的功能变化。目前使用的 ISI 和 HOMA-IR 的参考值不是来自于大规模的多中心研究，因此其可靠程度令人质疑。

（4）目前缺少资料证明，胰岛素抵抗的指标可预测对治疗的反应，因此这些指标在诊断 PCOS 及筛选治疗方面的作用尚不明确。2003 年，鹿特丹共识关于代谢紊乱筛选的总结如下：①对诊断 PCOS 来说没有一项胰岛素抵抗试验是必需的，它们也不需要选择治疗。②应该对肥胖型 PCOS 妇女做代谢综合征的筛选，包括用口服糖耐量试验筛选葡萄糖不耐受。③对不肥胖的 PCOS 妇女有必要做进一步的研究以确定这些试验的使用，尽管在胰岛素抵抗额外危险因素如糖尿病家族史存在时需要对这些试验加以考虑。

五、鉴别诊断

（一）多囊卵巢

虽然患者的卵巢皮质内见多个小卵泡，呈多囊改变，但患者的月经周期规则、有排卵，内分泌激素测定无异常发现。

（二）库欣综合征

由于肾上腺皮质增生，肾上腺皮质分泌大量的皮质醇和雄激素。临床上表现为月经失调、向心性肥胖、紫纹和多毛等症状。内分泌激素测定：LH 在正常范围、皮质醇水平升高，小剂量的地塞米松试验无抑制作用。

（三）迟发性 21-羟化酶缺陷症

临床表现与 PCOS 非常相似，诊断的依据是 17-羟孕酮的升高和有昼夜规律的 ACTH-皮质醇分泌。

（四）卵巢雄激素肿瘤

患者体内的雄激素水平更高，睾酮多数>3ng/mL，男性化体征也更显著。超声检查可协助诊断。

（五）高泌乳素血症

患者虽有月经稀发或闭经，可是常伴有溢乳。内分泌激素测定除发现泌乳素水平升高外，余无特殊。

六、治疗

由于 PCOS 的具体发病机制尚不清楚，因此现在的治疗都达不到治愈的目的。PCOS 治疗的目的是解决患者的需求，减少远期并发症。

（一）一般治疗

对于肥胖的 PCOS 患者来说，控制体重是最重要的治疗手段之一。控制体重的关键是减少饮食和适当增加体育锻炼。一般来说不主张使用药物控制体重，除非患者极度肥胖。

1. 控制饮食

节食是治疗肥胖最常见的方法，优点是短时间内就可使体重下降。如果每天膳食能量缺乏 5 021kJ（1 200kcal），10～20 周后患者的体重就可以下降 15%。节食的缺点是不容易坚持，为了达到长期控制体重的目的，现在不主张过度节食。刚开始减肥时，每天膳食能量缺乏 2 092kJ（500kcal），坚持 6～12 个月体重可以下降 5～10kg。每天膳食缺乏 418kJ（100kcal）时，可以保持体重不增加。

在节食的同时，还应注意食物结构。建议患者总的能量摄入不低于 5 021kJ/d，其中 15%～30% 的能量来自脂肪，15% 的能量来自蛋白质，55%～60% 来自糖类。患者应不吃零食，少吃或不吃油炸食品和含油脂高的食品，多吃蔬菜和水果。喝牛奶时，应选择脱脂牛奶或脂肪含量少的牛奶。另外，每天的膳食还应保证提供足够的维生素和微量元素。

2. 增加体力活动

体力活动可以消耗能量，因此对控制体重有帮助。为降低体重，患者每天应坚持中等强度的体育锻炼 60 分钟。如果做不到上述要求，那么适当增加体力活动也是有意义的。步行或骑自行车 1 小时，可以消耗能量 251～836kJ（60～200kcal）。

每天坚持体育锻炼对很多人来说不现实。但是，每天适当增加体力活动还是可行的。为此建议患者尽量避免长时间的久坐少动，每天坚持有目的的步行 30～60 分钟（有条件的可以做中等强度的体育锻炼），这对控制体重很有帮助。

体重减少 5%～10% 后，患者有可能恢复自发排卵。体重减轻对改善胰岛素抵抗和高雄激素血症也有益，临床上表现为空腹胰岛素、睾酮水平降低，SHBG 水平升高，黑棘皮症、多毛和痤疮症状得到改善。另外，控制体重对减少远期并发症，如糖尿病、心血管疾病、子宫内膜癌等也有帮助。

（二）治疗高雄激素血症

高雄激素血症是 PCOS 的主要临床表现。当患者有高雄激素血症，但无生育要求时，采用抗高雄激素血症疗法。有生育要求的患者，也应在雄激素水平恢复正常或下降后，再治疗不孕症。

1. 螺内酯

螺内酯又名安体舒通。该药原本用作利尿剂，后来发现它有抗雄激素的作用，所以又被用于治疗高雄激素血症。治疗方案：螺内酯 20mg，每天 3 次，口服，最大剂量每天可用至 200mg，连续使用 3～6 个月。在治疗的早期患者可能有多尿表现，数天以后尿量会恢复正常。肾功能正常者一般不会发生水和电解质的代谢紊乱。如果患者有肾功能损害，应禁用或慎用该药。在使用螺内酯时，往往会出现少量、不规则出血。由于螺内酯没有调节月经的作用，因此如果患者仍然有月经稀发或闭经，须定期补充孕激素，以免发生子宫内膜增生症或子宫内膜癌。

2. 复方口服避孕药

PCOS 的雄激素主要来自于卵巢，卵巢分泌雄激素的细胞主要是卵泡膜细胞。LH 能刺激卵泡膜细胞分泌雄激素，当 LH 水平降低时，卵泡膜细胞分泌的雄激素减少。复方口服避孕药能负反馈地抑制垂体分泌 LH，减少卵巢雄激素的分泌，因此可用于治疗多毛和痤疮。另外，复方口服避孕药还有调整月经周期的作用。

（1）复方甲地孕酮片：又称避孕片 2 号，每片含甲地孕酮 1mg、炔雌醇 35μg。治疗方案：从月经周期的第 3～5 天开始每天服用 1 片，连服 21 天后等待月经来潮。

（2）复方去氧孕烯片：为短效复方口服避孕药，每片复方去氧孕烯片含去氧孕烯 150μg、炔雌醇 30μg。

治疗方案：从月经周期的第 3～5 天开始每天服用 1 片，连服 21 天后等待月经来潮。

（3）环丙孕酮/炔雌醇：为短效复方口服避孕药，每片环丙孕酮/炔雌醇含环丙孕酮 2mg、炔雌醇 35μg。由于环丙孕酮具有很强的抗雄激素活性，因此环丙孕酮/炔雌醇除了能通过抑制 LH 的分泌来治疗高雄激素血症外，还能通过环丙孕酮直接对抗雄激素来治疗高雄激素血症。总的来讲，环丙孕酮/炔雌醇的疗效优于复方甲地孕酮片和复方去氧孕烯片。治疗方案：从月经周期的第 3～5 天开始每天服用 1 片，连服 21 天后等待月经来潮。

3. 地塞米松

地塞米松为人工合成的长效糖皮质激素制剂，它对下丘脑-垂体-肾上腺皮质轴有负反馈抑制作用，对肾上腺皮质雄激素的分泌有抑制作用。如果患者体内的 DHEAS 水平升高，提示肾上腺皮质来源的雄激素增多，可给予地塞米松治疗。一般情况下较少使用地塞米松，往往在氯米芬疗效欠佳且 DHEAS 升高时才使用地塞米松。方法：地塞米松 0.5～0.75mg/天。一旦确诊怀孕，应立即停用地塞米松。为了避免肾上腺皮质功能受到抑制，地塞米松治疗时间一般不超过 3 个月。

4. 非那雄胺

非那雄胺是 20 世纪 90 年代研制开发的新一类 II 型 5α-还原酶抑制剂，其结构与睾酮相似，临床上主要用于治疗前列腺疾病，近年也开始用于治疗女性高雄激素血症。非那雄胺每片 5mg，治疗前列腺增生时的剂量是 5mg/天，女性用药的剂量需要摸索。

5. 氟他胺

氟他胺为非类固醇类雄激素受体拮抗剂。临床证据表明，其抗高雄激素血症的疗效不亚于螺内酯。用法：氟他胺 250mg/次，每天 1～3 次。抗雄激素治疗 1～2 个月后痤疮体征就会得到改善，6～12 个月后多毛体征得到改善。在治疗高雄激素血症时，一般至少治疗 6 个月才停药。在高雄激素血症改善后，改用孕激素疗法。患者往往在停止抗高雄激素血症治疗一段时间后又复发，复发后可以再选用抗高雄激素疗法。有学者认为没有必要在高雄激素血症缓解后仍长期使用抗高雄激素疗法。

（三）治疗高胰岛素血症

1. 控制体重

对肥胖患者来说，治疗高胰岛素血症首选控制体重。控制体重的关键是减少饮食和适当增加体育锻炼。

2. 二甲双胍

二甲双胍能抑制肝糖原的合成，提高周围组织对胰岛素的敏感性，从而减少胰岛素的分泌。降低血胰岛素水平，是目前用于改善胰岛素抵抗最常见的药物。由于 PCOS 中胰岛素抵抗的发生率较高，因此从 20 世纪 90 年代以来二甲双胍越来越普遍地用于治疗 PCOS。治疗方案：二甲双胍 250～500mg，每天 3 次，口服。部分患者服用后有恶心、呕吐、腹胀或腹泻不适，继续服药 1～2 周后症状会减轻或消失，少部分患者会因无法耐受该药而终止治疗。

许多研究均报道二甲双胍能通过改善胰岛素抵抗来降低雄激素水平，促进排卵。因此，许多学者在联合使用二甲双胍和氯米酚治疗耐氯米酚的 PCOS 患者时取得了很好的疗效。可是，在对发表的有关文献分析后却发现，根据当时的资料无法确定二甲双胍治疗 PCOS 不孕症的疗效。二甲双胍也可用于无生育要求的育龄期 PCOS 患者，研究报道胰岛素抵抗和高雄激素血症可因此得到改善。无胰岛素抵抗的育龄期 PCOS 患者可否使用二甲双胍，尚有待进一步的研究。

青春期 PCOS 患者可否使用二甲双胍治疗，目前还存在很大的争议。理论上讲，二甲双胍能改善胰岛素抵抗，减少糖尿病和心血管疾病的发生率。可是糖尿病和心血管疾病多发生在 40 岁以后，青春期 PCOS 患者使用二甲双胍治疗 20 年（或以上）是否安全，根据目前的文献无法回答该问题。间断或短期使用二甲双胍与不使用二甲双胍有何区别，目前也不清楚。

3. 罗格列酮

该药为噻唑烷二酮类药物，其主要功能是改善胰岛素抵抗，因此被称为胰岛素增敏剂。用法：罗格列酮 2～8mg/天。其疗效优于二甲双胍。罗格列酮可能有肝毒性作用，因此在使用期间应严密随访肝功能。目前，在治疗胰岛素抵抗时往往首选二甲双胍，如果二甲双胍疗效欠佳，则加用罗格列酮。对重度胰岛素抵抗，开始时就可以联合使用二甲双胍和罗格列酮。

改善胰岛素抵抗时首选饮食控制和体育锻炼，当饮食控制和体育锻炼效果不佳时才加用二甲双胍和罗格列酮。在药物治疗时应继续坚持饮食控制和体育锻炼，一旦确诊患者怀孕应停用二甲双胍或罗格列酮。

一般来说，一旦选用二甲双胍治疗，至少使用 6 个月。一般在使用二甲双胍 6 个月后对患者进行评价，如果胰岛素抵抗得到改善，则停用二甲双胍。在停药随访期间，如果再次出现明显的胰岛素抵抗，则再选用二甲双胍治疗。

（四）建立规律的月经周期

如果多毛和痤疮不严重，且又无生育要求，可采用补充激素的方式让患者定期来月经，这样可以避免将来发生子宫内膜增生或子宫内膜癌。

1. 孕激素疗法

每月使用孕激素 5～7 天，停药后 1～7 天可有月经来潮。例如，甲羟孕酮 8～12mg，每天 1 次，连续服用 5～7 天。甲地孕酮 6～10mg，每天 1 次，连续服用 5～7 天。该方案适用于体内有一定雌激素水平的患者（如子宫内膜厚度≥7mm），停药后 1 周左右会有月经来潮。如果撤药性出血较多，可适当延长孕激素的使用天数。

孕激素疗法的优点是使用方便，患者容易接受。如果没有特殊情况，该方案可以长期使用。在采用孕激素治疗时，如果患者出现明显的高雄激素血症的临床表现，需要改用降雄激素治疗。如果患者有生育要求，可改用促排卵治疗。

2. 雌、孕激素序贯治疗

每月使用雌激素 20～22 天，在使用雌激素的最后 5～7 天加用孕激素。例如，戊酸雌二醇 1～2mg，每天 1 次，连续服用 21 天；从使用戊酸雌二醇的第 15 天开始加用甲羟孕酮

10mg，每天 1 次，连续服用 7 天。停药后 1～7 天有月经来潮。使用 3～6 个周期后可停药，观察患者下一周期有无月经自发来潮，如果有月经自发来潮可继续观察下去；如无月经自发来潮，则继续使用激素治疗。

由于许多 PCOS 患者体内的雌激素水平并不低，所以大多数情况下不需要采用此方案。如果患者体内雌激素水平偏低，单用孕激素治疗。患者的月经量偏少或无"月经"，可以选择该方案。

3. 雌、孕激素联合治疗

每月同时使用雌激素和孕激素 20～22 天。例如，戊酸雌二醇 1～2mg，每天 1 次，连续服用 21 天；在使用戊酸雌二醇的同时服用甲羟孕酮 4mg。停药后 1～7 天就有月经来潮。长期使用雌、孕激素联合治疗，患者的月经会逐步减少，如果停药后无月经来潮，应首先排除妊娠可能，如果没有怀孕则说明子宫内膜生长受到抑制，此时可改用雌、孕激素序贯治疗。雌、孕激素连续治疗 3～6 个周期后可停药，观察下一周期有无月经自发来潮，如果有月经自发来潮则继续观察下去；如无月经自发来潮，可继续使用激素治疗。

复方口服避孕药属于雌、孕激素联合治疗。由于复方口服避孕药使用方便，治疗高雄激素血症和多囊卵巢综合征的疗效好，因此临床上在考虑雌、孕激素联合治疗时往往选择复方口服避孕药。

（五）促卵泡发育和诱发排卵

仅适用于有生育要求者。无生育要求者一般不采用此治疗方法。为提高受孕的成功率，在促排卵之前往往先治疗高雄激素血症和胰岛素抵抗，使血睾酮、LH 和胰岛素水平恢复至正常范围，增大的卵巢恢复正常，卵泡数减少。

1. 氯米芬

氯米芬为雌激素受体拮抗剂，它能竞争性地结合下丘脑、垂体上的雌激素受体，解除雌激素对下丘脑-垂体-卵巢轴的抑制，促进卵泡的发育。氯米芬为 PCOS 患者促卵泡发育的首选药。氯米芬治疗 PCOS 时，排卵成功率可高达 80%，但受孕率却只有 40%。目前认为受孕率低下与氯米芬拮抗雌激素对子宫内膜和宫颈的作用有关。

从月经周期的第 2～5 天开始服用氯米芬，开始剂量为 50mg，每天 1 次，连续服用 5 天。停药 5 天开始进行卵泡监测。宫颈黏液评分，可了解氯米芬是否抑制宫颈黏液的分泌。超声检查，可了解卵泡发育情况和子宫内膜厚度。

一般停用氯米芬 5～10 天内会出现直径＞10mm 的卵泡。如果停药 10 天还没有出现直径＞10mm 的卵泡，则视为氯米芬无效。卵泡直径＞10mm 时，应每 2～3 天做一次卵泡监测。当成熟卵泡直径＞16mm 时，肌内注射 HCG 6 000～10 000IU 诱发排卵，一般在注射 HCG 36 小时后发生排卵。

如果低剂量的氯米芬无效，下个周期可以增加剂量。氯米芬的最大剂量可以用到 200mg/天。不过，许多医生认为没必要使用大剂量的氯米芬（＞100mg/天），有研究表明使用大剂量的氯米芬并不增加诱发排卵的成功率。当氯米芬治疗无效时，应改用 HMG＋HCG。与 HMG 治疗相比，氯米芬治疗的受孕率较低，不易引起严重的卵巢过度刺激综合征（OHSS）。

如果氯米芬抑制宫颈黏液分泌，就表现为卵泡发育与宫颈黏液不同步。此时可加用戊酸雌二醇1~2mg/天，以改善宫颈黏液。部分患者的宫颈黏液因此得到改善，但是也有许多患者无效。如果无效，则采用人工授精。肌内注射HCG前停用戊酸雌二醇。

如果氯米芬抑制子宫内膜的生长，就表现为卵泡发育与子宫内膜的厚度不一致。此时也可加用戊酸雌二醇2mg/天，以刺激内膜生长。但是该治疗方法往往无效。临床上如果出现氯米芬抑制内膜生长的情况，往往改用其他药物治疗，如HMG等。对诊断为氯米芬抵抗的患者来说，加用地塞米松或二甲双胍可能有效。许多报道发现地塞米松或二甲双胍，尤其是二甲双胍，能提高氯米芬治疗的成功率。

氯米芬的不良反应有多胎和卵巢过度刺激。一般来说，氯米芬很少引起严重的卵巢过度刺激综合征，所以还是很安全的。

2. 他莫昔芬

他莫昔芬与氯米芬一样也是雌激素受体拮抗剂，其作用机制与氯米芬相似，也是通过解除雌激素对下丘脑-垂体-卵巢轴的抑制，促进卵泡的发育。临床上较少使用他莫昔芬。从月经周期的第2~5天开始服用他莫昔芬20~40mg，每天1次，连续服用5d。用药过程中需监测卵泡的发育。当成熟卵泡的直径达到18~20mm时，肌内注射HCG 6 000~10 000IU，36小时后发生排卵。

他莫昔芬也可以抑制宫颈黏液的分泌和子宫内膜的生长。如果出现这些情况，可以参考氯米芬的处理方法。

3. 来曲唑

来曲唑是第3代非类固醇芳香化酶抑制剂，临床上主要用于治疗乳腺癌，近年来也开始用于诱发排卵的治疗。来曲唑能抑制雌激素的合成，减轻雌激素对下丘脑-垂体-卵巢轴的抑制作用，这是来曲唑诱发排卵的机制。用法：从月经周期的第2~4天开始服用来曲唑2.5~7.5mg，每天1次，连续服用5天。用药过程中需监测卵泡的发育。当成熟卵泡的直径达到18~20mm时，肌内注射HCG 6 000~10 000IU，36小时后发生排卵。

有研究表明来曲唑诱发排卵的成功率优于氯米芬。另外，来曲唑没有对抗宫颈和子宫内膜的缺点。由于来曲唑半衰期短，因此有作者推测它可能对胎儿无不利影响。来曲唑用于诱发排卵的时间还很短，远期不良反应还有待于进一步的观察。

由于来曲唑治疗的资料还很少，因此临床上应慎用。

4. 人绝经期促性腺激素（HMG）

该药是从绝经妇女的尿液中提取的，每支含FSH和LH各75U，适用于氯米芬治疗无效的患者。

从月经周期的第2~5天开始每天肌内注射HMG，起步剂量是1支/天，治疗期间必须监测卵泡发育的情况。一般在使用3~5天后做第一次超声监测，如果卵泡直径>10mm，应缩短卵泡监测间隔时间。当B超提示优势卵泡直径达16~20mm时，停用HMG，肌内注射HCG 5 000~10 000IU，48小时后复查B超了解是否排卵。

如果卵泡持续1周不增大，则增加剂量至2支/天。如果治疗2周还没有优势卵泡出现，应考虑该周期治疗失败。

HMG 治疗的并发症有卵巢过度刺激综合征（OHSS）和多胎妊娠。严重的 OHSS 可危及患者的生命，因此在使用 HMG 时应严密监测卵泡的发育，一旦发现有 OHSS 的征象，应立即采取适当的措施。当超声检查发现一侧卵巢有 3 个以上直径＞14mm 的优势卵泡或卵巢直径＞5cm 时容易发生严重的 OHSS，此时应建议患者放弃使用 HCG。在采用雌激素测定监测卵泡发育时，雌二醇浓度＞2000pg/mL 提示有发生 OHSS 的可能。

HMG＋FSH 治疗可能对减少 OHSS 的发生有帮助。由于患者不同，具体用法也不相同。临床上应根据卵泡监测的结果调整剂量。

在使用 HMG 治疗前，如果发现卵巢体积大、卵泡数多，可以先用环丙孕酮/炔雌醇或 GnRH-α治疗，待卵巢体积缩小后，再给予促排卵治疗。

使用药物怀孕的患者常有黄体功能不全，因此一旦确诊怀孕，立即给予黄体酮或 HCG 肌内注射。用法：黄体酮 20～40mg/天或 HCG 1 000～2 000IU/天。有卵巢过度刺激的患者，不宜采用 HCG 保胎。

5．体外受精-胚胎移植术（IVF-ET）

当患者经上述治疗仍达不到怀孕目的时，可以选择 IVF-ET。

6．未成熟卵泡体外培养

近年来，未成熟卵泡体外培养也开始用于治疗 PCOS 引起的不孕，该方法的优点是可以避免 OHSS。

（六）手术治疗

由于手术疗效有限，因此近年来不主张手术治疗。手术治疗仅限于迫切要求生育且要求手术治疗的患者。在手术治疗后的 3～6 个月内，由于卵泡液的丢失，卵巢局部雄激素水平有所降低，所以患者可能有自发排卵。手术 6 个月后，卵巢局部雄激素水平又恢复至手术前水平，卵泡发育及排卵存在障碍，此时患者很难自然怀孕。

1．腹腔镜下行皮质内卵泡穿刺及多点活检

术中注意避免过多使用电凝，否则会灼伤周围组织，从而影响卵巢的功能，引起卵巢早衰。

2．经腹卵巢楔形切除术

此法是最早用于多囊卵巢的手术方法，由于术后输卵管、卵巢周围的粘连率高，近年来已被腹腔镜手术所替代。本手术楔形切除的卵巢组织不应大于原卵巢组织的 1/3，以免引起卵巢早衰。

七、预防

多囊卵巢综合症，这个疾病是一个内分泌和代谢失调的综合性的疾病。对于没有患多囊卵巢综合症的人，要注意健康的饮食，不要过食油腻、油炸、甜食、辛辣的食物，另外还要注意饮食清淡，还要注意体育运动，尽量的控制体重指数，控制血糖、血脂，以免发生内分泌，以及血糖、血脂的相应的代谢失调，如果没有这样的失调，发生多囊卵巢综合症的机会，就相对大大的减低了。

第六节　卵巢过度刺激综合征

卵巢过度刺激综合征（Ovarian hyper-stimulation syndrome，OHSS），是一种以促排卵为目的而进行卵巢刺激时，特别在体外受精（IVF）辅助生育技术中，所发生的医源性疾病，是辅助生殖技术最常见且最具潜在危险的并发症，严重时可危及生命，偶有死亡病例报道。

OHSS 为自限性疾病，多发生于超促排卵周期中的黄体期与早妊娠期，发病与 HCG 的应用密不可分。按发病时间分为早发型与晚发型两种；早发型多发生于 HCG 应用后的 3～9 天内，其病情严重程度与卵泡数目、E_2 水平有关。如无妊娠，10 天后缓解，如妊娠则病情加重。晚发型多发生于 HCG 应用后 10～17 天，与妊娠尤其是多胎妊娠有关。

一、病因

在卵泡受到各种刺激后均可发生 OHSS。与 OHSS 有关的高危因素主要有：

（一）卵巢对促排卵药物高度敏感（高敏卵巢）：常见于多囊卵巢患者及年轻（年龄＜35 岁）瘦小者。

（二）使用 HCG 促排卵或维持妊娠黄体。

（三）早孕期的内源性 HCG 分泌。

（四）既往有 OHSS 病史者。

二、临床表现

（一）胃肠道症状

轻度患者可有恶心、呕吐、腹泻，因卵巢增大与腹腔积液增多腹胀逐渐加重。

（二）腹腔积液

腹胀加重，腹部膨隆，难以平卧；腹壁紧绷即称为张力性腹腔积液，有腹痛感；膈肌被压迫上抬可出现呼吸困难。

（三）胸腔积液

多数单独发生，30％患者合并有腹腔积液；胸腔积液可单侧或双侧发生；表现为咳嗽，胸腔积液加重致肺组织萎缩出现呼吸困难。

（四）呼吸系统症状

胸腔积液与大量腹腔积液可致胸闷、憋气，呼吸困难；发生肺栓塞或成人呼吸窘迫综合征（ARDS）时出现呼吸困难，并有低氧血症。

（五）外阴水肿

张力性腹腔积液致腹部压力增大，特别是久坐或久立后，压迫下腔血管使其回流受阻，甚至引起整个大阴唇水肿。

（六）肝功异常

液体渗出可致肝水肿，约 25％患者出现肝酶升高，AST↑，ALT↑，ALP 往往处于正常值上限，肝功升高水平与 OHSS 病情轻重相关，并随病情的好转恢复正常。

(七) 肾功异常

血容量减少或因大量腹腔积液致腹腔压力增大，导致肾灌注减少，出现少尿、低钠血症、高钾血症与酸中毒，严重时出现 BUN↑，Cr↑，也随病情好转恢复正常。

(八) 电解质紊乱

液体渗出同时入量不足，出现少尿甚至无尿；另外可能出现低钠、高钾血症或酸中毒表现。

(九) 低血容量性休克

液体渗出至第三腔隙，血容量减少可发生低血容量性休克。

(十) 血栓

发病率在重度 OHSS 患者中约占 10%，多发生于下肢、脑、心脏与肺，出现相应部位症状，发病时间甚至出现在 OHSS 好转后的数周。血栓形成是 OHSS 没有得到及时正确的治疗而发生的极严重后果，危及患者生命，甚至可留下永久性后遗症，必须予以积极防治。

OHSS 具有自限性，如未妊娠它将在月经来潮时随着黄体溶解自然恢复。表现为腹腔积液的进行性减少与尿量的迅速增多。如果妊娠，在排卵后的第 2 周，由于升高的内源性 HCG，症状与体征将进一步持续或加重，如果胚胎停育，OHSS 症状也可自行缓解。临床处理经常需要持续 2~4 周时间，一般在孕 6 周后逐渐改善。

三、辅助检查

实验室及超声检查疑诊 OHSS 者应作全血细胞分析、肝肾功能检查、水电解质测定、盆腔超声检查、体重测量、雌二醇（E2）水平测定等监测。观察卵巢对促性腺激素的反应是预防 OHSS 的重要措施。

（一）OHSS 可表现为血细胞容积和白细胞计数升高，低钠、低蛋白血症。

（二）超声检查可见卵巢增大、卵泡黄素囊肿、轻度者卵巢增大 5~7cm、中度为 7~10cm、重度为 10cm 以上。同时可见腹腔积液、胸腔积液或心包积液。

（三）重度 OHSS 可出现肝功能不全（表现为肝细胞损害）和胆汁淤积，碱性磷酸酶、谷丙转氨酶、谷草转氨酶、胆红素、肌酸激酶增高，通常于 1 个月内恢复正常。

（四）肝活检可见肝脂肪变性、Kuffer 细胞增生，腹腔积液属渗出液，含较高浓度的蛋白质。

四、诊断

依据促排卵史、症状与体征，以诊断 OHSS 及其分度，并确定病情严重程度。

五、鉴别诊断

轻度精神障碍和肝、肾等疾病的患者个别临床表现和经前期综合征相似，在临床上易于混淆，因此作出以下鉴别。

(一) 轻度精神障碍

轻度精神障碍的患者一般会出现和患者相同的精神症状，但症状无周期性，且多无器质性表现。

(二) 肝、肾等疾病

肝、肾等疾病的患者也会出现水肿的表现，同时可能伴有抑郁烦躁等精神症状；但患者一般会有肝肾等疾病的病史，同时会伴有相应实验室检查的异常表现，如血肌酐尿素氮升高、镜下血尿、肉眼血尿、ALT 和 AST 明显升高等。

六、治疗

（一）治疗原则

OHSS 为医源性自限性疾病，OHSS 的病情发展与体内 HCG 水平相关，未妊娠患者随着月经来潮病情好转；妊娠患者早孕期病情加重。

1. 轻度 OHSS

被认为在超促排卵中几乎不可避免，患者无过多不适，可不予处理，但需避免剧烈活动以防止卵巢扭转，也应警惕长期卧床休息而致血栓。

2. 中度 OHSS

可在门诊观察，记 24 小时尿量，称体重，测腹围。鼓励患者进食，多饮水，尿量应不少于 1 000mL/天，3 000mL/天以上最佳，必要时可于门诊静脉滴注扩容。

3. 重度 OHSS

早期与中度 OHSS 相同，可在门诊观察与治疗，适时监测血常规、电解质与肝功、肾功，静脉滴注扩容液体，必要时行腹腔穿刺；病情加重后应住院治疗。

（1）住院指征：①严重的腹痛与腹膜刺激征。②严重的恶心呕吐，以致影响每天食水摄入。③严重少尿（<30mL/小时）甚至无尿。④张力性腹腔积液（Tense ascites）。⑤呼吸困难或急促。⑥低血压、头昏眼花或昏厥。⑦电解质紊乱（低钠，血钠<135mmol/L；高钾，血钾>5.5mmol/L）。⑧血液浓缩（Hct>45%，WBC>15×10⁹/L）。⑨肝功异常。

（2）病情监护：每天监测 24 小时出入量、腹围、体重，监测生命体征，检查腹部或肺部体征；每天或隔天检测血细胞比容（HCT）、WBC、尿渗透压；每 3 天或 1 周监测电解质、肝功、肾功，B超监测卵巢大小及胸腔积液及腹腔积液变化，必要时监测 D-Dimer 或血气分析，以了解治疗效果，病情危重时随时复查。

（二）治疗方法

1. 扩容

OHSS 因液体外渗第三腔隙致血液浓缩，扩容是最主要的治疗。扩容液体包括晶体液与胶体液。晶体液可选用 5% 葡萄糖、10% 葡萄糖、5% 葡萄糖盐或乳酸林格液，但避免使用盐林格液；一般晶体液用量为 500～1 500mL。只用晶体液不能维持体液平衡，因此需加用胶体液，如清蛋白、贺斯、低分子右旋糖酐、冰冻血浆等胶体液扩容。

（1）清蛋白：为低分子量蛋白质，由肝产生，75% 的胶体渗透压由其维持，50g 的清蛋白可以使大约 800mL 液体 15 分钟内回流至血循环中；同时可以结合并运送大分子物质如一些激素、脂肪酸、药物等，以减少血中血管活性物质的生物浓度。OHSS 患者因液体外渗，血中清蛋白浓度降低，因此最初选用清蛋白作为扩容药物，可用 10～20g/天静脉滴注，如病情加重，最大剂量可用至 50g/天。但因清蛋白为血液制品，有传播病毒等风险，现在临床应用已严格控制，因此仅用于低蛋白血症的患者。

（2）羟乙基淀粉：平均分子量为 200 000，半衰期大于 12 小时，可有效降低血液黏度、血细胞比容，减少红细胞聚集；因其为糖原结构，在肝内分解，因此不影响肝肾功能，并可显著改善肌酐清除率；因无抗原性，是血浆代用品中过敏反应率最低的一种。静脉滴注剂量为 500～1 000mL/天，应缓慢静脉滴注以避免肺部充血。因其价格低于清蛋白，且为非血液制品，现已作为中重度 OHSS 时首选扩容药物。

（3）低分子右旋糖酐：可以增加肾灌注量、尿量，降低血液黏滞度，改善微循环，防止血栓形成；但低分子右旋糖酐有降低血小板黏附的作用，有出血倾向者禁用，个别患者存在过敏反应，且有临床死亡病例报道；因此临床使用应慎重，一般应用剂量为 500mL/天。

2. 保肝治疗

肝功升高者需用保肝药物治疗，轻度升高者可用葡醛内酯 400～600mg/天，维生素 C 2～3g/天静脉滴注；肝功升高，ALT＞100U/L 时，可加用古拉定 0.6～1.2g/天静脉滴注。经治疗后肝功一般不会进一步恶化，并随 OHSS 症状的好转而恢复。

3. 胸腔、腹腔穿刺

适应证：①中等量以上胸腔积液伴明显呼吸困难。②重度腹腔积液伴呼吸困难。③纠正血液浓缩后仍少尿（＜30mL/小时）。④张力性腹腔积液。但是在有腹腔内出血或血流动力学不稳定的情况下禁忌腹腔穿刺；腹腔穿刺放水可采用经腹与经阴道两途径。一般多采用经腹途径。穿刺应在扩容后进行，要在 B 超定位下施行，避免损伤增大的卵巢。穿刺不仅可以减少腹腔压力，增加肾血流灌注，从而增加尿量，同时减少了与发病相关的血管活性因子而缩短病程，腹腔积液慢放至不能留出为止，有研究表明最多曾放至约 6 000mL；穿刺后症状明显缓解，且不增加流产率。有学者认为穿刺后临床治疗效果好于扩容效果，故建议适应证适宜时尽早穿刺。

4. 多巴胺

肾衰竭或扩容并腹腔穿刺后仍少尿的患者可应用低剂量多巴胺静脉滴注，用法为 20mg＋5％葡萄糖 250mL 静脉滴注，速度为 0.18mg/（kg·h），不影响血压和心率，同时监测中心静脉压、肺楔压。但应注意的是大剂量多巴胺静脉滴注作用于 α 受体，有收缩外周血管作用；而低剂量多巴胺作用于 β_1 受体与 DA 受体，具有扩血管作用，特别是直接扩张肾血管，增加肾血流，同时抑制醛同酮释放，减少肾小管上皮细胞对水钠的重吸收，从而起到排钠利尿的作用。

也有文献报道口服多卡巴胺 750mg/8h，临床症状与腹腔积液逐渐好转。也有人曾于腹腔穿刺时于腹腔内应用多巴胺，同样起到增加尿量作用。

5. 利尿剂

已达到血液稀释仍少尿（Hct＜38％）的患者可静脉应用呋塞米 20mg。血液浓缩、低血容量、低钠血症时禁用。过早、过多应用利尿剂，将加重血液浓缩与低血容量而致血栓，视为禁忌。

6. 肝素

个人或家族血栓史或确诊血栓者可静脉应用肝素 5 000U/12h，另外也有学者认为 48 小时扩容后仍不能纠正血液高凝状态，也应该静脉滴注肝素。如妊娠则肝素用至早孕末，或依赖于 OHSS 病程及高危因素的存在与否。为了防止血栓栓塞综合征，对于各种原因需制动的患者，可以应用低剂量阿司匹林，但是腹腔穿刺时有出血风险。

7. 卵巢囊肿抽吸

B超下抽吸卵巢囊肿可以减少卵巢内血管活性物质的生成，但有引起囊肿破裂、出血可能，因此原则上不建议囊肿抽吸。促排卵后多个卵泡未破裂但妊娠的患者，如病情危重，卵巢＞12cm，放腹腔积液后病情无改善时，可行B超指引下卵巢囊肿抽吸，术后应严密观察有无腹腔内出血征象。

8. 终止妊娠

合并严重并发症，如血栓、ARDS、肾衰竭或多脏器衰竭，在持续扩容并反复多次放腹腔积液后仍不能缓解症状时，也可考虑终止妊娠。终止妊娠是OHSS不得已而行的有效治疗方法，随着HCG的下降，OHSS症状迅速好转。终止妊娠的方法首选人工流产术，同时应监测中心静脉压、肺楔压、尿量、血肌酐，以及肌酐清除率、血气分析。

七、预防

(一) 个体化刺激方案

首先确认OHSS高危人群。对于瘦小、年轻，有PCO卵巢表现的患者，以及既往发生过OHSS的高危人群，在刺激方案上应慎重。对于PCO患者多采用r-FSH 75～150U起始，同时可用去氧孕烯炔雌醇片（妈富隆）等避孕药物抑制卵巢反应性。促排卵后一定要B超监测卵泡生长，并应根据个体对药物的敏感性不同及时调整药物剂量。需注意长方案、短方案与拮抗剂方案都可能发生OHSS，即使氯米芬促排卵也有可能。

(二) HCG的应用

因OHSS与HCG密切相关，故HCG的应用与否、应用剂量及使用时间与OHSS的发生密切相关。

1. 不用HCG促卵子成熟

在高危人群中不用HCG，可抑制排卵与卵泡黄素化，避免OHSS的发生；但是未应用GnRH激动剂降调节的患者，停用HCG并不能避免自发性LH峰的出现，不能完全防止OHSS的发生。

2. 减少HCG量

HCG剂量减至5 000U甚至3 000U，与10 000U相同，均可达到促卵泡成熟效果，并可减少OHSS的发病率并减轻病情，但不能完全避免OHSS的发生。

3. GnRH-α替代HCG促排卵

对未用GnRH激动剂降调节患者，或应用GnRH拮抗剂的患者，可用短效GnRH-α代替HCG激发内源性LH峰，促卵泡成熟。

因其作用持续时间明显短于HCG，从而减少OHSS的发生。但GnRH-α有溶黄体作用，未避免临床妊娠率下降，应相应补充雌、孕激素，同时监测血中E_2与P水平，及时调整雌孕激素剂量，维持E_2＞200pg/mL，P＞20ng/mL，文献报道临床妊娠率较HCG组无显著性降低。也有文献报道在使用GnRH-α同时加用小剂量HCG 1 000～2 000U，使得临床妊娠率可不受影响。GnRH-α可用Triptorelin（商品名达菲林）0.2～0.4mg，或Buserelin 200mg×3次。

4．Coasting

对于 OHSS 高危人群，当有 30% 卵泡直径超过 15mm，血 E_2 > 3 000pg/mL，总卵泡数 > 20 个时，停止促性腺激素的使用，而继用 GnRH-α，此后每天测定血中 E_2 浓度，当 E_2 再次降到 3 000pg/mL 以下时，再应用 HCG，可明显降低 OHSS 的发生率。其理论是根据 FSH 阈值学说，停用促性腺激素后，部分小卵泡因为"饥饿"而闭锁，但大卵泡生长不受影响，从而使得活性卵泡数量减少，以及生成血管活性因子的颗粒细胞数量减少，因而 OHSS 发生率降低。Coasting 的时间如过长则会影响卵母细胞质量、受精率、胚胎质量及妊娠率，因此一般不超过 3 天。

（三）GnRH 拮抗剂方案

对易发生 OHSS 高危人群，促排卵可采用 GnRH 拮抗剂方案，因为此方案可用短效 GnRH-α 代替 HCG 促卵泡成熟，以降低 OHSS 发生。

（四）黄体支持

HCG 的应用增加了 OHSS 的发病率，因而对于高危人群不用 HCG 支持黄体，仅用孕激素支持黄体，可降低 OHSS 发病率。

（五）静脉应用清蛋白

对于高危患者在取卵时静脉应用有渗透活性的胶体物质可以降低 OHSS 的危险与严重程度。对于雌激素峰值达到 3 000pg/mL 的患者，或大量中小卵泡的患者，推荐在取卵时或取卵后即刻静脉应用清蛋白（25g）。基于 meta 分析，估计每 18 个清蛋白治疗的患者，有 1 例患者将避免 OHSS。然而对高危患者预防性应用清蛋白仍存在争议，就像关于它的花费与安全性问题存在争议一样。

（六）静脉应用贺斯

取卵后应用贺斯 500～1 000mL 替代清蛋白静脉滴注，同样可以减少 OHSS 的发生。在我们的随机对照研究中，取卵后静脉滴注贺斯 1 000mL×3 天，与静脉滴注清蛋白 20g×3 天，同样起到了减少 OHSS 发病的作用。因其为非生物制品，可避免应用清蛋白所致的感染问题。

（七）选择性一侧卵泡提前抽吸术（ETFA）

应用 HCG 后 10～12 小时行选择性一侧卵泡提前抽吸，可降低 OHSS 发生率，但因结果的不确定性并不过多推荐使用。

（八）多巴胺激动剂

文献报道 VEGF 是参与 OHSS 病理生理机制的重要血管活性因子，内皮细胞上的 VEGFR-2 是其引起血管通透性增加的作用受体；经研究证实多巴胺激动剂可以减少 VEGFR-2 酪氨酸位点的磷酸化，而磷酸化对于 VEGFR-2 的下游信号传导至关重要。因此，多巴胺激动剂通过抑制了 VEGF 的生物学活性而起到减少 OHSS 发病的作用。因此文献报道高危患者自 HCG 应用日开始使用多巴胺激动剂卡麦角林 0.5mg/天×8 天，OHSS 的发病率、腹腔积液与血液浓缩显著性降低，而着床率与妊娠率并未受影响。

（九）二甲双胍

对于有胰岛素抵抗的 PCOS 患者，口服二甲双胍 1 500mg/天，可以降低胰岛素与雄激素水平，相应地降低了 OHSS 发病率。

（十）腹腔镜 PCOS 患者卵巢打孔

对于 OHSS 高危的 PCOS 患者可以采用腹腔镜进行双侧卵巢打孔的方法，术后血中雄激素与 LH 水平下降，从而在超促排卵后 OHSS 的发病率得以下降，且妊娠率增加，流产率降低，打孔时应注意控制打孔操作的时间与电功率，避免过度损伤卵巢组织。

（十一）单囊胚移植

对于已有中度 OHSS 的患者可以观察到取卵后 5～6 天，如症状未加重，可行单囊胚移植，以避免多胎妊娠对 OHSS 发病的影响。

（十二）未成熟卵体外成熟培养（IVM）

此技术最早于 1991 年由 Cha 等提出并报道了妊娠个案。其将卵巢中不成熟卵母细胞取出，使之脱离高雄激素环境于体外培养，成熟后应用 ICSI 技术使之受精，从而避免了超排卵所致 OHSS 的发生。

（十三）冷冻胚胎

OHSS 高危者可冷冻胚胎，从而避免因妊娠产生的内源性 HCG 的作用，避免了晚发型 OHSS 的发生。虽然不可以完全避免早发型 OHSS 的发生，但因其避免了妊娠致病情的进一步加重，从而缩短了病程。

第七节　高泌乳素血症

机体受到内外环境因素（生理性或病理性）的影响，血中催乳激素（PRL）水平升高，其升高值达到或超过 30ng/mL 时，称高泌乳血症（HPRL）。发生高泌乳血症时，除有泌乳外常伴性功能低下，女性则有闭经不孕等表现。若临床上妇女停止授乳半年到 1 年仍有持续性溢乳，或非妊娠妇女有溢乳伴有闭经者，称闭经-溢乳综合征（AGS）。HPRL 在妇科内分泌疾患中较常见，其发病率约 29.8%（12.9%～75%）。引起催乳激素增高的原因十分复杂。

催乳激素的来源和内分泌调节：PRL 来源于垂体前叶分泌细胞，妊娠和产褥期此种分泌细胞占垂体 20%～40%，其余时间占 10%。下丘脑分泌多巴胺，经门脉系统进入垂体抑制 PRL 的分泌。也有人认为下丘脑分泌 PRL 抑制因子（PIF）抑制 PRL 分泌。下丘脑的促甲状腺释放激素（TRH）在促使垂体释放促甲状腺激素（TSH）的同时又能促使 PRL 的释放。5-羟色胺亦可促使 PRL 的分泌。通常 PRL 的分泌是受下丘脑的控制和调节。正常情况下，PRL 主要受下丘脑的持续性抑制控制。

一、病因

正常情况，PRL 的分泌呈脉冲式释放，其昼夜节律对乳腺的发育、泌乳和卵巢功能起重要调节作用，一旦此调节作用失衡即可引起 HPRL。

（一）生理性高催乳素血症

日常的生理活动可使 PRL 暂时性升高，如夜间睡眠（2～6Am），妊娠期、产褥期 3～4

周，乳头受吸吮性刺激、性交、运动和应激性刺激，低血糖等均可使 PRL 有所升高，但升高幅度不会太大，持续时间不会太长，否则可能为病理状态。

(二) 病理性高催乳素血症

1. 下丘脑—垂体病变

垂体 PRL 腺瘤是造成高催乳素血症主要原因，一般认为大于 10mm 为大 PRL 腺瘤，小于 10mm 称 PRL 微腺瘤，一般说来血中 PRL 大于 250ng/mL 者多为大腺瘤，100～250ng/mL 多为微腺瘤。随着 CT、MRI、放免测定使 PRL 腺瘤的检出率逐年提高。微小腺瘤有时临床长期治疗观察中才能确诊。

颅底炎症、损伤、手术，空泡蝶鞍综合征，垂体柄病变、压迫等亦可引起发病。

2. 原发性和（或）继发性甲状腺功能低下

由于甲状腺素分泌减少，解除了下丘脑-垂体的抑制作用，使 TRH 分泌增加，从而使 TSH 分泌增加，也刺激 PRL 分泌增加并影响卵巢与生殖功能。

(三) 医源性高催乳血症

药物治疗其他疾病时往往造成 PRL 的增高。

1. 抗精神失常药物

氯丙嗪、阿米替林、丙咪嗪、舒必利、苯海索（安坦）、索拉西泮（罗拉）、奋乃近、甲丙氨（眠尔通）、甲氧氯普胺（灭吐灵）等，以上药物可影响多巴胺的产生，影响 PIF 的作用而导致 PRL 分泌增多。

2. 甾体激素

雌激素和口服避孕药可通过对丘脑抑制 PIF 的作用或直接刺激 PRL 细胞分泌，使 PRL 升高。

3. 其他药物

α-甲基多巴、利血平、苯丙胺、异烟肼、吗啡等也可使 PRL 升高。

(四) 其他疾病

其他疾病亦可同时引起 PRL 的升高，例如：未分化支气管肺癌、肾上腺瘤、胚胎癌、阿狄森病、慢性肾衰竭、肝硬化、妇科手术、乳头炎、胸壁外伤、带状疱疹等。

(五) 特发性闭经-溢乳综合征

此类患者与妊娠无关，临床亦查不到垂体肿瘤或其他器质性病变，许多学者认为可能系下丘脑-垂体功能紊乱，促性腺激素分泌受到抑制，而 PRL 分泌增加。其中部分病例经数年临床观察，最后发现垂体 PRL 腺瘤，故此类患者可能无症状性潜在垂体瘤。所以对所有 HPRL 患者应定期随诊，早期发现肿瘤。

二、临床表现

(一) 月经失调—闭经

当 PRL 升高超过生理水平时，则对性功能有影响，可表现功能性出血、月经稀发以至闭经。有人报告 PRL 小于 60ng/mL 仅表现月经稀发，PRL 大于 60ng/mL 易产生闭经。月经的改变可能是渐进而非急剧的变化，病早期时可能有正常排卵性月经，然后发展到虽有排卵而黄体功能不全、无排卵月经、月经稀发以至闭经。

（二）溢乳

溢乳的程度可表现不同，从挤压出一些清水或乳汁到自然分泌出不等量的乳汁。多数患者在检查乳房时挤压乳房才发现溢乳。有人报道，当 PRL 很高时则雌激素很低，而泌乳反停止，故溢乳与 PRL 水平不呈正相关。

（三）不孕/习惯性早期流产史

（1）高 PRL 血症伴无排卵，即使少数患者不闭经，但从基础体温（BBT）、宫内膜活检及黄体酮测定均证实无排卵，所以常有原发不孕。

（2）高 PRL 血症伴黄体功能不全，主要表现为：①BBT 示黄体期短于 12 天，黄体期温度上升不到 0.3℃。②宫内膜活检显示发育迟缓。③黄体中期黄体酮值小于 5ng/mL。故高 PRL 血症患者易不孕，有习惯性早期流产史。

（四）其他表现

若发病在青春期前，第 2 性征不发育。成年妇女可有子宫萎缩，性功能减退，部分患者由于雌素水平低落而出现更年期症状。微小腺瘤（小于 1cm 直径）时，很少有自觉症状，肿瘤长大向上压迫视交叉时，则有头痛、视力障碍、复视、偏盲、甚至失明等。

三、辅助检查

（一）病史及体格检查

重点了解月经史、婚育史、闭经和溢乳出现的始因、诱因、全身疾病史和引起 HPRL 相关的药物治疗史。查体时应注意有无肢端肥大和黏液性水肿。妇科检查了解性器官和性征有无萎缩或器质性病变。乳房检查注意乳房发育、形态，有无肿块、炎症、观察溢乳（多用双手轻挤压乳房）溢出物性状和数量。

（二）内分泌检查

1. PRL 的测定

取血前患者至少 1 个月未服用激素类药物或多巴胺拮抗剂，当天未做乳房检查，一般在晨 8～10 点空腹取血，取血前静坐 0.5 小时，两次测定值均不低于 30ng/mL 为异常。药物引起的 HPRL 很少超过 80ng/mL，停药后则 PRI 恢复正常。当 PRL 大于 100ng/mL 时应首先除外垂体瘤可能性。一般认为 PRL 值的升高与垂体瘤体积呈正相关。巨大腺瘤出血坏死时 PRL 值可不升高。

需指出的是目前所用 PRL 放免药盒仅测定小分子 PRL（相对分子质量 25 000），而不能测定大/大大分子（相对分子质量 5 万～10 万）PRL，故某些临床症状明显而 PRL 正常者，不能排除所谓隐匿型高泌乳素血症。

2. 其他相关内分泌测定

各种原发的或继发的内分泌疾病均可能与高泌乳血症有关。除测定 PRL 外应测 FSH、LH、E_2、P，了解卵巢及垂体功能。TRH 测定除外原发性甲状腺功能低下，肾上腺功能检查和生长激素测定等。

（三）泌乳素功能试验

1. 泌乳素兴奋试验

（1）促甲状腺激素释放激素试验（TRH Test）：正常妇女 1 次静脉注射 TRH 100～

400μg 后，25～30 分钟 PRL 较注药前升高 5～10 倍，TSH 升高 2 倍，垂体瘤不升高。

（2）氯丙嗪试验：氯丙嗪促进 PRL 分泌。正常妇女肌内注射 25～50mg 后 60～90 分钟血 PRL 较用药前升高 1～2 倍。持续 3 小时，垂体瘤时不升高。

（3）甲氧氯普胺试验：该药为多巴胺受体拮抗剂，促进 PRL 合成和释放。正常妇女静脉注射 10mg 后 30～60 分钟，PRL 较注药前升高 3 倍以上。垂体瘤时不升高。

2. 泌乳素抑制试验

（1）左旋多巴试验：该药为多巴胺前体物，经脱羧酶作用生成多巴胺，抑制 PRL 分泌。正常妇女口服 500mg 后 2～3 小时 PRL 明显降低。垂体瘤时不降低。

（2）溴隐亭试验：该药为多巴胺受体激动剂，强力抑制 PRL 合成和释放。正常妇女口服 2.5～5mg 后 2～4 小时 PRL 下降达到 50%，持续 20～30 小时，特发性 HPRL 和 PRL 腺瘤时下降明显。

（四）医学影像学检查

1. 蝶鞍断层扫描

正常妇女蝶鞍前后径小于 17mm、深度小于 13mm、面积小于 130mm^2，若出现以下现象应做 CT 或 MRI 检查：①风船状扩大。②双蝶底或重像。③鞍内高/低密度区或不均质。④平面变形。⑤鞍上钙化灶。⑥前后床突骨质疏松或鞍内空泡样变。⑦骨质破坏。

2. CT 和 MRI 扫描

可进一步确定颅内病灶定位和放射测量。

3. 各种颅内造影

各种颅内造影包括海绵窦造影，气脑造影和脑血管造影。

（五）眼科检查

明确颅内病变压迫现象，包括视力、眼压、眼底检查等。

四、诊断

对高泌乳素血症患者的病因诊断，应区分功能性和器质性肿瘤。临床医生应通过仔细的病史采集、体格检查和激素水平测定与影像学检查，排除生理性、药物性因素，明确高泌乳素水平的来源和是否存在病理性原因并给予相应的治疗。

（一）病史采集

对可疑患者详细询问病史，特别是针对性地从高泌乳素血症的生理性、病理性和药理性这 3 方面了解患者可能的相关病史。详细询问有无月经稀发、闭经和黄体功能不全等，了解泌乳发生的时间、月经史、分娩和哺乳史、手术史和既往病史；询问有无服用抗精神病药物、镇静药、止吐剂、胃动力药、抗高血压药或避孕药史；有无甲状腺、肾、胸壁等疾病。激素测定采血时有无应激状态如缺氧锻炼、运动、性交、麻醉、疼痛、低血糖、手术、乳头刺激、精神情绪波动或盆腔检查等。

（二）查体

挤压乳房了解泌乳情况，全身检查要注意视力、视野改变，有无多毛、肥胖、高血压、胸壁病变等。

五、鉴别诊断

（一）多囊卵巢综合征

主要病理生理特征是高雄激素血症、高胰岛素血症，症状以月经稀发最多见。

（二）其他垂体肿瘤

生长激素腺瘤、垂体无功能瘤等。

（三）空泡蝶鞍症

临床表现与垂体瘤相仿，但程度较轻。2/3 的患者内分泌检查正常。鞍区 MRI 检查可识别。

（四）子宫内膜异位症

可有轻度高催乳素血症，患者有痛经、盆腔结节或肿块，确诊需腹腔镜检查。

（五）特发性泌乳

有异常泌乳，但其月经周期、排卵及血 PRL 水平均正常。

六、治疗

针对病因不同，治疗目的不同，合理选择药物和手术方式等。

（一）病因治疗

若病因是由原发性甲状腺功能低下引起的 HPRL，可用甲状腺素替代疗法。由药物引起者，停药后一般短期 PRL 可自然恢复正常，如停药后半年 PRL 仍未恢复，再采用药物治疗。

（二）药物治疗

1. 溴隐亭

溴隐亭为治疗高 PRL 血症的首选药物，它是麦角生物碱的衍生物，多巴胺受体激动剂，直接作用于下丘脑和垂体，抑制 PRL 合成与分泌，且抑制垂体瘤的生长使肿瘤缩小或消失。用药方法较多，一般先每天 2.5mg，5～7 天，若无不良反应可增加到 5～7.5mg/天（分 2～3 次服），根据 PRL 水平增加剂量，连续治疗 3～6 个月或更长时间。一般治疗 4 周左右，血 PRL 降到正常。2～14 周溢乳停止，月经恢复。治疗期间一旦妊娠即应停药。

不良反应：治疗初期有恶心、头痛、眩晕、腹痛、便秘、腹泻，有时尚可出现直立性低血压等。不良反应一般症状不重，在 1～2 周内自行消失。

2. 溢乳停（甲磺酸硫丙麦角林）

20 世纪 80 年代新开发的拟多巴胺药物，其药理作用和临床疗效与溴隐亭相似，但剂量小，毒副作用少，作用时间长。目前已由天津药物研究院 1995 年完成 II 期临床研究，并开始临床试用，剂量每片 $50\mu g$。用法每天 $25～50\mu g$，1 周后无不良反应加量，根据 PRL 水平增加剂量，直至 PRL 水平降至正常。

3. 左旋多巴

左旋多巴在体内转化为多巴胺作用于下丘脑，抑制 PRL 分泌，但作用时间短，需长期服药。剂量每天 0.5mg，3/d，连续半年。大部分患者用药后 1 个月恢复月经，1.5～2 个月溢乳消失。此药对垂体瘤无效。

4. 维生素 B，可抑制泌乳

其作用机制可能是作为多巴脱羧酶的辅酶，增加下丘脑内多巴向多巴胺转化，刺激 PIF 作用，而抑制 PRL 分泌。用法为每天 200～600mg，可长期应用。

5. 其他药物

长效溴隐亭（LA）注射剂每次 50mg，每天肌内注射 1 次，最大剂量可达 100mg。

CV 205～562（苯并喹啉衍生物）是一种新的长效非麦角类多巴胺激动剂，作用时间长达 24 小时。剂量每天 0.06～0.075mg。

（三）促排卵治疗

对 HPRL 患者中无排卵和不孕者，单纯用以上药物不能恢复排卵和妊娠。因此，除用溴隐亭治疗外，应配伍促排卵药物治疗，具体方法有以下 3 种方式。

（1）溴隐亭—CC-HCG。

（2）溴隐亭—hMG-HCG。

（3）GnRH 脉冲疗法—溴隐亭。

综合治疗，除缩短治疗的周期并可提高排卵率和妊娠率。

（四）手术治疗

对垂体瘤患者手术切除效果良好，对微腺瘤治疗率可达 85%。目前经蝶鞍显微手术切除垂体瘤安全、方便、易行，损伤正常组织少，多恢复排卵性月经。但对较大垂体瘤，因垂体肿瘤没有包膜，与正常组织界限不清，不易切除彻底，故遗留 HPRL 血症，多伴有垂体功能不全症状。因此有人建议对较大肿瘤术前选用溴隐亭治疗，待肿瘤缩小再手术，可提高手术疗效。如术后肿瘤切除不完全，症状未完全消除，服用溴隐亭等药物仍可获得疗效，术后出现部分垂体功能不全，PRL 仍高可用 HMG/HCG 联合治疗，加用溴隐亭等药物，若有其他内分泌腺功能不全现象，可根据检查结果补充甲状腺素、泼尼松等。

（五）放射治疗

放射治疗适用肿瘤已扩展到蝶鞍外或手术未能切除干净术后持续 PRL 高水平者。方法可行深部 X 线、^{60}Co、α 粒子和质子射线治疗，同位素^{198}Au 种植照射。

（六）综合疗法

综合疗法对那些 HPRL 合并有垂体瘤患者单纯手术或单纯放疗疗效均不满意。1988 年 Chun 报告垂体瘤单纯手术、放疗、手术后加放疗，肿瘤的控制率分别为 85%、50%、93%，而平均复发时间为 3、7、4、4.5 年。

因此有人主张对有浸润性 PRL 大腺瘤先用溴隐亭治疗使肿瘤缩小再手术，术后加放疗，可提高肿瘤的治愈率。对溢乳闭经综合征患者，不论采用何种疗法均应定期随访检查，包括 PRL 测定和蝶鞍 X 线复查。

七、预防

（一）积极治疗原发疾病。

（二）减少或避免应用导致催乳素升高的药物。

（三）保持心情愉悦。

第八节　围绝经期综合征

围绝经期综合征（Climacteric syndrome）是指妇女在自然绝经前或因其他原因丧失卵巢功能，而出现一系列性激素减少所致的症状，包括自主神经功能失调的表现。

一、病因

更年期的变化包括两个方面：一方面是卵巢功能衰退，此时期卵巢逐渐趋于排卵停止，雌激素分泌减少，体内雌激素水平低落。

另一方面是机体老化，两者常交织在一起。神经血管功能不稳定的综合征主要与性激素水平下降有关，但发生机制尚未完全阐明。

二、临床表现

临床表现主要根据患者的自觉症状，而无其他器质性疾病。

（1）血管舒缩综合征：潮热、面部发红、出汗，瞬息即过，反复发作。

（2）精神神经症状：情绪不稳定、易激动，自己不能控制，忧郁失眠，精力不集中等。

（3）生殖道变化：外阴与阴道萎缩，阴道干燥疼痛，外阴瘙痒。子宫萎缩、盆底松弛导致子宫脱垂及阴道膨出。

（4）尿频急或尿失禁；皮肤干燥、弹性消失；乳房萎缩、下垂。

（5）心血管系统：胆固醇、三酰甘油和致动脉粥样化脂蛋白增高，抗动脉粥样硬化脂蛋白降低可能与冠心病的发生有关。

（6）全身骨骼发生骨质疏松。

三、辅助检查

（一）促卵泡生成激素（FSH）升高。

（二）雌二醇（E2）与孕酮水平下降。

（三）促黄体生成或激素（LH）绝经期可无变化，绝经后可升高。

（四）分段诊刮及子宫内膜病理检查：除外子宫内膜肿瘤。

（五）盆腔超声、CT、磁共振检查可展示子宫和卵巢全貌以排除妇科器质性疾病。B型超声检查可排除子宫、卵巢肿瘤，了解子宫内膜厚度。

（六）测定骨密度等，了解有无骨质疏松。

四、诊断

（一）病史

依据临床表现及绝经前后时间。

（二）体格检查

包括全身检查和妇科检查。对复诊 3 个月未行妇科检查者，必须进行复查。

（三）实验室检查

激素水平的测定。

五、鉴别诊断

（一）围绝经期女性月经改变，必要时需排查子宫内膜病变，药物控制不佳时可行诊断性刮宫术及子宫内膜病理检查，或宫腔镜检查。

（二）围绝经期女性出现高血压、心悸等，需要与嗜铬细胞瘤、心血管疾病相鉴别。

（三）围绝经期女性阴道、尿道的系列症状，需要排查泌尿生殖道器质性病变。

（四）围绝经期女性情绪异常、易怒、焦虑失眠等，需要与甲亢、精神病相鉴别。

六、治疗

（一）一般治疗

加强卫生宣教，解除不必要的顾虑，保证劳逸结合与充分的睡眠。轻症者不必服药治疗，必要时可选用适量镇静药，如地西泮 2.5～5mg/天睡前服，谷维素 20mg，每天 3 次。

（二）性激素治疗

绝经前主要用孕激素或雌孕激素联合调节月经异常；绝经后用替代治疗。

1. 雌激素

对于子宫已切除的妇女，可单纯用妊马雌酮 0.625mg 或 17β-雌二醇 1mg，连续治疗 3 个月。对于存在子宫的妇女，可用尼尔雌醇片每次 5mg，每月 1 次，症状改善后维持量 1～2mg，每月 2 次，对稳定神经血管舒缩活动有明显的疗效，而对子宫内膜的影响少。

2. 雌激素、孕激素序贯疗法

雌激素用法同上，后半期加用 7～10 天炔诺酮，每天2.5～5mg 或黄体酮 6～10mg，每天 1 次或甲羟孕酮 4～8mg，每天 1 次，可减少子宫内膜癌的发生率。但周期性子宫出血的发生率高。

3. 雌激素、雄激素联合疗法

妊马雌酮 0.625mg 或 17β-雌二醇 1mg，每天 1 次，加甲睾酮 5～10mg，每天 1 次，连用 20 天。对有抑郁型精神状态患者较好，且能减少对子宫内膜的增生作用，但有男性化作用，而且常用雄激素有成瘾可能。

4. 雌激素替代治疗应注意的几点

（1）HRT 应该是维持围绝经期和绝经后妇女健康的全部策略（包括关于饮食、运动、戒烟和限酒）中的一部分。在没有明确应用适应证时，比如雌激素不足导致的明显症状和身体反应，不建议使用 HRT。

（2）绝经后 HRT 不是一个给予标准女性的单一的疗法，HRT 必须根据临床症状，预防疾病的需要，个人及家族病史，相关试验室检查，女性的偏好和期望做到个体化治疗。

（3）没有理由强制性限制 HRT 使用时限。她们也可以有几年时间中断 HRT，但绝经症状可能会持续许多年，她们应该给予最低有效的治疗剂量。是否继续 HRT 治疗取决于具有充分知情权的医患双方的审慎决定，并视患者特殊的目的或对后续的风险与收益的客观评估而定。只要女性能够获得症状的改善，并且了解自身情况及治疗可能带来的风险，就可以选择 HRT。

（4）使用 HRT 的女性应该至少 1 年进行一次临床随访，包括体格检查，更新病史和家族史，相关试验室和影像学检查，与患者进行生活方式和预防及减轻慢性病策略的讨论。

（5）总体来说，在有子宫的所有妇女中，全身系统雌激素治疗中应该加入孕激素，以防止子宫内膜增生或是内膜癌。无子宫者，无须加用孕激素。用于缓解泌尿生殖道萎缩的低剂量阴道雌激素治疗，可被全身吸收，但雌激素还达不到刺激内膜的水平，无须同时给予孕激素。

（6）乳腺癌与绝经后 HRT 的相关性程度还存在很大争议。但与 HRT 有关的可能增加的乳腺癌风险是很小的（少于每年 0.1%），并小于由生活方式因素如肥胖、酗酒所带来的风险。

（7）禁忌证，如血栓栓塞性疾病、镰状细胞贫血、严重肝病、脑血管疾病、严重高血压等。

七、预防

目前尚无方法能延迟自然绝经的来临。但围绝经期妇女可以加强自我保健，寻求医疗辅助，缓解或减轻围绝经综合征的症状。

第九节　性早熟

一、病因

（一）中枢性性早熟（CPP）

亦称真性性早熟，由于下丘脑—垂体—性腺轴功能过早启动，GnRH 脉冲分泌，患儿除有第二性征的发育外，还有卵巢或睾丸的发育。性发育的过程和正常青春期发育的顺序一致，只是年龄提前。主要包括继发于中枢神经系统的器质性病变和特发性性早熟。

（二）特发性性早熟

又称体质性性早熟，是由于下丘脑对性激素的负反馈的敏感性下降，使促性腺素释放激素过早分泌所致。女性多见，约占女孩 CPP 的 80% 以上，而男孩则仅为 40% 左右。

（三）继发性性早熟

多见于中枢神经系统异常，包括：①肿瘤或占位性病变：下丘脑错构瘤、囊肿、肉芽肿。②中枢神经系统感染。③获得性损伤：外伤、术后放疗或化疗。④发育异常：脑积水、视中隔发育不全等。

（四）其他疾病

原发性甲状腺功能减低症。

（五）外周性性早熟

亦称假性性早熟。是非受控于下丘脑—垂体、性腺功能所引起的性早熟，有第二性征发育，有性激素水平升高，但下丘脑—垂体—性腺轴不成熟、无性腺的发育。

（六）部分性性早熟

单纯乳房早发育、单纯性阴毛早发育、单纯性早初潮。

二、临床表现

性早熟以女孩多见，女孩发生特发性性早熟约为男孩的 9 倍，而男孩性早熟以中枢神经系统异常（如肿瘤）的发育率较高，中枢性性早熟的临床特征是提前出现的性征发育与正常青春期发育程序相似，但临床表现差异较大，在青春期前的各个年龄组都可以发病，症状发展快慢不一，有些可在性发育一定程度后停顿一时期再发育，亦有的症状消退后再发育。在性发育的过程中，男孩和女孩皆是有关身高和体重过快的增长和骨骼成熟加速，由于骨骼的过快增长可使骨骺融合较早，早期身高虽较同龄儿童高，但成年后身高反而较矮小。在青春期成熟后患儿除身高矮于一般群体外，其余均正常。

外周性性早熟的性发育过程与上述规律迥异。男孩性早熟应注意睾丸的大小，若睾丸＞3ml，提示中枢性性早熟，如睾丸未增大，但男性化进行性发展，则提示外周性性早熟，其雄性激素可能来自肾上腺。颅内肿瘤所致者在病程中仅有性早熟表现，后期始见于颅压增高、视野缺损等定位征象，需加以警惕。

三、辅助检查

8 岁之前出现第二性征就可以诊断为性早熟。为区别性早熟的类型和病因，临床上要做一系列辅助检查。

（一）骨龄测定

骨龄超过实际年龄 1 年或 1 年以上就视为提前，是判断骨质成熟度最简单的指标。

（二）超声检查

可了解子宫和卵巢的情况。卵巢功能启动的标志是卵巢容积＞1mL，并有多个直径＞4mm 的卵泡。另外盆腔超声可鉴别卵巢肿瘤，肾上腺超声可鉴别肾上腺肿瘤。

（三）头颅 MRI 检查

对 6 岁以下的女性性早熟者应常规做头颅 MRI 检查，目的是除外中枢神经系统病变。

（四）激素测定

性早熟儿体内的雌激素水平明显升高，升高程度与 Tanner 分期相关。另外肿瘤患者体内的激素水平异常升高，21-羟化酶患者体内的睾酮水平常≥2ng/mL，17-羟孕酮水平超过正常水平的数十倍或数百倍。

非 GnRH 依赖性性早熟者体内的促性腺激素水平通常不升高，但异位分泌促性腺激素的肿瘤患者例外。从理论上讲，GnRH 依赖性性早熟患者体内的促性腺激素水平升高，但临床上测定时却可能发现 GnRH 依赖性性早熟患者体内的促性腺激素水平并无升高。这与青春期启动早期促性腺激素分泌存在昼夜差别有关，在青春期早期促性腺激素分泌增加只出现在晚上。因此，白天测定出来的促性腺激素水平并无增加。

测定甲状腺功能对鉴别甲状腺功能减退是必要的。

（五）促性腺激素释放激素（GnRH）兴奋试验

该试验是鉴别 GnRH 依赖性性早熟和非 GnRH 依赖性性早熟的重要方法：GnRH 50～100μg 或 2.5～3.0μg/kg 静脉注射，于 0、30、60 和 90 分钟分别采集血样，测定血清 FSH 和 LH 浓度。如果 LH 峰值＞12IU/L，且 LH 峰值/FSH 峰值＞1，则考虑诊断为 GnRH 依赖性性早熟。

四、诊断

性早熟的诊断包括三个步骤，医生首先要确定患儿是否为性早熟；第二是判断性早熟属于中枢性或外周性；第三是寻找具体病因。

（一）中枢性性早熟

1. 第二性征提前出现，符合定义的年龄。

2. 按照正常发育程序进展。

3. 有性腺发育依据：女孩按超声影像判断，男孩睾丸容积 24ml。

4. 发育过程中呈现身高增长突增。

5. 促性腺激素升高至青春期水平。

6. 可有骨龄提前，但无诊断特异性。

（二）不完全性中枢性性早熟

最常见的类型为单纯性乳房早发育，表现为只有乳房早发育而不呈现其他第二性征，乳晕无着色，非进行性自限性病程，乳房多在数月后自然消退，但也会再次出现乳腺发育。

（三）外周性性早熟

1. 第二性征提前出现符合定义的年龄。

2. 性征发育不按正常发育程序进展。

3. 性腺大小在青春前期水平。

4. 促性腺激素在青春前期水平。

不需治疗的指征：性成熟进程缓慢，骨龄进展不超越年龄进展，对成年身高影响不显著者；骨龄虽提前，但身高生长速度亦快，预测成年身高不受损者。

由于青春发育是一个动态的过程，故对每个个体的以上指标需动态观察。对于暂不需治疗者均需进行定期复查和评估，调整治疗方案。

五、鉴别诊断

特发性性早熟诊断过程中需要与中枢神经系统异常，肾上腺、性腺的肿瘤等其他原因导致的性早熟相鉴别。

女孩的特发性性早熟，要特别注意与单纯乳房早发育、外周性性早熟、McCune－Albrigh 综合征、原发性甲状腺功能减退伴性早熟等疾病的鉴别。

上述鉴别需由专业医生完成判断，通常情况下，医生将根据患儿病史、体征及实验室、影像学检查结果等进行综合判断。

六、治疗

特发性 GnRH 依赖性性早熟的治疗目的是阻止性发育，使已发育的第二性征消退；抑制骨骺愈合，提高成年身高；消除不良心理影响，避免过早性交。目前，临床上常用的药物有孕激素、GnRH 类似物、达那唑和生长激素等，首选 GnRH 类似物。

（一）孕激素

用于治疗特发性 GnRH 依赖性性早熟的孕激素有甲羟孕酮、甲地孕酮和环丙孕酮。

1. 甲羟孕酮

主要作用机制是通过抑制下丘脑－垂体轴抑制促性腺激素的释放，另外甲羟孕酮还可以直接抑制卵巢类固醇激素的合成。可使用口服或肌内注射给药。口服，10～40mg/天；肌内注射 100～200mg/m^2，每周 1 次或每 2 周 1 次。临床上多选口服制剂。

长期大量使用甲羟孕酮的主要不良反应有：①皮质醇样作用，能抑制 ACTH 和皮质醇的分泌。②增加食欲，使体重增加。③可引起高血压和库欣综合征样表现。

2. 甲地孕酮

其作用机制和不良反应与甲羟孕酮相似。用法：甲地孕酮 10～20mg/天口服。

3. 环丙孕酮

环丙孕酮有抗促性腺激素、孕激素活性，作用机制和不良反应与甲羟孕酮相似。环丙孕酮最大的特点是有抗雄激素活性。用法：每天 70～100mg/m^2 口服。

由于孕激素无法减缓骨龄增加速度，因此对改善最终身高没有益处。另外，许多患儿不能耐受长期大量使用孕激素。目前临床上更主张用 GnRH 类似物来代替孕激素。

（二）达那唑

达那唑能抑制下丘脑－垂体－卵巢轴，增加体内雌二醇的代谢率，因此能降低体内的雌激素水平。临床上常用达那唑治疗雌激素依赖性疾病，如子宫内膜异位症、子宫内膜增生症和月经过多等。有作者用达那唑治疗 GnRH 依赖性性早熟也取得了不错的疗效。国内学者用 GnRH 激动剂治疗特发性 CPP 1～2 年后，改用达那唑治疗 1 年，剂量为 8～10mg/kg，结果发现达那唑药物治疗可以促进骨龄超过 12 岁的性早熟患儿身高生长。另外，达那唑还可以作为 GnRH 激动剂停药后继续用药的选择。

达那唑的主要不良反应有：①胃肠道反应：恶心、呕吐等不适。②雄激素过多的表现：皮脂增加、多毛等。③肝功能受损。由于达那唑的不良反应比较明显，因此许多患儿无法耐受。事实上，在临床上达那唑也很少用于治疗性早熟。

（三）GnRH 类似物

根据作用机制可以将 GnRH 类似物分为 GnRH 激动剂和 GnRH 拮抗剂两种，它们均可用于治疗 GnRH 依赖性性早熟。目前，临床上最常用的是长效 GnRH 激动剂，如亮丙瑞林、曲普瑞林、戈舍瑞林等，一般每 4 周肌肉或皮下注射一次。长效 GnRH 激动剂对改善第二性征、抑制下丘脑－垂体－卵巢轴有非常好的疗效。另外，由于它能延缓骨龄增加速度，增加骨骺愈合时间，所以能改善最终身高。

1. GnRH 激动剂治疗规范

关于 GnRH 激动剂的使用，中华医学会儿科学分会内分泌遗传代谢学组提出以下建议供参考。

（1）GnRH 激动剂的使用指征：为改善成年身高，建议使用指征为：①骨龄：女孩≤11.5 岁，骨龄＞年龄 2 岁或以上。②预测成年身高：女孩＜150cm。③骨龄/年龄＞1，或以骨龄判断身高的标准差积分（SDS）≤－2。④发育进程迅速，骨龄增长/年龄增长＞1。

（2）不宜使用指征：有以下情况不宜应用 GnRH 激动剂，因为治疗几乎不能改善成年身高：①骨龄：女孩≥12.5 岁。②女孩月经初潮。

（3）不需应用的指征：因性发育进程缓慢（骨龄进展不超越年龄进展）而对成年身高影响不大的 CPP 不需要治疗，但需定期复查身高和骨龄变化。

（4）GnRH 激动剂使用方法。

剂量：首剂为 $80 \sim 100 \mu g/kg$，2 周后加强 1 次，以后每 4 周 1 次，剂量为 $60 \sim 80 \mu g/kg$，根据性腺轴功能抑制情况（包括性征、性激素水平和骨龄进展）而定，抑制差者可参照首次剂量，最大剂量为每次 3.75mg。为确切了解骨龄进展的情况，临床医师应自己对治疗前后的骨龄进行评定和对比，不宜只按放射科的报告。

治疗监测：首剂 3 个月末复查 GnRH 激发试验，LH 激发值在青春前期水平说明剂量合适，以后对女孩只需定期复查基础血清雌二醇（E_2）浓度判断性腺轴功能抑制状况。治疗过程中每 $2 \sim 3$ 个月测量身高和检查第二性征。每 6 个月复查骨龄，同时超声复查子宫和卵巢。

疗程：为改善成年身高，GnRH 激动剂的疗程至少需要 2 年。一般在骨龄 $12 \sim 12.5$ 岁时可停止治疗。对年龄较小开始治疗者，在年龄已追赶上骨龄，且骨龄已达正常青春期启动年龄时可停药，使其性腺轴功能重新启动。

停药后监测：治疗结束后第 1 年内应每 6 个月复查身高、体重和第二性征。

2. GnRH 激动剂的不良反应

GnRH 激动剂没有明显的不良反应。少部分患者有过敏反应及注射部位硬结或感染等。临床上人们最关心的是 GnRH 激动剂对患者的远期影响，目前的研究表明长期使用 GnRH 激动剂不会给下丘脑－垂体－卵巢轴造成永久性的抑制。一旦停用 GnRH 激动剂，受抑制的下丘脑－垂体－卵巢轴会很快恢复活动。另外，有患者担心使用 GnRH 激动剂可造成将来的月经失调，目前尚无证据说明患者以后的月经失调与 GnRH 激动剂治疗之间存在着联系。

3. GnRH 拮抗剂

GnRH 拮抗剂也可用于治疗 GnRH 依赖性性早熟，它与 GnRH 激动剂的区别在于开始使用时就会对下丘脑-垂体-卵巢轴产生抑制作用。

（四）生长激素

生长激素（GH）是由垂体前叶生长激素细胞产生的一种蛋白激素，循环中的生长激素可以单体、二聚体或聚合体的形式存在。80％为相对分子质量 22×10^3 单体，含有 191 个氨基酸，20％为相对分子质量 20×10^3 单体，含有 176 个氨基酸。GH 对正常的生长是必需的。青春期性激素和 GH 的水平同步增加提示这两类激素之间存在着相互调节作用，一般认为是性激素驱动 GH 的分泌和促生长作用。

GnRH 激动剂可以减慢生长速率及骨骼成熟、提高患儿最终身高，但一部分患儿生长速率过缓，以致不能达到成年预期身高。近年来，为了提高 CPP 患者的最终身高，采取了与生长激素联合治疗的方案。Pasquino 等用曲普瑞林治疗 20 例 ICCP $2 \sim 3$ 年后发现这些患儿的身高比正常同龄儿童低 25 个百分点，随后他们把这些患儿平均分成两组：一组继续单用曲普瑞林，而另一组同时加用 GH 继续治疗 $2 \sim 4$ 年后发现，GnRH 激动剂加生长激素组的平均成年身高比治疗前预期成年身高高（$7.9 \pm 1.1cm$），而单用 GnRH 激动剂组只比治疗前预期成年身高高（$1.6 \pm 1.2cm$）。国内一些学者的研究也得出了类似的结果。这说明 GnRH 激动剂联合生长激素治疗可提高患者的成年身高。

临床上使用的生长激素是用基因重组技术合成的，与天然生长激素具有完全相同的药效学和药代学的人生长激素（HGH）。HGH 半衰期为 3h，皮下注射后 4～6 小时出现 GH 峰值。用法：每周皮下注射 0.6～0.8IU/kg，分 3 次或 6 次给药，晚上注射。一般连续治疗 6 个月以上才有意义。

不良反应：①注射部位脂肪萎缩，每天更换注射部位可避免。②亚临床型甲状腺功能减退，约 30% 的用药者会出现，此时需要补充甲状腺素。③少数人会产生抗 RGH 抗体，但在多数情况下抗体不会影响生长速度。

（五）心理教育

青春期过早启动可能会对儿童的心理产生不利影响。为了避免这种情况的发生，家长和医生应告诉患儿有关知识，让她们对性早熟产生正确的认识。另外，还应对患儿进行适当的性教育。

（六）其他性早熟的治疗

对于除特发性 GnRH 依赖性性早熟以外的性早熟治疗来说，治疗的关键是去除原发病因。

1. 颅内疾病

包括颅内肿瘤、脑积水及炎症等。颅内肿瘤主要是下丘脑和垂体部位的肿瘤，这些肿瘤可以引起 GnRH 依赖性性早熟，治疗主要采用手术、放疗或化疗。脑积水者应行引流减压术。

2. 自律性卵泡囊肿

自律性卵泡囊肿是非 GnRH 依赖性性早熟的常见病因。青春期前儿童卵巢内看到生长卵泡属于正常现象，但这些卵泡直径通常 <10mm。个别情况下，卵泡增大成卵泡囊肿，直径可 >5cm。如果这些卵泡囊肿反复存在且分泌雌激素，就会导致性早熟的出现。

自律性卵泡囊肿发生的具体机制尚不清楚，有研究提示部分患者可能与 FSH 受体或 LH 受体基因突变，导致受体被激活有关。

自律性卵泡囊肿有时需要与卵巢颗粒细胞瘤相鉴别。另外，自律性卵泡囊肿与其他卵巢囊肿一样，也可出现扭转或破裂，临床上表现为急腹症，此时需要手术治疗。

自律性卵泡囊肿的处理：可以在超声监护下行卵泡囊肿穿刺术。另外，也可口服甲羟孕酮抑制雌激素的合成。

3. 卵巢颗粒细胞瘤

青春期儿童可以发生卵巢颗粒细胞瘤，由于卵巢颗粒细胞瘤能分泌雌激素，因此这些儿童会发生性早熟。一旦诊断为卵巢颗粒细胞瘤，应立即手术，术后需要化疗。

卵巢颗粒细胞瘤能分泌抑制素和抗苗勒管激素（AMH），这两种激素被视为卵巢颗粒细胞瘤的肿瘤标志物，可用于诊断和治疗后随访。

4. McCune-Albright 综合征

McCune-Albright 综合征的发病机制和临床表现见前面所述。治疗为对症处理。对性早熟可用甲羟孕酮治疗。

5. 先天性肾上腺皮质增生症

导致肾上腺皮质雄激素分泌过多的先天性肾上腺皮质增生症患者会发生女性异性性早

熟，临床上表现为女性儿童有男性化体征。这些疾病中最常见的是 21-羟化酶缺陷。

6. 芳香化酶抑制剂的使用

芳香化酶是合成雌激素的关键酶，其作用是将雄激素转化成雌激素。芳香化酶抑制剂可以抑制芳香化酶的活性，阻断雌激素的合成，从而降低体内的雌激素水平。

七、预防

性早熟没有直接的预防手段。但通过让儿童避免食用含激素的药物、食物，远离含激素的化妆品等可降低发生性早熟的风险。

第三章 异常妊娠

第一节 流 产

妊娠不足 28 周、胎儿体重不足 1 000g 而终止者称流产。在妊娠 12 周前终止者称早期流产，在妊娠 12 周至不足 28 周终止者称晚期流产。孕 20 周至不足 28 周流产的胎儿有存活的可能，称为有生机儿。流产分为自然流产和人工流产，本节仅阐述自然流产。自然流产发生率占全部妊娠的 10%～15%，多数为早期流产。

一、病因

导致流产的原因较多，主要有以下几方面。

(一) 染色体异常

染色体异常是流产的主要原因。早期自然流产时，染色体异常的胚胎占 50%～60%，多为染色体数目异常，其次为染色体结构异常。数目异常有三体、单体、三倍体及四倍体等；结构异常有染色体断裂、倒置、易位和缺失。染色体异常的胚胎多数结局为流产，极少数可能继续发育成胎儿，但出生后也会发生功能异常或合并畸形。若已流产，妊娠产物有时仅为一空孕囊或已退化的胚胎。

(二) 环境因素

影响生殖功能的外界不良因素很多，可以直接或间接对胚胎或胎儿造成损害。过多接触某些有害的化学物质（如砷、铅、苯、甲醛、氯丁二烯、氧化乙烯等）和物理因素（如过量的放射线、噪声及高温等），均可引起流产。

(三) 母体因素

1. 全身性疾病

妊娠期患急性病，高热可引起子宫收缩而致流产；细菌毒素或病毒（单纯疱疹病毒、巨细胞病毒等）通过胎盘进入胎儿血循环，使胎儿死亡而发生流产。此外，孕妇患严重贫血或心力衰竭可致胎儿缺氧，也可能引起流产。孕妇患慢性肾炎或高血压，胎盘可能发生梗死而引起晚期流产。

2. 生殖器官疾病

孕妇因子宫畸形（如双子宫、纵隔子宫及子宫发育不良等）、盆腔肿瘤（如子宫肌瘤等），均可影响胎儿的生长发育而导致流产。宫颈内口松弛或宫颈重度裂伤，易发生晚期流产。

3. 内分泌失调

黄体功能不足往往影响蜕膜、胎盘而发生流产。甲状腺功能低下者，也可能因胚胎发育不良而流产。

4. 创伤

妊娠期特别是妊娠早期时行腹部手术或妊娠中期受外伤，可刺激子宫收缩而引起流产。

（四）免疫因素

妊娠犹如同种异体移植，胚胎与母体间存在复杂而特殊的免疫学关系，这种关系使胚胎不被排斥。若母儿双方免疫不适应，则可引起母体对胚胎的排斥而致流产。有关免疫因素主要有父方的组织相容性抗原、胎儿特异抗原、血型抗原、母体细胞免疫调节失调、孕期母体封闭抗体不足及母体抗父方淋巴细胞的细胞毒抗体不足等。

二、临床表现

主要症状为停经后出现阴道流血和腹痛。孕 12 周前发生的流产，开始时绒毛与蜕膜剥离，血窦开放，出现阴道流血，下腹部疼痛。晚期流产的临床过程与早产及足月产相似，先出现腹痛，后出现阴道流血。

三、辅助检查

（一）B 超检查

可根据妊娠囊的形态、大小、有无胎心搏动及胎动情况，确定胚胎或胎儿是否存活，并协助诊断流产的类型。宫颈内口关闭不全患者，B 超下可见宫颈内口呈漏斗状扩张，直径一般 >15mm。

（二）妊娠试验

用早早孕诊断试条可于停经 3～5 天即出现阳性结果。另外，可行血 β-HCG 的定量测定，并进行跟踪观察，以判断先兆流产的预后。

（三）激素测定

血中孕激素测定在先兆流产的诊断及预后评估方面有较实用的价值，研究表明在异常妊娠（包括异位妊娠）中，99% 的患者血孕酮水平低于 25ng/mL，如孕激素水平低于 5ng/mL，则无论是宫内或宫外妊娠，妊娠物均已死亡。有学者认为如 B 超已见孕囊，血 β-HCG 水平 <1 000U/mL，血清孕激素水平 <5ng/mL，宫内妊娠基本已死亡。

四、诊断

（一）先兆流产

出血量要比平时少，伴有或不伴有下腹痛或腰背痛；检查中可见宫颈口未开，子宫增大，且与妊娠周数相符。

（二）难免流产

多由先兆流产发展而来。难免流产时，阴道流血较先兆流产增多，阵发性腹痛逐渐加剧，或出现阴道流水（胎膜破裂）；检查可见宫颈口已扩张，有组织物堵塞或见胎膜囊膨出，或有水流出，子宫与妊娠周数符合或较小。

（三）不全流产

难免流产排出物不完全；检查可见子宫口多较松弛，有时可见组织堵塞于子宫口，子宫多小于妊娠周数，流血时间过长可引发流产、感染。

（四）完全流产

难免流产排除物完全；检查可见子宫口关闭，子宫接近正常大小。

（五）过期流产

指胚胎死于宫内 8 周以上未排出者。妇科检查：子宫小于月份，妊娠试验阴性。

（六）习惯性流产

自然流产连续发生 3 次。

（七）感染性流产

流产过程中引起宫腔感染，胎儿及胎盘等排出后感染为产后感染。腹痛、阴道血色暗黑，有异味，体温升高达 38℃ 以上。妇科检查：盆腔、宫体、附件部位有压痛，阴道分泌物增多，有异味。

五、鉴别诊断

首先区别流产类型，同时需与异位妊娠及葡萄胎、功能失调性子宫出血、盆腔炎及急性阑尾炎等进行鉴别。

（一）异位妊娠

B 超检查已成为诊断宫内妊娠和异位妊娠的重要方法之一。输卵管妊娠的典型声像图为：①子宫内不见妊娠囊，内膜增厚。②宫旁一侧见边界不清、回声不均的混合性包块，有时可见宫旁包块内有妊娠囊、胚芽及原始心管搏动，为输卵管妊娠的直接证据。③直肠—子宫凹陷处有积液。

（二）葡萄胎

1. 绒毛膜促性腺激素测定

正常妊娠时，随孕周增加，血清 HCG 值逐渐升高，在孕 10～12 周达高峰。以后随孕周增加，血清 HCG 值逐渐下降。但葡萄胎时，滋养细胞高度增生，产生大量 HCG，血清 HCG 值通常高于相应孕周的正常妊娠值，且在停经 12 周以后，随着子宫增大继续持续上升，利用这种差异可作为辅助诊断。但也有少数葡萄胎，HCG 升高不明显。

2. 超声检查

完全性葡萄胎的主要超声影像学表现为子宫明显大于停经月份，无妊娠囊或胎心搏动，宫腔内充满不均质密集状或短条状回声，呈"落雪状"，若水泡较大而形成大小不等的回声区，则呈"蜂窝状"。子宫壁薄，但回声连续，无局灶状透声区。常可测到两侧或一侧卵巢囊肿，多房，囊壁薄，内见部分纤细分隔。彩色多普勒超声检查可见子宫动脉血流丰富，但子宫肌层内无血流或仅稀疏"星点状"血流信号。

部分性葡萄胎宫腔内可见由水泡状胎块所引起的超声图像改变及胎儿或羊膜腔，胎儿常合并畸形。

3. 多普勒胎心测定

葡萄胎时仅能听到子宫血流杂音，无胎心音。

（三）功能失调性子宫出血

尿妊娠试验阴性，B 超检查宫腔内无妊娠图像。

（四）盆腔炎及阑尾炎

一般无停经史，尿妊娠试验阴性，血清 HCG 水平正常，B 超检查宫腔内无妊娠图像，血白细胞总数 $>10\times10^9/L$。

六、治疗

（一）先兆流产

卧床休息，禁性生活，必要时给予对胎儿危害小的镇静剂。黄体功能不足者可给予黄体酮 10～20mg，每天或隔天肌内注射 1 次，或 HCG 2 000～3 000U 隔天肌内注射 1 次。其次，维生素 E 及小剂量甲状腺片也可应用。经过治疗，如阴道流血停止，B 超提示胚胎存活，可继续妊娠。若临床症状加重，B 超发现胚胎发育不良，HCG 持续不长或下降表明流产不可避免，应终止妊娠。

（二）难免流产

一旦确诊，应尽早使胚胎及胎盘组织完全排出。早期流产应及时行刮宫并对刮出物仔细检查，并送病理检查。晚期流产时，子宫较大，出血较多，可用缩宫素 10～20U 加入 5％葡萄糖液 500mL 中静脉滴注，促进子宫收缩。当胎儿及胎盘排出后检查是否完全，必要时刮宫清除宫腔内残留的妊娠物。

（三）不全流产

一经确诊，应及时行刮宫术或钳刮术，以清除宫腔内残留组织。出血多或伴有休克者应同时输血输液，并给予抗生素预防感染。

（四）完全流产

症状消失，B 超检查宫腔内无残留物，如无感染、一般不需特殊处理。

（五）稽留流产

处理较困难。处理前应检查血常规、出凝血时间、血小板计数、血纤维蛋白原、凝血酶原时间、凝血块收缩试验及血浆鱼精蛋白副凝试验等，并做好输血准备。口服炔雌醇 1mg 每天 2 次，或己烯雌酚 5mg 每天 3 次，连用 5 天以提高子宫肌对缩宫素的敏感性。子宫小于 12 周者，可行刮宫术，术中肌内注射缩宫素，若胎盘机化并与宫壁粘连较紧，手术应特别小心，防止子宫穿孔，一次不能刮净，可于 5～7 天后再次刮宫。如凝血功能障碍，应尽早使用肝素、纤维蛋白原及输新鲜血等，待凝血功能好转后，再行引产或刮宫。

（六）习惯性流产

染色体异常夫妇应于孕前进行遗传咨询，确定是否可以妊娠，在孕前应进行卵巢功能检查、夫妇双方染色体检查与血型鉴定及其丈夫的精液检查，女方尚需进行生殖道检查，包括有无肿瘤、宫腔粘连，并作子宫输卵管造影或（及）宫腔镜检查，以确定子宫有无畸形与病变，有无宫颈内口松弛等。子宫有纵隔的患者，可于宫腔镜下行子宫纵隔切除术；有宫腔粘连者可用探针横向钝性分离粘连；宫颈内口松弛者应在妊娠前行宫颈内口修补术，或于孕 14～18 周行宫颈内口环扎术，术后定期随诊，提前住院，待分娩发动前拆除缝线，若环扎术后有流产征象，应及时拆除缝线，以免造成宫颈撕裂；黄体功能不足或原因不明的习惯性流产妇女当有怀孕征兆时，可按黄体功能不足给以黄体酮治疗，每天 10～20mg 肌内注射，或 HCG 3 000U，隔天肌内注射 1 次，确诊妊娠后继续给药直至妊娠 10 周或超过以往发生流产的月份，并嘱其卧床休息，禁性生活，补充维生素 E，注意心理疏导，安定患者情绪。对不明原因的习惯性流产患者，可予免疫治疗。

（七）流产感染

治疗原则为积极控制感染，尽快清除宫内残留物。若阴道流血不多，应用广谱抗生素2～3天，待控制感染后再刮宫。若阴道流血量多，静脉滴注抗生素及输血的同时，用卵圆钳将宫腔内残留组织夹出，使出血减少，切不可用刮匙全面搔刮宫腔，以免造成感染扩散，术后应继续给予广谱抗生素，待感染控制后再行彻底刮宫。若已合并感染性休克者，在抗感染同时，应积极抢救休克。若感染严重或腹盆腔有脓肿形成。应予手术引流，必要时切除子宫。

七、预防

（一）患有遗传性疾病的患者，应于妊娠前进行遗传咨询。如染色体异常夫妇，需要确定是否可以妊娠，在妊娠中期进行产前诊断等。

（二）孕期避免吸烟（包括避免吸入二手烟）、喝酒、吸毒，避免过量摄入咖啡因。

（三）避免接触环境中有毒有害物质。

（四）怀孕期间要多休息，均衡饮食；同时要注意保护好腹部，避免撞击，乘车时要系好安全带。

（五）及时治疗并控制慢性基础疾病。

（六）怀孕期间服用任何药物（包括非处方药物）之前，需要咨询医生。

（七）孕期遵医嘱定期进行孕检。

（八）低分子肝素（LMWH）对自然流产具有一定的防治作用，其防治适应证主要是抗磷脂综合征、易栓症、自免疫性疾病等。但是对于合并高血压、糖尿病、慢性肾脏疾病等病程较长、有可能存在血管内皮损伤的反复自然流产患者，可以适当应用LMWH，疗效有待进一步临床验证。

第二节　胎盘早剥

妊娠20周以后或分娩期，正常位置的胎盘在胎儿娩出前，部分或全部从子宫壁剥离称胎盘早剥。胎盘早剥是妊娠晚期严重并发症，其起病急、发展快，处理不及时可危及母儿生命，因此必须予以重视。

一、病因
胎盘早剥确切的病因不清，可能与下列因素有关。

（一）母体血管病变

妊娠合并重度子痫前期、慢性高血压、慢性肾脏疾病或全身血管病变时，由于血管变性坏死甚至破裂出血，致使胎盘与子宫壁分离，胎盘早剥的发生率增高。

（二）机械性因素

腹部直接受到撞击或挤压等外伤时、脐带过短或相对过短时、羊膜腔穿刺时刺破前壁胎盘附着处等情况均可引起胎盘早剥。

（三）宫腔内压力骤减

双胎分娩时第一胎儿娩出过速、羊水过多时破膜后羊水流出过快，均可使宫腔内压力骤减，子宫骤然收缩，胎盘与子宫壁发生错位剥离。

（四）子宫静脉压突然升高

妊娠晚期或临产后，孕妇长时间仰卧位，巨大妊娠子宫压迫下腔静脉，回心血量减少，血压下降，此时子宫静脉淤血，静脉压升高，蜕膜静脉床淤血或破裂，形成胎盘后血肿，导致部分或全部胎盘剥离。

（五）其他因素

胎盘早剥史、吸烟、滥用可卡因、孕妇代谢异常、孕妇有血栓形成倾向、胎盘附着部位子宫肌瘤等，也与胎盘早剥发生有关。

二、临床表现

目前我国采用 Sher 分度，依据病情严重程度，将胎盘早剥分为三度。

Ⅰ度：盘剥离面小，无腹痛或腹痛轻微，贫血体征不明显；子宫软，大小与妊娠周数相符，胎位清楚，胎心正常；产后见胎盘母体面有凝血块及压迹，多见于分娩期。

Ⅱ度：突发持续性腹痛、腰酸或腰背痛，疼痛的程度与胎盘后积血多少成正比。无阴道流血或流血量不多，贫血程度与阴道流血量不相符。检查可见子宫大于妊娠周数，宫底随胎盘后血肿增大而升高。胎盘附着处压痛明显（胎盘位于后壁则不明显），宫缩有间歇，胎位可查及，胎儿存活。

Ⅲ度：胎盘剥离面超过胎盘面积的 1/2，临床表现较Ⅱ度加重。患者可出现恶心、呕吐、面色苍白、四肢湿冷、脉搏细数、血压下降等休克症状。检查可见子宫硬如板状，宫缩间歇时不能放松，胎位触不清，胎心消失。

三、辅助检查

（一）B超

对可疑及轻型患者行 B 型超声检查，可确定有无胎盘早剥及估计剥离面大小。若有胎盘后血肿，超声声像图显示胎盘与子宫壁之间出现液性暗区，界限不太清楚。对可疑及轻型有较大帮助。重型患者的 B 超声像图则更加明显，除胎盘与宫壁间的液性暗区外，还可见到暗区内有时出现光点反射（积血机化）、胎盘绒毛板向羊膜腔凸出以及胎儿的状态（有无胎动及胎心搏动）。

（二）实验室检查

主要了解患者贫血程度及凝血功能。血常规检查了解患者贫血程度；尿常规了解肾功能情况及尿蛋白情况。重型胎盘早剥可能并发 DIC，应进行有关实验室检查，包括 DIC 的筛选试验（如血小板计数、凝血酶原时间、纤维蛋白原测定和"3P"试验）以及纤溶确诊试验（如 Fi 试验即 FDP 免疫试验、凝血酶时间及优球蛋白溶解时间等）。

四、诊断

诊断主要根据病史、临床症状及本征。轻型胎盘早剥由于症状与体征不够典型，诊断往往有一定困难，应仔细观察与分析，并借 B 型超声检查来确定。重型胎盘早剥的症状与体征比较典型，诊断多无困难。确诊重型胎盘早剥的同时，尚应判断其严重程度，必要时进行上述的实验室检查，确定有无凝血功能障碍及肾衰竭等并发症，以便制定合理的处理方案。

五、鉴别诊断

（一）前置胎盘

轻型胎盘早剥也可为无痛性阴道出血，体征不明显，行 B 型超声检查确定胎盘下缘，即可确诊。子宫后壁的胎盘早剥，腹部体征不明显，不易与前置胎盘区别，B 超检查亦可鉴别。重型胎盘早剥的临床表现极典型，不难与前置胎盘相鉴别。

（二）先兆子宫破裂

常发生于分娩过程中，出现强烈宫缩、下腹疼痛拒按、烦躁不安、少量阴道流血、有胎儿窘迫征象等。以上临床表现与重型胎盘早剥较难区别。但先兆子宫破裂多有头盆不称、分娩梗阻或剖宫产史，检查可发现子宫病理缩复环，导尿有肉眼血尿等，而胎盘早剥常是重度妊高征患者，检查子宫呈板样硬。

六、治疗

胎盘早剥危及母儿生命，故必须及时做出诊断并给予相应的治疗。

（一）纠正休克

积极开放静脉通道，迅速补充血容量，改善循环。注意补液量和速度，最好输新鲜血。

（二）及时终止妊娠

一旦确诊重型胎盘早剥应及时终止妊娠。分娩方式取决于病情轻重、胎儿宫内状况、产程进展以及胎方位等。

1. 阴道分娩

阴道分娩仅适用于以外出血为主，患者一般情况良好，宫口已扩张，估计短时间内能结束分娩可经阴道分娩。

人工破膜使羊水缓慢流出，缩小子宫容积，用腹带裹紧腹部压迫胎盘使其不再继续剥离，必要时静脉滴注缩宫素缩短第二产程。产程中应密切观察心率、血压、宫底高度、阴道流血量以及胎儿宫内状况，一旦发现病情加重或出现胎儿窘迫征象，应行剖宫产结束分娩。

2. 剖宫产

病情较重或进行性加重的胎盘早剥，无论胎儿是否存活，不能在短时间内结束分娩者均应剖宫产。胎儿与胎盘取出后，立即注射宫缩剂并按摩子宫；子宫胎盘卒中时在按摩子宫和热盐水湿敷后，多数子宫收缩转佳，可以保留子宫。若发生难以控制的大量出血可行子宫次全切除术。

（三）并发症的处理

1. 凝血功能障碍

必须在迅速终止妊娠同时纠正凝血机制障碍。补充凝血因子以及输纤维蛋白原；DIC 高凝阶段主张及早应用肝素，但不应在有显著出血倾向或纤溶亢进阶段应用；在肝素化和补充凝血因子的基础上应用抗纤溶药物。常用的药物有氨基己酸、氨甲环酸、氨甲苯酸等。

2. 肾衰竭

若血容量已补足而尿量 $<17mL/h$，可给予 20％的甘露醇 500mL 快速静脉滴注，或呋塞米 $20\sim40mg$ 静脉推注，必要时可重复用药，通常 $1\sim2$ 天尿量可以恢复。若短期内尿量

不增且血清尿素氮、肌酐、血钾进行性升高，并且二氧化碳结合力下降，提示肾衰竭。出现尿毒症时，应及时行透析治疗。

3. 产后出血

胎儿娩出后立即给促宫缩药物，如缩宫素、麦角新碱、米索前列醇等；胎儿娩出后人工剥离胎盘，持续子宫按摩。若子宫出血不能控制，或 DIC 出血不止，可在快速输入新鲜血、补充凝血因子的同时行子宫切除术。

七、预防

（一）建立健全的孕产妇三级保健制度，早期发现治疗妊娠期血管病变。

（二）有创性检查或操作时动作应轻柔，羊膜腔穿刺应在 B 超引导下进行；避免腹部外伤等。

（三）妊娠晚期或分娩期，避免长时间仰卧，应进行适量的活动。

第三节　前置胎盘

正常位置的胎盘附着于子宫体部。妊娠 28 周后若胎盘附着在子宫下段，甚至胎盘下缘达到或者覆盖子宫颈内口，位置低于胎儿先露部，称为前置胎盘。前置胎盘是妊娠晚期严重的并发症，也是妊娠晚期阴道流血的主要原因之一。其发病率为 0.24％～1.57％，国外报道为 1％。患者多为经产妇。

一、病因

尚不清楚，高龄初产妇、经产妇及多产妇、先前有剖宫产史的、吸烟或吸食毒品妇女为高危人群。其病因可能与下列因素有关。

（一）子宫内膜病变或损伤

多产、流产、引产、放置宫内节育器、多次刮宫、剖宫产、感染等引起的子宫内膜炎和子宫内膜损伤，位子宫内膜血管生长不全，蜕膜发育不良，孕卵植入后血液供应不足。胎盘为了摄取足够的营养不断扩大面积，因而伸展到子宫下段。

（二）受精卵滋养层发育迟缓

有时受精卵到达子宫腔时，其滋养层尚未具有着床能力，势必继续下行而着床于子宫下段。

（三）胎盘异常

双胎妊娠引起的胎盘面积过大、副胎盘等均可使胎盘延伸至子宫下段，形成前置胎盘。

二、临床表现

（一）症状

妊娠晚期或临产时发生无诱因，无痛性反复阴道流血是前置胎盘的特征性症状。由于妊娠晚期或临产后，子宫下段肌纤维被动伸展，附着在子宫下段及宫颈内口上的胎盘不能相应地随之扩展，导致前置部分的胎盘与其附着处之间发生错位、分离，血窦破裂而出血。随着子宫下段继续扩张，剥离部分逐渐扩大，故可多次反复出血，出血量多少不一，间隔时间愈来愈短。前置胎盘发生出血的时间早晚、长短、出血量的多少、间隔时间、发作的次数与其种类有关。

初次出血量一般不多，剥离处血液凝固，出血自然停止；也有初次即发生致命性大出血而导致休克，危及母婴生命。完全性前置胎盘初次出血时间早，约在妊娠 28 周左右，称为"警戒性出血"。边缘性前置胎盘出血时间较迟，多在妊娠 37～40 周或临产后，出血量较少，部分性前置胎盘的初次出血时间、出血量及反复出血次数介于两者之间。

（二）体征

患者的一般情况与出血量的多少有关，大量出血时呈现面色苍白，血压下降甚至休克；反复出血者可出现贫血，贫血程度与失血量成正比。腹部检查：子宫大小与停经月份相符，子宫较软而无压痛，胎位、胎心音清楚，若出血量过多，可引起胎儿窘迫，甚至胎死宫内。由于胎盘附着在子宫下段，先露不易入盆而高浮，易出现胎位异常，如臀位等。在耻骨联合上偶可听到胎盘杂音。

三、辅助检查

（一）腹部检查

表现为子宫软、轮廓清楚，无压痛，子宫大小与孕周相符。胎位清楚，胎先露高浮或伴有胎位异常。

（二）超声检查

超声检查是目前诊断前置胎盘最有效的方法，准确率在 95％ 以上，可清楚显示胎盘、子宫壁、胎先露和宫颈的位置，并根据胎盘下缘与宫颈内口的关系，确定前置胎盘的类型。超声检查包括经阴道超声和经腹部超声，阴道超声是通过在阴道内放置装有传感器的棒状装置来完成检查的，在检查过程中医生会注意超声探头在阴道中的位置，轻柔操作不会引起出血。

由于经腹部超声容易漏诊附着在子宫后壁的前置胎盘，膀胱的充盈程度也影响其对胎盘位置的判断，故经阴道超声更准确，是评估胎盘状况的"标准"，而且目前认为不会增加出血的危险。

（三）磁共振检查（MRI）

怀疑合并胎盘植入尤其子宫后壁胎盘植入者可采用 MRI 辅助检查。胎盘附着在剖官产瘢痕部位，被称为"凶险性"前置胎盘，磁共振有助于了解胎盘侵入子宫肌层的深度、局部吻合血管分布情况，及是否侵犯膀胱等宫旁组织。

（四）产后检查胎盘胎膜

胎膜破口距胎盘边缘在 7cm 以内则提示为边缘性或部分性前置胎盘或低置胎盘。

四、诊断

通过询问病史、妊娠晚期无痛性阴道出血的临床表现，本次妊娠中期超声诊断胎盘覆盖宫颈内口，查体检查同上，基本可以初步诊断。诊断前置胎盘禁止行阴道检查或肛查，尤其不应行宫颈管内指诊，以免使附着该处的胎盘剥离引起大出血。如果必须进行阴道或肛指检查需要在输液、备血或输血条件下小心进行。

五、鉴别诊断

(一) 胎盘早剥

轻型胎盘早剥主要症状为阴道流血,出血量一般较多,色暗红,可伴有轻度腹痛或腹痛不明显。重型胎盘早剥可出现突然发生的持续性腹痛和(或)酸、腰痛,其程度因剥离面大小及胎盘后积血多少而不同,积血越多疼痛越剧烈。严重时可出现恶心、呕吐,以至面色苍白、出汗、脉弱及血压下降等休克征象。可无阴道流血或仅有少量阴道流血,贫血程度与外出血量不相符。B 型超声可发现胎盘增厚、胎盘后血肿,胎盘边缘窦破裂时,胎盘位置正常。

(二) 帆状胎盘前置血管破裂

主要为胎儿出血,由于血管的位置异常,在胎膜发生破裂时血管也破裂,突然出血,胎儿迅速死亡,但对母亲的危害不大。

(三) 宫颈病变

如息肉、糜烂、宫颈癌等,结合病史通过阴道检查、B 型超声检查及分娩后胎盘检查可以确诊。

六、治疗

处理原则是抑制宫缩、制止出血、纠正贫血和预防感染。根据前置胎盘的类型,阴道流血量、妊娠周数、产次、胎位,胎儿存活情况,是否临产,宫口开大程度,有无休克等全面考虑,选择恰当处理方法。

(一) 期待疗法

适用于妊娠<34 周,胎儿体重<2 000g,阴道流血量不多,全身情况好的孕妇。目的是在确保孕妇安全的前提下,继续延长胎龄至达到或接近足月,以提高围生儿的存活率。

阴道流血期间应住院治疗,取左侧卧位,绝对卧床休息,血止后方可轻微活动。严密观察阴道流血情况,配血备用;定时间断吸氧每天 3 次,每次 30 分钟;禁止性生活、阴道检查、肛门检查;给予镇静及止血药物,积极纠正贫血;必要时可给予宫缩抑制剂,如硫酸沙丁胺醇、硫酸镁等;密切监护胎儿宫内生长情况,估计近日需终止妊娠者,若胎龄<34 周,应促胎肺成熟,可给予地塞米松 5～10mg 肌内注射,每天两次,连用 2～3 天,有利于减少新生儿呼吸窘迫综合征的发生,紧急时可羊膜腔内一次性注射。

(二) 终止妊娠

对阴道大出血或反复多次出血致贫血甚至休克者、无论胎儿成熟与否,为了母亲安全应终止妊娠;胎龄达 36 周以上;胎儿成熟度检查提示胎儿肺成熟者;胎龄未达 36 周,出现胎儿窘迫征象,或胎儿电子监护仪发现胎心率异常者应终止妊娠。根据具体情况,选择终止妊娠的方式。

1. 剖宫产术

由于剖宫产能迅速结束分娩,并能在直视下处理胎盘而迅速止血,对母儿较安全,已成为前置胎盘的主要急救措施及分娩方式。完全性前置胎盘必须行剖宫产终止妊娠,近年来对部分性或边缘性前置胎盘也倾向行剖宫产。

剖宫产术的注意事项为:①术前应积极纠正休克、备血、输液。②子宫切口视胎盘位置而定。术前 B 超检查胎盘位于子宫下段前壁，选下段偏高纵切口或体部切口，胎盘附着于后壁可行下段横切口。③胎儿娩出后，立即子宫肌壁注射缩宫素 10~20U 或麦角新碱0.2~0.4mg，加强子宫收缩，并徒手剥离胎盘。由于子宫下段肌层菲薄，收缩力弱，胎盘附着面的血窦不易闭合止血，因而出血较多，最简捷的方法是在明胶海绵上放凝血酶，快速置于出血部位再加纱垫压迫，持续压 10 分钟。或宫腔及下段填纱条，或用可吸收线 8 字缝合血窦、双侧子宫动脉或髂内动脉结扎。若以上方法无效或合并胎盘植入，应行子宫全切术或子宫次全切除术。

2. 阴道分娩

边缘性前置胎盘，枕先露，阴道流血不多，估计在短时间内能结束分娩者，可予试产。决定阴道分娩后，先行人工破膜，破膜后使先露部下降压迫胎盘止血，并可促进子宫收缩，加速分娩。若破膜后胎先露部下降不理想，仍有出血或分娩不顺利，应立即改行剖宫产。

(三) 预防产后出血及感染

当胎儿娩出后，及早使用宫缩剂，以防产后大出血。产时、产后给予抗菌药物，预防感染，并注意纠正贫血。

七、预防

搞好计划生育，推广避孕，防止多产，避免多次刮宫、引产，预防宫内感染，减少子宫内膜损伤或子宫内膜炎；拟受孕及已受孕的妇女应戒烟、戒毒、避免被动吸烟；加强产前检查、监护及正确的孕期指导，做到对前置胎盘的及时诊断，正确处理。

第四节　异位妊娠

受精卵在子宫体腔以外着床称为异位妊娠，习称宫外孕。根据受精卵种植的位置不同，异位妊娠分为：输卵管妊娠、宫颈妊娠、卵巢妊娠、腹腔妊娠、阔韧带妊娠，其中以输卵管妊娠最常见（占 90%~95%）。

此外，子宫残角妊娠由于其临床表现与异位妊娠类似。异位妊娠是妇产科常见的急腹症之一，发病率约为 1%，有逐年增加的趋势。

一、输卵管妊娠

输卵管妊娠多发生在壶腹部（75%~80%），其次为峡部。伞部及间质部妊娠少见。

(一) 病因

1. 确切病因

病因尚未明了。

2. 输卵管妊娠的结局

(1) 输卵管妊娠流产：多发生在妊娠 12 周内的输卵管壶腹部妊娠。

(2) 输卵管妊娠破裂：输卵管峡部妊娠多在妊娠 6 周左右破裂，而间质部妊娠时往往持续到 3~4 个月才发生破裂。输卵管妊娠破裂，可致短期内大量出血，盆腔或腹腔积血，患者出现肛门坠胀、剧烈腹痛、休克、昏厥等临床症状。

3. 继发性腹腔妊娠

输卵管妊娠流产或破裂后，胚囊掉入腹腔多死亡。偶有存活者，可重新种植于腹腔内脏器生长，形成继发性腹腔妊娠。

（二）临床表现

典型的临床表现包括停经、腹痛及阴道出血。

1. 症状

（1）停经：多有6～8周停经史。当月经延迟几天即出现阴道不规则流血时，常被误认为月经来潮。约有25%无明显停经史。仔细询问病史，若有腹痛与阴道不规则流血的生育期妇女，即使无停经史，亦不能完全排除输卵管妊娠。

（2）阴道流血：常为短暂停经后出现不规则流血，量少，点滴状，色暗红。约5%患者表现为大量阴道流血。

（3）腹痛：95%以上输卵管妊娠患者以腹痛为主诉就诊。输卵管妊娠破裂时，突感患侧下腹部撕裂样剧痛，持续性或阵发性；血液积聚在直肠子宫陷凹处，膈出现肛门坠胀感；出血多时，流向全腹引起全腹疼痛，恶心呕吐；血液刺激横膈，出现肩胛部放射痛。

（4）昏厥与休克：腹部剧痛后出现昏厥，腹腔内出血过多出现失血性休克。

2. 体征

（1）腹部体征：下腹有明显压痛及反跳痛，以患侧为著，可有移动性浊音。

（2）盆腔体征：妇科检查见阴道有来自宫腔的少许血液，宫颈举痛，后穹隆饱满有触痛，子宫稍大质软有漂浮感，宫旁可触及不规则包块，触痛明显。

（三）辅助检查

1. B超检查

输卵管妊娠的典型声像图为：①子宫内不见妊娠囊，内膜增厚。②宫旁一侧见边界不清、回声不均的混合性包块，有时可见宫旁包块内有妊娠囊、胚芽及原始心管搏动，为输卵管妊娠的直接证据。③直肠子宫陷凹处有积液。

2. 妊娠试验

测定血β-HCG为早期诊断异位妊娠的常用手段。血β-HCG呈阳性时，异位妊娠其值往往低于正常宫内妊娠。

3. 穿刺

包括经阴道后穹隆穿刺和经腹腔穿刺，简单可靠。抽出暗红色不凝血，即可诊断。

4. 腹腔镜检查

镜下见一侧输卵管肿大，表面紫蓝色，腹腔内有出血。

前两种检查为无创性，患者易接受；后两种检查为微创手术，对早期无症状者或宫内妊娠希望保留者，则较难接受。

（四）诊断

输卵管妊娠流产或破裂后，多有典型临床症状。根据停经、阴道流血、腹痛、休克等表现可以初步诊断。

若临床表现不典型，则应密切监护病情变化，观察腹痛是否加剧、盆腔包块是否增大、血压及血红蛋白下降情况，从而做出诊断，结合辅助检查，有助于明确诊断。

（五）鉴别诊断

1. 流产

停经后出现阴道少量流血，伴下腹正中阵发性腹痛。检查：子宫增大变软，宫口松弛，后穹窿穿刺为阴性。HCG 阳性，B 超检查宫腔内有妊娠囊，或排出物见到绒毛。

2. 黄体破裂

无停经史，在黄体期突发下腹一侧剧痛，伴肛门坠胀，无阴道流血。检查：子宫正常大小，质地中等，附件一侧压痛，后穹窿穿刺可抽出不凝血，HCG 阴性。

3. 卵巢囊肿蒂扭转

常有卵巢囊肿病史，突发下腹一侧剧痛，伴恶心呕吐，无阴道流血及肛门坠胀。检查：子宫正常大小，一侧附件扪及触痛明显、张力较大的包块。HCG 阴性，B 超检查可见一侧附件肿块。

4. 卵巢子宫内膜异位囊肿破裂

有子宫内膜异位症病史，突发下腹一侧剧痛，伴肛门坠胀，无阴道流血。检查：下腹压痛及反跳痛，宫底韧带可扪及触痛结节，一侧附件区压痛，以前发现的包块消失。B 超检查见后穹窿积液，可穿刺出巧克力样液体。

5. 急性盆腔炎症

患者有不洁性生活史，表现为发热，下腹持续性疼痛，白细胞计数明显升高。检查：下腹压痛，有肌紧张及反跳痛，阴道灼热感、宫颈举痛，附件增厚或有包块。后穹窿穿刺可穿出脓液或渗出液。一般无阴道流血，HCG 阴性。

6. 急性阑尾炎

无阴道流血。典型表现为转移性右下腹痛，伴恶心呕吐、白细胞计数增高。检查：麦氏点压痛、反跳痛明显，盆腔无压痛。HCG 阴性。

（六）治疗

根据病情缓急，进行相应处理。

1. 大量内出血时的紧急处理

内出血多出现休克时，应快速备血、建立静脉通道、输血、吸氧等抗休克治疗，并立即进行手术。快速开腹后，迅速控制出血，同时快速输血输液，纠正休克。清除腹腔积血后，视病变情况采取以下手术方式。

（1）输卵管切除术：适用于腹腔大量出血，伴有休克的急性患者。

（2）保守性手术：适用于要求生育的年轻妇女。

2. 无或少量内出血的治疗

可药物治疗或手术治疗。

（1）药物治疗：目前以甲氨蝶呤为首选。

适应证：①一般情况良好，无活动性腹腔内出血。②盆腔包块最大直径≤4cm。③血清β-HCG值＜2 000IU/L。④B 超未见胚胎原始血管搏动。⑤肝、肾功能及血红细胞、白细胞、血小板计数正常。⑥无甲氨蝶呤禁忌证。

治疗方案：①单次给药：剂量为 $50mg/m^2$，肌内注射 1 次，可不加用四氢叶酸，成功率达 87％以上。②分次给药：MTX 0.4mg/kg 肌内注射，1 次/天，共 5 次。给药期间应测定血清β-HCG值及 B 超严密监护。

用药后随访：①单次或分次用药后 2 周内，宜每隔 3 天复查血清 β-HCG 值及 B 超。②β-HCG呈下降趋势，症状缓解或消失，包块缩小为有效。③若用药后第 7 天 β-HCG 下降 15％～25％、B 超检查无变化，可考虑再次用药（方案同前）。④β-HCG 下降＜15％，症状不缓解或反而加重，或有内出血，应考虑手术治疗。⑤用药后 35 天，β-HCG 也可为低值（＜15miu/mL），也有至用药后 109 天血 β-HCG 才降至正常。故用药 2 周后应每周复查 β-HCG，直至β-HCG值达正常范围。

（2）手术治疗：可采用腹腔镜或开腹方式行输卵管保守性手术，方法同前。

（七）预防

日常生活中采取以下措施，可以在一定程度上预防输卵管妊娠的发生。

1. 注意个人卫生，每天清洗外阴，勤换洗内衣裤，防止发生盆腔炎。

2. 及时治疗输卵管及其周围组织、器官的炎症。

3. 及时治疗子宫内膜异位症、盆腔肿瘤等妇科疾病。

4. 怀孕前，做好孕前检查，检查输卵管的结构和功能。

5. 科学避孕，建议使用安全套进行避孕，尽量不采用服用紧急避孕药的避孕措施。

6. 保持良好的生活习惯，戒烟戒酒。

7. 备孕期间，保持心情愉悦，避免过度紧张、焦虑。

二、其他类型的异位妊娠

（一）宫颈妊娠

指受精卵在宫颈管内着床和发育。这种情况十分罕见，一旦发病，病情严重，处理也较困难。临床表现为：停经、早孕反应、阴道流血或血性分泌物，可突然阴道大量流血而危及生命，其特点是不伴腹痛。

检查：宫颈紫蓝色、软、膨大，流血多时宫颈外口扩张，可见胚胎组织，但宫体大小及硬度正常。除 β-HCG 外，B 超检查见宫颈管内妊娠囊可以确诊。

确诊后根据阴道流血量的多少采用不同方法。

1. 流血量多或大出血时的处理

在备血后刮除宫颈管内胚胎组织，纱条填塞创面止血。

2. 流血量少或无流血

首选甲氨蝶呤全身用药，用药方案见输卵管妊娠；或经宫颈注射于胚囊内。

（二）卵巢妊娠

指受精卵在卵巢组织内着床、生长、发育。发病率占异位妊娠的 0.36％～2.74％。临床表现与输卵管妊娠相似。腹腔镜检查极有价值，但确诊仍需病理检查。诊断标准：①双侧输卵管必须完整，并与卵巢分开。②胚囊应位于卵巢组织内。③卵巢与胚囊必须以卵巢固有韧带与子宫相连。④胚囊壁上有卵巢组织。治疗可行卵巢楔形切除。

（三）腹腔妊娠

指位于输卵管、卵巢及阔韧带以外的腹腔内的妊娠，分为原发性和继发性两种。原发性少见，继发性多见于输卵管妊娠流产或破裂后，或继发卵巢妊娠时胚囊落入腹腔。腹腔妊娠时，胎儿往往不能存活，可被大网膜及腹腔脏器包裹，日久后可干尸化或成石胎。B超检查子宫内无胎儿，或胎儿位于子宫以外。确诊腹腔妊娠后，应立即剖腹取出胎儿。胎盘处理应视情况而定。

（四）宫内、宫外同时妊娠

指宫腔内妊娠与异位妊娠同时存在，极罕见（10 000～30 000 次妊娠中一例）。辅助生育技术的开展及促排卵药物的应用，使其发生率增高。诊断较困难，B超检查可协助诊断，但确诊需行病理检查。

第五节　胎儿生长受限

一、病因

（一）孕妇因素

1. 遗传因素

胎儿遗传性疾病。

2. 营养因素

孕妇偏食、妊娠剧吐、摄入蛋白质及维生素不足。

3. 妊娠病理

如妊娠高血压疾病、胎盘早剥、前置胎盘、过期妊娠等。

4. 妊娠并发症

如心脏病、慢性高血压、肾炎、贫血等使胎盘血流量减少。

5. 其他

孕妇吸烟、酗酒、缺乏微量元素、接触放射线等。

（二）胎儿因素

胎儿本身发育缺陷、胎儿代谢功能紊乱、胎儿宫内感染等。

（三）胎盘、脐带因素

胎盘异常、脐带过长、过细、扭转、打结等，影响胎儿营养物质供应。

二、临床表现

（一）内因性匀称型 FGR

（1）新生儿体重、头围、身长匀称，但与孕周不符，外表无营养不良状态，器官分化和成熟度与孕周相称，但各器官的细胞数均减少；脑重量低，神经功能不全和髓鞘形成延缓；胎盘较小，除非胎盘受到感染，组织无异常。

（2）半数胎儿有严重先天性畸形。

（3）无胎儿缺氧现象，但有轻度代谢不良。

（4）新生儿生长发育有困难，常伴有脑神经发育障碍。

（二）外因性不匀称型FGR

（1）胎儿发育不均匀，头围和身长与孕周符合，体重偏低，胎头较大而腹围较小；外表有营养不良或过熟情况；各器官细胞数正常，但细胞体积缩小，尤其是肝脏内细胞团数目减少；胎盘常有病理变化，但体积不小，DNA含量基本正常。

（2）常有胎儿缺氧现象及代谢不良。

（3）由于肝脏较小，要供应葡萄糖给相对大的大脑，故出生后常发生新生儿低血糖。

（4）新生儿出生后躯体发育正常，但由于在围产期缺氧，常有神经损伤。

（三）外因性匀称型FGR

（1）新生儿体重、身长与头径均减少，发育匀称但有营养不良表现；各器官均小，肝脾更严重；器官的细胞数目可减少15%～20%，有些细胞体积也缩小；胎盘小，外表无异常，但DNA量减少。

（2）在新生儿期还受到营养不良的影响，60%的患儿脑细胞数目也减少。

三、辅助检查

（一）B超检查

1.孕36周前，胎儿头双顶径（BPD）每两周增长<2mm。若增长4mm可排除胎儿生长受限。

2.孕32周后，腹径小于双顶径，高度怀疑为不匀称型胎儿生长受限。若头围、腹围均小于正常，为均称型胎儿生长受限。

3.羊水量过少时，半数以上为胎儿生长受限。

4.脐动脉及子宫胎盘血流速度波型异常时，应高度怀疑胎儿生长受限。

（二）实验室检查

1.测定尿雌三醇，可以诊断胎盘代谢功能不良。

2.取羊水做胎儿成熟度检查。

3.做羊水培养，染色体核型分析。

4.甲胎蛋白测定，了解胎儿是否畸形。

综上所述，初步诊断FGR应在1～2周后复查，不可以一次性测量数值而确诊。

四、诊断

（一）病史

1.有孕期子宫增长较慢病史。

2.有引起FGR的高危因素。

3.有FGR、先天畸形、死胎的不良分娩史。

4.生活不良嗜好。

5.工作中接触有害物理、化学物质。

（二）症状

妊娠腹形或子宫、胎儿小于相应妊月。

（三）体征

核清实际孕龄，测量宫高、腹围、体重，推测胎儿大小，胎儿发育指数＝宫高（cm）－3×（月份＋1），指数在－3 和＋3 之间为正常。＜－3 提示有 FGR 的可能。妊娠晚期孕妇每周体重增加 0.5kg，若停滞或增长缓慢时有 FGR 的可能。

五、鉴别诊断

死胎：除有宫体小于妊娠月份的特点外，检查无胎心胎动。

六、治疗

对已确诊的 FGR，怀疑均称型胎儿生长受限，要排除染色体异常所致，并终止妊娠。对不匀称型胎儿生长受限，则应进行促胎儿生长治疗。

（一）左侧卧位休息，以改善子宫胎盘循环。

（二）注意营养，高热量、高蛋白饮食。

（三）间断给氧，每次 15～30 分钟，每天 2 次。

（四）10％葡萄糖液 1 000mL 加入维生素 C 2g，静脉滴注，每天 1 次，7～10 天为 1 个疗程。

（五）10％葡萄糖液 500mL、低分子右旋糖酐 500mL、复方丹参液 20mL、复方氨基酸液 250mL，静脉滴注，每天 1 次。7～10 天为 1 个疗程，可以疏通微循环，降低血液黏稠度，改善胎盘绒毛间隙供血。

一般用 2 个疗程后观察宫高、腹围增长情况，B 超监测胎儿双顶径增长情况，决定是否继续治疗。

（六）积极治疗慢性疾病，防止疾病的加重和并发症发生。

（七）监测胎儿宫内安危状态。

（八）适时分娩

1. 胎儿生长受限治疗后，无内科及产科并发症，各项检测示胎儿继续增长，胎动活跃，胎盘功能良好者可继续妊娠，但不宜超过预产期。

2. 如有内科及产科并发症，而经过治疗后胎盘功能继续减低，估计胎儿在宫内有危险时，应考虑剖宫产终止妊娠。

3. 如在孕 36 周前终止妊娠，应运用地塞米松 10mg，肌内注射，每天 1 次，连用 3 天，以促胎肺成熟。

4. 决定阴道分娩者，应密切观察产程的进展及母儿的情况，如发现产程停滞或胎儿宫内窘迫，应立即行剖宫产术。

5. 新生儿的处理：分娩前做好抢救准备，补液，预防感染。

七、预防

目前尚无有效预防手段，以下措施可降低 FGR 风险，对该病的预防有积极意义。

（一）改善生活方式，戒烟酒，劳逸结合，保证充足的休息及睡眠。

（二）关注胎动情况，如有异常，及时就医。

（三）谨慎用药，必要时咨询专业医师。

（四）定期行产前检查，做到早发现、早诊断、早治疗。

第六节　羊水过多

羊水量可随孕周而有所增减，妊娠 16 周时约 250mL，妊娠晚期达 1 000mL（800～1 800mL），但最后 2～4 周开始逐渐减少，过期妊娠可减少至 550mL，凡妊娠任何时期内羊水量超过 2 000mL 者称为羊水过多。羊水量有多达 15 000～20 000mL 者。羊水过多发病率，占分娩数的 0.5%～1%。在数天内羊水急剧增多者称为急性羊水过多，在数周内或更长时间逐渐增加者，称为慢性羊水过多。临床上大多数患者羊水增加缓慢，羊水过多时的羊水外观性状与正常羊水相同。

一、病因

通过放射性同位素示踪测定，证明羊水不是静止的，而是在母体和胎儿间不断地进行交换以维持动态平衡。每小时交换量可达 500mL。胎儿吞咽羊水和胎儿排尿与保持羊水量的正常有关。由于母体与胎儿任何一方调节机制不平衡或运输发生障碍，都可导致羊水的交换失去平衡而出现羊水的积蓄或减少。临床上羊水过多可见于下列几种情况。

（一）胎儿畸形

羊水过多患者中 22%～43% 合并胎儿畸形。

1. 神经管缺陷性疾病

神经管缺陷性疾病最常见，占 50%，如无脑儿、脊柱裂等，无脑儿无吞咽反射及缺乏抗利尿激素，以致不能吞咽羊水，并排出大量尿而造成羊水过多。全部脑脊液裸露、脉络组织增生、渗出液增加的疾病均可导致羊水过多。

2. 消化道畸形

消化道畸形约占 25%，食道、小肠闭锁，腭裂、脐疝、膈疝及甲状腺肿大引起的颈中隔受压、肺发育不全等畸形，影响羊水的交换和吸收，均会造成羊水过多。

3. 多发畸形

多发畸形占 5%～10%，少数心脏病及肾脏畸形如多囊肾、肾盂积水以及肾脏未分化胚叶瘤，也可合并羊水过多。

（二）多胎妊娠

多胎妊娠并发羊水过多为单胎妊娠的 10 倍，多见于单卵双胎，且常发生在其中的一个胎儿，乃由于单卵双胎之间，血液循环互相沟通，其中占优势的胎儿循环量多、心脏、肾脏肥大，尿量增多，致使羊水量过多。有时羊水过多与多胎中的胎儿畸形有关。

（三）孕妇或胎儿的各种疾病

孕妇或胎儿的各种疾病约占 20%，如孕母合并有糖尿病，母儿 Rh 血型不合，妊娠期高血压疾病，孕妇严重贫血时亦可合并羊水过多。可能孕妇有糖尿病血糖过高，胎儿血糖亦会增高，引起多尿而排入羊水中。母儿血型不合时由于绒毛水肿，影响母体交换，以致羊水过多。

（四）原因不明的羊水多

原因不明的羊水多占 30％～40％。临床上常见羊水在 2 500mL 以上而母儿未合并任何异常。

二、临床表现

（一）急性羊水过多

急性羊水过多较少见。多发生在孕 20～24 周，羊水急剧增多，子宫短期内明显增大，产生系列压迫症状：腹胀、行动不便；表情痛苦；呼吸困难，发绀，甚至不能平卧。

（二）慢性羊水过多

慢性羊水过多较多见。多发生在孕晚期。数周内羊水缓慢增多，症状较缓和。无明显不适或仅轻微压迫症状：胸闷、气急，能耐受。

三、辅助检查

对羊水过多者必须进行以下辅助检查。

（一）超声检查

B 超发现羊水过多，胎儿宫壁间距离增大。羊水最大暗区垂直深度测定（羊水池），（AFV）超过 7cm，为羊水过多也有学者认为越过 8cm 方能诊断羊水过多，胎儿肢体间距离较宽，且在羊水中自由活动。羊水指数法（AFI）是指孕妇平卧，头抬高 30°，将腹部经脐横线与腹白线作为标志点，分为 4 个区，测定各区最大暗区垂直深度相加而得。国内资料显示，羊水指数大于 18cm 方能诊断羊水过多，国外资料则认为羊水指数大于 20cm 方可诊断，多数认为 AFI 法优于 AFV 法。如同时确诊双胎、胎儿畸形，则 B 超检查有其优越性，可能见到胎儿异常情况。妊娠 14～15 周时，如胎儿为无脑儿，未出现羊水过多前经 B 超检查也可确诊，以便早期处理。

（二）羊水甲胎蛋白（AFP）含量测定

胎儿开放性神经管缺陷性疾病，由于脑脊膜裸露，AFP 随脑脊液渗入羊水，羊水中 AFP 含量可比正常高 4～10 倍，故羊水中 AFP 含量测定对无脑儿、脊柱裂、脑膜膨出的诊断很有意义。此外脑膜膨出、上消化道闭锁、先天性肾脏畸形胎儿的羊水 AFP 含量亦可能增高。总之，当羊水 AFP 含量显著增高时，往往提示有严重的胎儿畸形。但闭合性神经管缺陷或病变较小的畸形胎儿，羊水中 AFP 含量有可能在正常范围内，需注意此假阴性结果。

（三）羊膜囊造影

了解胎儿有无消化道畸形，用 76％泛影葡胺 20～40mL 注入羊膜腔内，3 小时后摄片，羊水中造影剂减少，胎儿肠道内出现造影剂。然后再根据羊水多少决定将 40％碘化油 20～40mL 注入羊膜腔内，左右翻身数次，于注药后 0.5 小时、1 小时、24 小时分别摄片，胎儿的体表（头、躯干、四肢及外生殖器）均可显影，应注意造影剂对胎儿有一定损害，还可能引起早产及宫腔内感染，应慎用，目前已很少应用。

四、诊断

妊娠期子宫迅速增大，胎位、胎心音不清者首先考虑羊水过多。根据病史及体征，诊断无困难。但应排除双胎、胎儿畸形、腹腔积液及妊娠合并卵巢囊肿，还应除外糖尿病、母儿血型不合溶血所致的胎儿水肿、胎儿染色体异常。

五、鉴别诊断

(一) 双胎妊娠

子宫大于妊娠月份,与羊水过多子宫相似。但双胎妊娠胎动较频,腹部可触及较多肢体和两个胎头;可听到两个胎心音。B型超声检查可以鉴别。

(二) 巨大胎儿

子宫底高度超过同期孕周,应与羊水过多相鉴别。巨大胎儿检查子宫内羊水量并不多,胎儿较大,胎心清楚。B型超声检查可协助诊断。

(三) 葡萄胎

葡萄胎与羊水过多相似处为子宫增长迅速。但葡萄胎常合并有不断的阴道流血,子宫柔软,触不到胎体及听不到胎心音,卵巢可增大出现黄素囊肿。B型超声检查及尿绒毛膜促性腺激素测定可以鉴别。

(四) 妊娠合并巨大卵巢囊肿

妊娠合并巨大卵巢囊肿与羊水过多相似处为腹部增大明显,但腹部检查妊娠子宫偏于一侧,子宫大小与妊娠月份相符或偏小,胎位及胎心清晰。B型超声检查卵巢囊肿与羊膜腔之间可见子宫壁回声,胎儿周围的无回声区正常,胎儿在羊膜腔无回声区内活动,不会进入囊肿无回声区,与羊水过多容易鉴别。

六、治疗

对羊水过多处理,取决于胎儿有无畸形,孕周及羊水过多的严重程度。

(一) 孕妇自觉症状严重时治疗

1. 穿刺放羊水

根据羊水过多的程度及胎龄而决定处理方法,对症状严重,无法忍受子宫内张力,胎龄不足孕37周者,可经腹壁行羊膜腔穿刺,放出一部分羊水,以暂时缓解症状。放水前先行B超检查,确定胎盘位置,选择穿刺点以免盲目穿刺损伤胎盘及胎儿。然后用15~18号腰椎穿刺针进行穿刺,放水不宜过快,以500mL/小时为宜。为避免诱发早产,每次放水量不宜过多(一般不超过1 500mL),以孕妇症状缓解。经腹壁抽取羊水应严格消毒,预防感染,并给镇静剂以防早产。如果羊水继续增长,隔3~4周后重复穿刺减压,以延长妊娠时间。症状较轻者可不必做羊膜腔穿刺放水。应嘱其注意休息,进低盐饮食,必要时酌用镇静剂,继续妊娠。

2. 应用前列腺素合成酶抑制剂

吲哚美辛有抗利尿作用。妊娠晚期羊水主要由胎尿形成,抑制胎儿排尿可以减少羊水的生成。用量为2.2~2.4mg/(kg·d),分3次口服。用药后1周胎尿减少最明显,羊水可减少。若羊水再增多,可重复应用。用药期间,每周做一次B超检查以监测羊水量。有报道吲哚美辛可致动脉导管闭合,不宜长期应用。

3. 病因治疗

积极治疗糖尿病等并发症。

(二) 合并有胎儿畸形

应终止妊娠。

1.孕妇无明显心肺压迫症状，一般情况尚好，可经腹羊膜腔穿刺放出适量羊水，注入依沙吖啶（利凡诺）50～100mg引产。

2.人工破膜加催产素静脉滴注引产：人工破膜时宜采用阴道高位破膜引产，高位破膜器沿胎膜向上送入15～16cm处刺破胎膜，使羊水缓慢流出，以每小时流出500mL左右的速度为宜，以免羊水大量流出引起胎盘早剥及腹压骤降以致休克。万一胎膜因羊水压力过大人工破膜被撕破，以致羊水流出过快，术者可用手堵住宫颈口，抬高患者臀部，控制羊水流出速度，在放水过程中，注意观察患者血压、脉搏的改变以及产妇自觉症状。腹部可加压包扎以预防休克的发生。如破膜12小时后尚无宫缩，应给抗生素预防感染，24小时后仍未临产，可给静脉滴注催产素引产。也有人主张先经腹部穿刺放出一部分羊水后，使羊水压力降低，再作人工破膜，可以防止胎盘早剥的发生。人工破膜时羊水流出，应注意保持胎儿纵位，避免发生横产式难产，密切观察宫缩，宫口开大情况的进展，防止脐带脱垂，预防产后出血。

（三）正常胎儿

应根据胎龄及孕妇的自觉症状决定处理方案。

1.症状较轻者可以继续妊娠，嘱患者注意卧床休息，低盐饮食。酌情使用镇静药。密切注意羊水量的变化。

2.症状重者可以穿刺放羊水或间断应用吲哚美辛治疗。

3.妊娠已足月，可行人工破膜，终止妊娠。

七、预防

（一）治疗孕妇合并症：如糖尿病、母儿血型不合、肝炎等和并发症如妊娠期高血压疾病。

（二）分娩期警惕脐带脱垂和胎盘早剥。

第七节　多胎妊娠

一次妊娠同时有2个或2个以上的胎儿，称多胎妊娠。其中双胎最多见，3胎以上妊娠少见。根据大量统计资料推算，多胎妊娠发生率可按$1:80^{n-1}$计算（n代表多胎数），即双胎发生率为80例妊娠中有一例。发生率在不同国家、地区、人种之间有一定差异。根据我国统计双胎与单胎之比为1：（66～104）。

多胎妊娠发生率与家族史有关，孕妇年龄越大，胎次越多，多胎机会也就越多。近年来，应用促排卵药物如氯米芬、人绝经促性腺素（HMG）、人绒毛膜促性腺素（HCG）等诱发排卵，双胎与多胎妊娠发生率明显增高。多胎妊娠，孕产妇并发症较多，围生儿及新生儿病死率也增高，因此对多胎妊娠应做到早期诊断，加强孕期保健，正确处理，对母儿安全非常重要。以下重点介绍双胎妊娠。

一、病因

（一）遗传因素

多胎妊娠有家庭性倾向，凡夫妇一方家庭中有分娩多胎者，多胎的发生率增加。单卵双胎与遗传无关。双卵双胎有明显遗传史，若妇女本身为双卵双胎之一，分娩双胎的概率比丈夫为双卵双胎之一者更高，提示母亲的基因型影响较父亲大。

（二）年龄及产次

随着产妇年龄增高、产次增多，多胎发生率可能增加，但这样的影响不明显。

（三）内源性促性腺激素

自发性双卵双胎的发生与体内促卵泡激素（FSH）水平较高有关。

（四）促排卵药物的应用

多胎妊娠是药物诱发排卵的主要并发症，与个体反应差异、剂量过大有关。应用人类绝经期促性腺激素（HMG）治疗过程中易发生卵巢过度刺激，以致多发性排卵，发生双胎的机会将增加 20%~40%。

二、临床表现

双胎妊娠多有家族史、孕前应用促排卵药物或体外受精多个胚胎移植史。早孕反应往往较重，持续时间较长；子宫体积明显大于单胎妊娠；妊娠晚期，因过度增大的子宫，使横膈升高，呼吸困难，胃部饱满，行走不便，下肢静脉曲张和水肿等压迫症状。

三、辅助检查

（一）超声检查

可早期诊断及为分娩方式的选择提供依据。

（二）多普勒胎心仪

孕 12 周后听到两个频率不同的胎心。

四、诊断

（一）病史

多有家族史，孕前曾用排卵药或体外受精多个胚胎移植。早孕反应较重，子宫增大速度比单胎快，羊水量也较多。

（二）产科检查

子宫大于停经月份，孕中晚期腹部可触及多个肢体或 3 个以上胎极。不同部位可听到 2 个胎心，其间有无音区。多为纵产式，以两个头位和一头一臀位常见。

五、鉴别诊断

（一）单胎妊娠的巨大胎儿

胎儿可比闭经日期大，但仅能触到 1 个胎儿，听到 1 个胎儿心跳。

（二）羊水过多

任何单胎或多胎妊娠都可以伴有羊水过多，单纯的羊水过多常发生在 28 孕周以后，子宫在短期内急剧增大。孕妇憋气，腹胀痛，不能平卧。检查时，腹壁紧张，胎位不清，胎心遥远。可以利用超声波图像检查加以鉴别。

（三）妊娠合并子宫肌瘤

子宫纤维肌瘤合并妊娠时，一般子宫较单胎妊娠大，但形状有规则且硬度不均匀。B型超声波检查可以明确诊断。

（四）妊娠合并卵巢肿瘤

卵巢肿瘤通常是单发的，孤立的，软硬度不一，活动度不一，一般难诊断，通过B型超声波可与多胎妊娠相鉴别。

（五）葡萄胎

多胎妊娠早期时，子宫增大明显，母血清人绒毛膜促性腺激素（HCG）水平增高，易与葡萄胎混淆。多胎妊娠在第12孕周以后，母血清HCG明显减少，而葡萄胎反而升高。妊娠第18周以后，孕妇多可以自觉胎动，多普勒可听到胎心，但葡萄胎患者无胎动感，不能用多普勒听到胎心（除极少数葡萄胎合并正常胎儿外）。超声图像能很快地将两者分开。

（六）膀胱潴留

直肠充盈均可以使单胎妊娠的子宫底升高，可以让孕妇大、小便后再检查，很容易与多胎妊娠区别。

六、治疗

（一）妊娠期

定期产前检查，孕期增加营养，补充微量元素，纠正贫血，增加胎儿体重。预防和治疗并发症。孕晚期应多休息，以减少早产的发生。

（二）分娩期

双胎多能阴道分娩。分娩过程中，严密观察产程进展及胎心变化，对有并发症的产妇进行母、儿监护。

1. 第一产程

首先要明确两个胎儿的胎位，尤其第一个胎儿的胎位与分娩是否顺利，关系密切。若第一个胎儿为纵产式，可任其自然分娩，并做好输血、输液及抢救新生儿准备工作。一旦出现下列情况之一可行剖宫产术结束分娩。①第一个胎儿横位。②联体双胎。③脐带脱垂、胎心存在。④妊娠期高血压疾病已发生子痫。⑤前置胎盘（中央型）。⑥胎膜早破、羊水污染、胎心异常。如阴道分娩在第一产程出现宫缩乏力，可用缩宫素2.5~5U加入5％葡萄糖液500mL静脉滴注加强宫缩。

2. 第二产程

第一个胎儿娩出后，立即断脐，靠胎盘端脐带应注意扎紧，以免在单卵双胎时因胎盘端脐带出血影响第二个胎儿。随后行阴道检查，确定第二个胎儿的胎先露。在腹部固定第二个胎儿，保持纵产式并勤听胎心。第二个胎儿娩出时间，掌握在距离第一个胎儿娩出后约20分钟。若15分钟时仍无宫缩，可行人工破膜加缩宫素静脉滴注促进子宫收缩。若发现脐带脱垂或胎盘早剥，及时用产钳或臀牵引术娩出第二个胎儿。若胎头高浮，则应行内倒转术，娩出胎儿。第一个胎儿为臀位，第二个胎儿为头位时，为预防胎头交锁，以手在腹部上推第二个胎儿，以便使第一个胎儿顺利娩出。若出现胎头交锁，并且第一个胎儿已死，可行断头术，确保第二个胎儿。当两个胎儿均为头位，第一个胎儿娩出时，助手应从腹部推开第二个胎儿，以免妨碍第一个胎儿的肩娩出。

3. 第三产程

预防产后出血及休克，当第二个胎儿娩出后，立即行腹部包扎或腹部放置 2kg 重的沙袋，以防腹压突然下降致休克。由于双胎妊娠子宫过度膨胀，产后子宫收缩较差，在第二个胎儿娩出后，静脉快速滴注缩宫素，胎盘娩出后持续按摩子宫防止产后大出血。

（三）产褥期

应加强营养，可适当选用抗生素预防感染。

（四）产后注意事项

1. 胎盘娩出后应详细检查胎盘是否完整，并识别单卵双胎或双卵双胎。

2. 剖宫产术后、阴道助产术后常规用抗生素以防感染。

3. 新生儿体重低于 2 500g，按早产儿护理。

七、预防

出现两胎以上的多胎妊娠，要进行减胎，而减胎是有很多副作用的，所以我们要在出现多胎妊娠前加以预防。多胎妊娠多数是由于促排卵治疗中有多个卵生长发育后怀孕所致。所以促排卵时要控制促排卵药的用量和方法，防止多个卵泡生长。一般要控制在两个卵泡生长，如果有三个卵泡直径在 15 mm 以上时，我们要放弃这个治疗周期，要告诉患者避孕，这个月不能怀孕。下个月可以继续促排卵治疗，但是要酌情减少促排卵药的用量，改变促排卵的方案，以达到只有一到两个卵泡生长。

第八节　胎儿畸形

广义的胎儿畸形，指胎儿先天异常，包括胎儿各种结构畸形、功能缺陷、代谢以及行为发育的异常。又细分为代谢障碍异常、组织发生障碍异常、先天畸形和先天变形。

狭义的胎儿畸形，即胎儿先天畸形，是指由于内在的异常发育而引起的器官或身体某部位的形态学缺陷，又称为出生缺陷。

据美国 2006 年全球出生缺陷报告，全球每年大约有 790 万的出生缺陷儿出生，约占出生总人口的 6%。已被确认的出生缺陷有 7 000 多种，其中全球前五位的常见严重出生缺陷占所有出生缺陷的 25%，依次为先天性心脏病（104 万）、神经管缺陷（32.4 万）、血红蛋白病（地中海贫血，30.8 万）、唐氏综合征（21.7 万）和 G-6PD（17.7 万）。我国每年有 20 万～30 万肉眼可见的先天畸形儿出生，加上出生后数月和数年才显现的缺陷，先天残疾儿童总数高达 80 万～120 万，占每年出生人口总数的 4%～6%。据全国妇幼卫生监测办公室和中国出生缺陷监测中心调查，我国主要出生缺陷 2007 年排前五位的是先天性心脏病、多指（趾）、总唇裂、神经管缺陷和脑积水。

一、病因

导致胎儿畸形的因素目前认为主要由遗传、环境因素，以及遗传和环境因素共同作用所致。遗传原因（包括染色体异常和基因遗传病）占 25%；环境因素（包括放射、感染、母体代谢失调、药物及环境化学物质等）占 10%；两种原因相互作用及原因不明占 65%。

（一）遗传因素

目前已经发现有 5 000 多种遗传病，究其病因，主要分为单基因遗传病、多基因遗传病和染色体病。

单基因病是由于一个或一对基因异常引起，可表现为单个畸形或多个畸形。按遗传方式分为常见常染色体显性遗传病［多指（趾）、并指（趾）、珠蛋白生成障碍性贫血、多发性家族性结肠息肉、多囊肾、先天性软骨发育不全、先天性成骨发育不全、视网膜母细胞瘤等］、常染色体隐性遗传病（白化病、苯丙酮尿症、半乳糖血症、黏多糖病、先天性肾上腺皮质增生症等）、X 连锁显性遗传病（抗维生素 D 佝偻病、家族性遗传性肾炎等）和 X 连锁隐性遗传病（血友病、色盲、进行性肌营养不良等）。

多基因遗传病是由于两对以上基因变化，通常仅表现为单个畸形。多基因遗传病的特点是：基因之间没有显、隐性的区别，而是共显性，每个基因对表型的影响很小，称为微效基因，微效基因具有累加效应，常常是遗传因素与环境因素共同作用。常见多基因遗传病有先天性心脏病、小儿精神分裂症、家族性智力低下、脊柱裂、无脑儿、少年型糖尿病、先天性肥大性幽门狭窄、重度肌无力、先天性巨结肠、气道食管瘘、先天性腭裂、先天性髋脱位、先天性食管闭锁、马蹄内翻足、原发性癫痫、躁狂抑郁精神病、尿道下裂、先天性哮喘、睾丸下降不全、脑积水等。染色体数目或结构异常（包括常染色体和性染色体）均可导致胎儿畸形，又称染色体病，如 21-三体综合征、18-三体综合征、13-三体综合征、TURNER 综合征等。

（二）环境因素

包括放射、感染、母体代谢失调、药物及环境化学物质毒品等环境中可接触的物质。环境因素致畸与其剂量-效应、临界作用以及个体敏感性吸收、代谢、胎盘转运、接触程度等有关。20 世纪 40 年代广岛长崎上空爆炸原子弹诱发胎儿畸形，50 年代甲基汞污染水体引起先天性水俣病，以及 60 年代反应停在短期内诱发近万例海豹畸形以来，环境因素引起先天性发育缺陷受到了医学界的高度重视。风疹病毒可引起胎儿先天性白内障、心脏异常，梅毒也可引起胎儿畸形。另外，环境因素常常参与多基因遗传病的发生。

二、临床表现

最常见的胎儿畸形包括：21-三体综合征、先天性心脏病、神经管缺陷、唇腭裂、多指/趾、脑积水等。

三、辅助检查

随着母胎医学的发展，现在很多胎儿畸形可以在产前发现或干预。采用的手段有以下几方面。

（一）产科 B 超检查

除早期 B 超确定宫内妊娠、明确孕周、了解胚胎存活发育情况外，早期妊娠和中期妊娠遗传学超声筛查，可以发现 70% 以上的胎儿畸形。

（二）母体血清学筛查

可用于胎儿染色体病特别是唐氏综合征的筛查。早孕期检测 PAPPA 和 β-HCG，中孕期检测 AFP、β-HCG 和 uE$_3$，是广泛应用的组合。优点是无创伤性，缺点是只能提供风险率，不能确诊。

（三）侵入性检查

孕早期绒毛吸取术，孕中期羊膜腔穿刺术和孕中晚期脐带穿刺术可以直接取样，进行胎儿细胞染色体诊断。

（四）胎儿镜

有创、直观，对发现胎儿外部畸形（包括一些 B 超不能发现的小畸形）优势明显，但胎儿高流失率阻碍其临床广泛应用。

（五）孕前及孕期母血 TORCH 检测

有助于了解胎儿畸形的风险与病因。

（六）分子生物学技术

从孕妇外周血中富集胎儿来源的细胞或遗传物质，联合应用流式细胞仪、单克隆抗体技术，聚合酶链反应技术进行基因诊断，是胎儿遗传疾病产前诊断的发展方向。

四、诊断

通过胎儿系统超声、羊水穿刺等产前诊断技术，许多畸形胎儿在宫内获得了诊断。但目前对胎儿畸形的产前诊断率并不令人满意，主要原因在于：①有些畸形在宫内难以被发现。②产前诊断技术本身的局限性。③医疗条件的限制，使得产前诊断难以广泛开展。

五、鉴别诊断

该疾病一般临床诊断明确，如果有复杂情况，须经临床医生根据患者个体情况判断。

六、治疗

多数非致死性畸形不需要在孕期进行外科干预，如先天性心脏病等，可在出生后进行手术治疗。但部分胎儿畸形可能影响胎儿的宫内安危，需要在孕期进行干预。由于手术风险大、技术要求高，目前多数胎儿宫内治疗尚处于试验性阶段。

（一）宫内治疗

胎儿镜手术主要应用于治疗双胎输血综合征或减胎术。国外有报道用于治疗胎儿膈疝、脑脊膜膨出、泌尿道梗阻等。

（二）产后治疗

如脑积水的脑室分流手术、唇腭裂的修补术、先天性心脏病的手术治疗、苯丙酮尿症的药物治疗等。

七、预防

预防出生缺陷应实施三级预防。一级预防是通过健康教育、选择最佳生育时机、遗传咨询、孕前保健、合理营养、避免接触放射线和有毒有害物质、预防感染、谨慎用药、戒烟戒酒等孕前阶段综合干预，减少出生缺陷的发生。二级预防是通过孕期筛查和产前诊断识别胎儿严重先天缺陷，早期发现，早期干预，减少缺陷儿的出生。三级预防是指对新生儿疾病的早期筛查、早期诊断、及时治疗，避免或减轻致残，提高患儿生活质量和生存概率。

建立、健全围生期保健网，向社会广泛宣传优生知识，避免近亲婚配或严重的遗传病患者婚配，同时提倡适龄生育，加强遗传咨询和产前诊断，注意环境保护，减少各种环境致畸因素的危害，可有效地降低各种先天畸形儿的出生率。

第九节 死 胎

妊娠 20 周后胎儿在子宫内死亡者，称死胎，胎儿在分娩过程中死亡，称死产，亦是死胎的一种。

一、病因

引起死胎的原因可归于胎儿因素，脐带和胎盘因素，母体因素。

（一）胎儿因素

1. 染色体异常

20 周以后发生的死胎中胎儿染色体病的发生率为 6%。

2. 先天畸形

先天性心脏病、神经管缺陷、脐膨出、腹裂、脑积水等均可导致胎儿死亡。其中最常见的是严重的心血管系统功能障碍或畸形，导致胎儿缺氧、死亡。

3. 胎儿水肿

胎儿水肿可分为免疫性和非免疫性。免疫性水肿多继发于溶血性疾病。非免疫性水肿除了与染色体异常有关外，还与宫内感染、先天器官发育不良、代谢性疾病及孕妇全身性疾病有关。

4. 胎儿感染

常见的可引起胎儿死亡的病原体感染包括：弓形虫、巨细胞病毒、风疹病毒、单纯疱疹病毒、B 族链球菌、细小病毒 B19、梅毒等。

（二）脐带和胎盘因素

脐带是母体与胎儿进行气体交换、营养物交换的重要通道。脐带发育异常如单脐动脉等可导致胎儿死亡。若脐带受压包括脐带绕颈、缠身扭转、打结、脱垂、水肿淤血等引起脐带血供受阻，可使胎儿缺氧死亡。常于分娩后方能明确诊断。如果脐血管栓塞、破裂或与脐带平行（即无盘绕脐血管）、附着异常（如脐血管前置）等，容易发生胎儿死亡。

胎盘功能异常和胎盘结构异常可导致胎儿宫内缺氧、死亡。胎盘功能异常一般发生于某些高危妊娠，如子痫前期、母亲贫血等。过期妊娠时，胎盘老化，功能减退，对胎儿氧及营养供应缺乏，并且过度成熟胎儿对缺氧的耐受能力差，因此易发生胎儿宫内窘迫及宫内死亡。前置胎盘往往会出现孕妇失血过多、早产、宫内生长受限等异常，从而增加胎儿死亡风险。轮状胎盘、膜状胎盘可使母体胎儿营养交换面积减少。胎盘早剥时形成胎盘血肿，当剥离面积达 1/2 时可致胎儿死亡。胎盘感染时由于炎性渗出增多、水肿，减少了母体胎儿间的营养交换，可造成宫内死亡。其他引起胎儿死亡的胎盘异常包括：胎盘梗死、胎儿－母体（经胎盘）输血等。

（三）母体因素

死胎中 1/3 是由于母体因素造成的。

1. 孕妇患有肺炎或哮喘等呼吸系统疾病，或患有妊娠期肝内胆汁淤积症、病毒性肝炎、急性脂肪肝、急性胰腺炎等消化系统疾病，或患有肾小球肾炎、急性尿路感染、肾病综合征等泌尿系统疾病时，均会增加胎儿死亡风险。患有癫痫的孕妇，或者急性阑尾炎孕妇穿孔后伴有腹膜炎时，死胎发生率明显增加。另外妊娠合并甲状腺功能异常、系统性红斑狼疮、抗磷脂综合征等疾病亦会威胁胎儿生存。

2. 各种原因导致的母亲贫血、心脏功能障碍、高血压等都会影响到胎儿供氧，不利胎儿存活。特别是妊娠期高血压疾病的孕妇，因绒毛浅着床及血管痉挛而致胎盘灌注量下降、胎盘发生不同程度的梗死、胎盘血管破裂而致胎盘早剥等，导致胎儿生长受限、胎儿窘迫甚至死胎。

3. 妊娠合并糖尿病时，孕妇高血糖持续经胎盘到达胎儿体内，刺激胎儿胰岛 β 细胞增生、肥大，胰岛素分泌增高，促进胎儿肝脏的糖原合成、脂肪合成和蛋白质合成，胎儿生长加速，肌体耗氧加大，导致胎儿宫内慢性缺氧、死亡。

4. 多胎妊娠围产儿病死率较单胎妊娠高出 4～6 倍。死亡的原因：1/3 为围产期死亡，2/3 死于早产的并发症。单卵双胎的围产期病死率大约是双卵双胎的三倍。特别是双胎输血综合征（TTTS），会严重影响胎儿存活。

5. 子宫畸形、孕妇腹部外伤及烧伤、孕妇有特殊致畸因子（如大剂量化学毒剂、辐射）接触史者，等均会增加胎儿死亡风险。

二、临床表现

（一）胎动停止，胎心消失，子宫不继续增大。

（二）子宫底及腹围缩小，乳房胀感消失、缩小。

（三）胎死时间长者可全身疲乏、食欲不振、腹部下坠，产后大出血或致弥漫性血管内凝血。

三、辅助检查

（一）X 线检查

在胎儿死亡早期，X 线检查可无任何异常发现，直至胎儿变形后，腹部可见 4 个主要的 X 线征象，其中胎血分解形成气体是惟一可靠的。X 线诊断征象：

1. 气体形成

该现象发生于胎儿死亡之后 6 小时至 10 天，气体积聚在胎儿大血管或软组织，多数病例有此现象。气体形成仅出现在晚期胎儿死亡中，有时会被误认为由母亲过多的气体蓄积造成的，诊断可能较困难。

2. 胎头周围晕征

胎头周围晕征是胎儿死亡 48 小时内首先出现的征象。由于胎儿帽状腱膜下液体积聚，头皮下脂肪掀起形成光晕，多数病例可出现该现象，但有时须与胎儿水肿相鉴别。

3. 胎儿颅板塌陷

多在死亡 7 天以后出现，10 天之后几乎均可见颅骨板塌陷。它主要是由于胎儿死亡后颅内压减低，引起颅骨变形所致。

4. 脊柱成角现象

胎儿死亡后，脊柱张力的减弱或消失，出现向后成角现象。

（二）超声检查

胎儿死亡时间不同，其超声检查显像亦不同。

四、诊断

（一）胎动停止，胎心消失，子宫大小与相应妊娠月份不符。

（二）超声检查示无胎心、胎动，颅骨重叠。

（三）X 线检查：胎儿脊柱成角弯曲。

（四）羊水甲胎蛋白显著增高。

（五）尿雌三醇含量<3mg/24 小时。

五、鉴别诊断

根据自觉胎动消失，子宫停止生长，检查胎心听不到，子宫比妊娠周数小，可考虑为死胎。怀孕中期以后的胎死腹中，通常孕妇自己也会感觉到某种异状。最明显的感觉是胎动消失，完全感觉不到胎动。另外的征兆包括子宫不再随着怀孕周数变大，体重没有增加或减轻，但是这两个征兆比较不明显，需要一段时间才会观察出来。

六、治疗

凡确诊死胎尚未排出者，无论胎儿死亡时间长短均应积极处理。

术前详细询问病史，判断是否合并肝炎、血液系统疾病等，及时给予治疗。引产前，可口服己烯雌酚 5mg，每天 3 次，连用 5 天，或口服苯甲雌二醇 4mg，每天 2 次，肌内注射，连续 3 天。以提高子宫肌层对缩宫素的敏感性。缩宫素的给药方法包括持续低浓度静脉滴注（缩宫素2.5IU加入 5％葡萄糖溶液 500mL）或脉冲式静脉滴注（浓度同前）。缩宫素的引产机制是使子宫平滑肌收缩，对宫颈软化作用不强。因此缩宫素主要用于宫颈较成熟者。

对于宫颈未成熟者，宜用依沙吖啶、前列腺素 E_2、米索前列醇等具有促宫颈成熟的药物。①羊膜腔内注射或宫腔内羊膜腔外注射依沙吖啶。总量不超过 100mg。肝肾功能不全者禁用。②前列腺素 E_2 的引产方法包括宫颈管内给药（PGE_2 凝胶 2.5mL）或阴道内给药（普贝生 10mg）。③米索前列醇阴道后穹窿内放置，$25\sim50\mu g/3\sim6$ 小时。④米非司酮配伍米索前列醇引产。米非司酮口服 50mg，每天 2 次，连用两天。在阴道后穹窿内放置米索前列醇 $25\mu g$。

若死胎已近足月，宫口开大后给予毁胎，以保护母体免受损伤。在引产过程中若出现先兆子宫破裂需行剖腹探查术。胎盘娩出后应详细检查胎盘、脐带，以明确死亡原因。产妇应给予回奶治疗，产后注意子宫收缩，严密观察产后出血，应用抗生素预防感染。

在多胎妊娠中，由于一胎死亡，存活胎儿的风险也往往增加。新生儿的存活取决于孕周和胎儿的体重，在 28 周之后分娩，若产前用类固醇激素，产后用肺表面活性剂等，新生儿预后较好。如果不足 28 孕周，新生儿预后较差。应根据胎儿体重、肺成熟度、存活概率、孕妇及家属的态度等综合考虑再做决定。

七、预防

（一）孕期慎重用药

许多药物可以通过胎盘进入胎体，进入胎体的药物是否会对胎儿产生影响以及影响程度多大，这和用药的剂量、持续时间、药物种类、给药途径、胎儿易感性等因素有关。以用药时间为例，如果在初孕 4～6 周的胎儿器官形成期，往往最易致畸。一般说来，用药时间越早、持续用药时间越长、用量越大，则危害亦越大。

（二）避免病毒感染

怀孕初期 2～3 个月，胎儿对病毒十分敏感，因为一些病毒如单纯疱疹病毒、麻疹病毒、乙型肝炎病毒、风疹病毒、巨细胞病毒、流感病毒等均可引起胎儿畸形。如果患活动性结核病、肝炎，宜终止妊娠。因此孕早期应尽量少去公共场所，预防病毒感染，增强体质，增强对疾病的抵抗力，孕妇要避免感冒。

（三）避免有毒化学物质

过多接触洗涤剂容易造成流产，也应引起注意。放射线、同位素、化学工业毒物如苯、氯丁二烯、亚硝胺、铅以及剧毒农药均有致畸作用。从事化工生产或接触有毒化学品的孕妇，应尽量调换工作。农村孕妇不要喷洒农药。

（四）忌烟、酒，控制浓茶和咖啡的摄入量

烟草中含 400 多种有害化合物，其中尼古丁是罪魁祸首。孕妇吸入或在烟雾缭绕的环境中生活、工作，可招致流产、早产、胎儿发育不良，甚至畸形，如先天性心脏病、兔唇、腭裂、无脑畸形等。吸烟孕妇妊娠期高血压疾病的发生率也较非吸烟孕妇高。怀孕后吸烟或被动吸烟，可使胎儿发育延缓，还可造成流产、早产、死胎。酒精通过胎盘进入胎儿，可使出生后的婴儿身材矮小、智力低下。受孕前酗酒，可使发育中的精子和卵子发生畸变。这种畸变的生殖细胞结合，就会把有病的遗传基因传给后代，引起胎儿"酒精中毒综合征"。浓茶、咖啡具有兴奋作用，可以刺激胎儿增加胎动次数，甚至危害胎儿的生长发育。在药物对胎儿致畸的动物实验中，发现咖啡因能引起小动物畸形。

（五）坚持规律产检

产前检查能及早发现并预防疾病，保护孕妇健康。妊娠后，为适应胎儿生长发育，母体各个器官发生一系列变化，这些变化可以是生理的，也可以是病理的。如果母亲在妊娠的同时合并心、肾、肝、肺等重要器官疾病，就可能危及母子健康以至生命。产前检查可以及早发现畸形，适时终止妊娠，也可以了解胎儿生长发育是否正常，适时给孕妇以生活、卫生、保健指导。怀孕早查可预防遗传病，特别是高龄孕妇，更应及早进行检查。怀孕 3 个月起应每月检查一次。

（六）如何及时发现

可利用胎儿心跳监视器以及超声波检测胎儿的心跳，在胎儿出生之前发现胎死腹中状况。怀孕中期以后的胎死腹中，通常孕妇自己也会感觉到某种异常。最明显的感觉是胎动消失，完全感觉不到胎动。另外的征兆包括子宫不再随着怀孕周数变大，体重没有增加或减轻。

第十节 母儿血型不合

母儿血型不合是孕妇与胎儿之间因血型不合而产生的同种血型免疫性疾病，发生在胎儿期和新生儿早期，是胎儿新生儿溶血性疾病中重要的病因。胎儿的基因，一半来自母亲，一半来自父亲。从父亲遗传来的红细胞血型抗原为其母亲所缺乏时，此抗原在某种情况下可通过胎盘进入母体刺激产生相应的免疫抗体。再次妊娠时，抗体可通过胎盘进入胎儿体内，与胎儿红细胞上相应的抗原结合发生凝集、破坏，出现胎儿溶血，导致流产、死胎或新生儿发生不同程度的溶血性贫血或核黄疸后遗症，造成智能低下、神经系统及运动障碍等后遗症。母儿血型不合主要有 ABO 型和 Rh 型两大类：ABO 血型不合较为多见，危害轻，常被忽视；Rh 血型不合在我国少见，但病情重。

一、病因

母亲和胎儿间 Rh 血型不合和 ABO 血型不合是新生儿溶血病的主要病因。胎儿的血型是由父母双方决定的。如果胎儿从父亲遗传来的血型抗原是母亲所没有的，胎儿红细胞进入母体后使母亲产生相应的抗体，这些抗体再通过胎盘进入到胎儿体内，导致抗原抗体的免疫反应，发生溶血。

二、临床表现

(一) 黄疸

新生儿溶血病的患儿黄疸出现早，Rh 血型不合的溶血大多数在出生后 24 小时内出现皮肤明显黄染，并且迅速加重。ABO 血型不合的溶血有 40% 黄疸发生在生后 24 小时内，有 50% 发生在 24~48 小时，还有 10% 可能发生在生后 48 小时后。新生儿溶血病除了新生儿黄疸出现早以外，血清胆红素水平在短时间内快速上升也是其特点。

(二) 贫血

在新生儿黄疸出现时和黄疸消退之后都有可能出现不同程度的贫血。主要是由于发生溶血时大量的红细胞被破坏所致。Rh 溶血可有严重贫血，伴有肝脾大，严重者可出现心力衰竭。ABO 溶血大约有 1/3 出现贫血。胎儿水肿多见于重症 Rh 溶血，表现为出生时全身水肿、苍白、皮肤瘀斑、胸腔积液、腹水、心力衰竭和呼吸窘迫。严重者可危及生命。

(三) 核黄疸

严重高胆红素血症可导致急性胆红素脑病，进而形成核黄疸。表现为手足徐动、智力及运动发育障碍、听力障碍和牙釉质发育不良等。

三、辅助检查

(一) 血型检查

孕妇血型为 O 型，配偶血型为 A、B 或 AB 型，母儿有 ABO 血型不合可能；孕妇为 Rh 阴性，配偶为 Rh 阳性，母儿有 Rh 血型不合可能。

(二) 孕妇血液 ABO 和 Rh 抗体效价测定

孕妇血清学检查阳性，应定期测定效价。孕 28~32 周，每 2 周测定一次，32 周后每周测定一次。如孕妇 Rh 血型不合，效价在 1：32 以上，ABO 血型不合，抗体效价在 1：512 以上，提示病情严重，结合过去有不良分娩史，要考虑终止妊娠；但是 ABO 母儿血型不合孕妇效价的高低并不与新生儿预后明显相关。

（三）羊水中胆红素测定

用分光光度计做羊水胆红素吸光度分析，吸光度值差（$\triangle^4$ A450）大于 0.06 为危险值，0.03～0.06 为警戒值，小于 0.03 为安全值。

（四）B 超检查

在 RH 血型不合的患者，需要定期随访胎儿超声，严重胎儿贫血患儿可见羊水过多、胎儿皮肤水肿、胸腹腔积液、心脏扩大、心胸比例增加、肝脾大及胎盘增厚等。胎儿大脑中动脉血流速度的收缩期的峰值（Peak systolic velocity，PSV）升高可判断胎儿贫血的严重程度。

四、诊断

既往有过不明原因的死胎、流产、出生后早期发生新生儿重度黄疸史的夫妻应该进行血型检查。可根据父母的血型检查、孕妇的血清抗体滴度检查结果判断。

五、鉴别诊断

本病须与以下疾病鉴别，医生一般通过患儿症状、体征及相关检查结果即可鉴别。

（一）生理性黄疸

也表现为黄疸，通过溶血试验、血型测定可进行鉴别。

（二）新生儿贫血

也有贫血相关表现，但无重度黄疸、血型不合、溶血确诊试验阳性等。

（三）先天性肾病

有全身水肿、低蛋白血症和蛋白尿，但无病理性黄疸和肝大、脾大表现。

六、治疗

（一）妊娠期治疗

1. 孕妇被动免疫

在 RhD（一）的孕妇应用抗 D 的免疫球蛋白主要的目的是预防下一胎发生溶血。指征：在流产或分娩后 72 小时内注射抗 D 免疫球蛋白 300μg。

2. 血浆置换法

Rh 血型不合孕妇，在妊娠中期（24～26 周）胎儿水肿未出现时，可进行血浆置换术，300mL 血浆可降低一个比数的滴定度，此法比直接胎儿宫内输血，或新生儿换血安全，但需要的血量较多，疗效相对较差。

3. 口服中药

如三黄汤或茵陈蒿汤。如果抗体效价下降缓慢或不下降，可一直服用至分娩。但目前中药治疗母儿血型不合的疗效缺乏循证依据。

4. 胎儿输血

死胎和胎儿水肿的主要原因是重度贫血，宫内输血的目的在于纠正胎儿的贫血，常用于 Rh 血型不合的患者。宫内输血的指征：根据胎儿超声检查发现胎儿有严重的贫血可能，主要表现为胎儿大脑中动脉的血流峰值升高，胎儿水肿、羊水过多等；输血前还需要脐带穿刺检查胎儿血红蛋白进一步确定胎儿 Hb<120g/L。输血的方法有脐静脉输血和胎儿腹腔内输血两种方式。所用血液满足以下条件：不含相应母亲抗体的抗原；血细胞比容为 80%；一般用 Rh（－）O 型新鲜血。在 B 超指导下进行，经腹壁在胎儿腹腔内注入 Rh 阴性并与孕妇血不凝集的浓缩新鲜血每次 20～110mL，不超过 20mL/kg。腹腔内输血量可按下列公式计算：（孕周－20）×10mL。输血后需要密切监测抗体滴度和胎儿超声，可反复多次宫内输血。

5. 引产

妊娠近足月抗体产生越多，对胎儿威胁也越大，故于 36 周以后，遇下列情况可考虑引产：①抗体效价：Rh 血型不合，抗体效价达 1∶32 以上；而对于 ABO 母儿血型不合一般不考虑提前终止妊娠；考虑效价高低以外，还要结合其他产科情况，综合决定。②死胎史，特别是前一胎死因是溶血症者。③各种监测手段提示胎儿宫内不安全，如胎动改变、胎心监护图形异常，听诊胎心改变。④羊膜腔穿刺：羊水深黄色或胆红素含量升高。

（二）分娩期治疗

1. 争取自然分娩，避免用麻醉药镇静剂，减少新生儿窒息的机会。

2. 分娩时做好抢救新生儿的准备，如气管插管、加压给氧，以及换血准备。

3. 娩出后立即断脐，减少抗体进入婴儿体内。

4. 胎盘端留脐血送血型、胆红素，抗人球蛋白试验及特殊抗体测定。并查红细胞、血红蛋白，有核红细胞与网织红细胞计数。

（三）新生儿处理

多数 ABO 血型不合的患儿可以自愈，严重的患者可出现病理性黄疸、核黄疸等。黄疸明显者，根据血胆红素情况予以：蓝光疗法每天 12 小时，分 2 次照射；口服苯巴比妥5～8mg/（kg·d）；血胆红素高者予以人血清蛋白静脉注射 1g/（kg·d），使与游离胆红素结合，以减少核黄疸的发生；25% 的葡萄糖液注射；严重贫血者及时输血或换血治疗。

七、预防

（一）新生儿 ABO 溶血病：出生早期监测胆红素，达到光疗标准时及时光疗。

（二）新生儿 Rh 血型不合溶血病：目前仅限于 RhD 抗原。在分娩 Rh 阳性婴儿后的 72小时之内接受一剂肌内注射 Rh 免疫球蛋白（RhDIgG），以预防下一胎发生 Rh 溶血。

第十一节　胎儿窘迫

胎儿在宫内有缺氧征象危及胎儿健康和生命者，称为胎儿窘迫（Fetal distress）。胎儿窘迫是一种由于胎儿缺氧而表现的呼吸、循环功能不全综合征，是当前剖宫产的主要适应证之一。胎儿窘迫主要发生在临产过程，以第一产程末及第二产程多见，也可发生在妊娠后期。发病率各家报道不一，一般在 10.0%～20.5%。产前及产时胎儿窘迫是围产儿死亡的主要原因。

一、病因

通过子宫胎盘循环，母体将氧输送给胎儿，CO_2从胎儿排入母体，在输送交换过程中某一环节出现障碍，均可引起胎儿窘迫。

（一）母体血氧含量不足

母体血氧含量不足：如产妇患严重心肺疾病或心肺功能不全、妊娠期高血压疾病、高热、重度贫血、失血性休克、仰卧位低血压综合征等，均使母体血氧含量降低，影响对胎儿的供氧。导致胎儿缺氧的母体因素如下。

1. 微小动脉供血不足：如妊娠期高血压疾病等。

2. 红细胞携氧量不足：如重度贫血、一氧化碳中毒等。

3. 急性失血：如前置胎盘、胎盘早剥等。

4. 各种原因引起的休克与急性感染发热。

5. 子宫胎盘血运受阻：急产或不协调性子宫收缩乏力等，缩宫素使用不当引起过强宫缩；产程延长，特别是第二产程延长；子宫过度膨胀，如羊水过多和多胎妊娠；胎膜早破等。

（二）胎盘、脐带因素

脐带和胎盘是母体与胎儿间氧及营养物质的输送传递通道，其功能障碍必然影响胎儿获得所需氧及营养物质。常见胎盘功能低下：妊娠期高血压疾病、慢性肾炎、过期妊娠、胎盘发育障碍（过小或过大）、胎盘形状异常（膜状胎盘、轮廓胎盘等）和胎盘感染、胎盘早剥等。常见有脐带血运受阻：如脐带脱垂、脐带绕颈、脐带打结引起母儿间循环受阻。

（三）胎儿因素

严重的心血管疾病，呼吸系统疾病，胎儿畸形，母儿血型不合，胎儿宫内感染，颅内出血，颅脑损伤等。

二、临床表现

根据胎儿窘迫发生速度可分为急性胎儿窘迫及慢性胎儿窘迫两类。

（一）慢性胎儿窘迫

慢性胎儿窘迫多发生在妊娠末期，往往延续至临产并加重。其原因多因孕妇全身性疾病或妊娠期疾病引起胎盘功能不全或胎儿因素所致。临床上除可发现母体存在引起胎盘供血不足的疾病外，还发生胎儿宫内发育受限。孕妇体重、宫高、腹围持续不长或增长很慢。

（二）急性胎儿窘迫

主要发生在分娩期，多因脐带因素（如脐带脱垂、脐带绕颈、脐带打结）、胎盘早剥、宫缩强且持续时间长及产妇低血压，休克引起。

三、辅助检查

（一）胎心率变化

胎心率是了解胎儿是否正常的一个重要标志，胎心率的改变是急性胎儿窘迫最明显的临床征象。

1. 胎心率>160次/min，尤其是>180次/min，为胎儿缺氧的初期表现（孕妇心率不快的情况下）。

2. 随后胎心率减慢，胎心率＜120 次/min，尤其是＜100 次/min，为胎儿危险征。

3. 胎心监护仪图像出现以下变化，应诊断为胎儿窘迫：出现频繁的晚期减速，多为胎盘功能不良。重度可变减速的出现，多为脐带血运受阻表现，若同时伴有晚期减速，表示胎儿缺氧严重，情况紧急。

（二）胎动计数

胎动减少是胎儿窘迫的一个重要指标，每天监测胎动可预知胎儿的安危。妊娠近足月时，胎动＞20 次/24 小时。胎动消失后，胎心在 24 小时内也会消失。急性胎儿窘迫初期，表现为胎动过频，继而转弱及次数减少，直至消失，也应予以重视。

（三）胎心监护

首先进行无负荷试验（NST），NST 无反应型需进一步行宫缩应激试验（CST）或催产素激惹试验（OCT），CST 或 OCT 阳性高度提示存在胎儿宫内窘迫。

（四）胎儿脐动脉血流测定

胎儿脐动脉血流速度波形测定是一项胎盘功能试验，对怀疑有慢性胎儿窘迫者可行此监测。通过测定收缩期最大血流速度与舒张末期血流速度的比值（S/D）表示胎儿胎盘循环的阻力情况，反映胎盘的血流灌注。脐动脉舒张期血流缺失或倒置，提示胎儿严重胎儿窘迫，应该立即终止妊娠。

（五）胎盘功能检查

测定血浆 E_3 测定并动态连续观察，若急骤减少 30%～40%，表示胎儿胎盘功能减退，胎儿可能存在慢性缺氧。

（六）生物物理象监测

在 NST 监测的基础上应用 B 超仪监测胎动、胎儿呼吸、胎儿张力及羊水量，综合评分了解胎儿在宫内的安危状况。Manning 评分 10 分为正常；≤8 分可能有缺氧；≤6 分可疑有缺氧；≤4 分可以有缺氧；≤2 分为缺氧。

（七）羊水胎粪污染

胎儿缺氧，兴奋迷走神经，肠蠕动亢进，肛门括约肌松弛，胎粪排入羊水中，羊水呈绿色、黄绿色，混浊棕黄色，即羊水Ⅰ度、Ⅱ度、Ⅲ度污染。破膜可直接观察羊水性状及粪染程度。未破膜经羊膜镜窥检，透过胎膜了解羊水性状。羊水Ⅰ度污染无肯定的临床意义；羊水Ⅱ度污染，胎心音好者，应密切监测胎心，不一定是胎儿窘迫；羊水Ⅲ度污染，应及早结束分娩。

（八）胎儿头皮血测定

头皮血气测定应在电子胎心监护异常的基础上进行。头皮血 pH 7.20～7.24 为病理前期，可能存在胎儿窘迫，应立即进行宫内复苏，间隔 15 分钟复查血气值；pH 7.15～7.19 提示胎儿酸中毒及窘迫，应立即复查，如仍≤7.19，除外母体酸中毒后应在 1 小时内结束分娩；pH＜7.15 是严重胎儿窘迫的危险信号，须迅速结束分娩。

四、诊断

根据病史、胎动变化以及有关检查可以做出诊断。

五、鉴别诊断

对于胎儿窘迫，主要是综合考虑判断是否确实存在胎儿窘迫。

六、治疗

（一）慢性胎儿窘迫

应针对病因处理，视孕周、有无胎儿畸形、胎儿成熟度和窘迫的严重程度决定处理。

1. 定期做产前检查者，估计胎儿情况尚可，应嘱孕妇取侧卧位减少下腔静脉受压，增加回心血流量，使胎盘灌注量增加，改善胎盘血供应，延长孕周数。每天吸氧提高母血氧分压；静脉注射 50％葡萄糖 40mL 加维生素 C 2g，每天 2 次；根据情况做 NST 检查；每天胎动计数。

2. 情况难以改善：接近足月妊娠，估计在娩出后胎儿生存机会极大者，为减少宫缩对胎儿的影响，可考虑行剖宫产。如胎肺尚未成熟，可在分娩前 48 小时静脉注射地塞米松 10mg 促进胎儿肺泡表面活性物质的合成，预防呼吸窘迫综合征的发生。如果孕周小，胎儿娩出后生存可能性小，将情况向家属说明，做到知情选择。

（二）急性胎儿窘迫

1. 若宫内窘迫达严重阶段必须尽快结束分娩，其指征如下。

（1）胎心率低于 120 次/min 或高于 180 次/min，伴羊水 Ⅱ～Ⅲ度污染。

（2）羊水度污染，B 超显示羊水池<2cm。

（3）持续胎心缓慢达 100 次/min 以下。

（4）胎心监护反复出现晚期减速或出现重度可变减速，胎心 60 次/min 以下持续 60 秒以上。

（5）胎心图基线变异消失伴晚期减速。

2. 积极寻找原因并排除如心力衰竭、呼吸困难、贫血、脐带脱垂等。改变体位左或右侧卧位，以改变胎儿脐带的关系，增加子宫胎盘灌注量。

（1）持续吸氧提高母体血氧含量，以提高胎儿的氧分压。静脉注射 50％葡萄糖 40mL 加维生素 C 2g。

（2）宫颈尚未完全扩张，胎儿窘迫情况不严重，可吸氧、左侧卧位，观察 10 分钟，若胎心率变为正常，可继续观察。若因使用缩宫素宫缩过强造成胎心率异常减缓者，应立即停止滴注或用抑制宫缩的药物，继续观察是否能转为正常。若无显效，应行剖宫产术。施术前做好新生儿窒息的抢救准备。

（3）宫口开全，胎先露已达坐骨棘平面以下 3cm，吸氧同时尽快助产经阴道娩出胎儿。

七、预防

在怀孕期间要特别注意做好自我监护。计数胎动是一种简便且有效的自我监护方法。每天早、中、晚 3 次卧床计数自己胎动次数，每次持续 1 小时，相加后乘以 4，即为 12 小时胎动计数。12 小时胎动计数的正常范围为 10～30 次，每次胎动计数均应大于 3 次/小时。

胎儿缺氧时，早期会有躁动、胎动频繁等表现。如果缺氧持续或加重，胎动会减少甚至消失。因此，孕妇感觉到胎动次数过度频繁或逐渐减少，应及时到医院诊查。

第十二节　巨大胎儿

巨大胎儿是一个描述胎儿过大的非常不精确的术语。国内外尚无统一的标准，有多种不同的域值标准，如 3.8kg、4kg、4.5kg、5.0kg。1991 年，美国妇产科协会提出新生儿出生体重≥4500g 者为巨大胎儿，我国以≥4000g 为巨大胎儿。生活水平提高，更加重视孕期营养，巨大儿的出生率越来越高。若产道、产力及胎位均正常，仅胎儿巨大，即可出现头盆不称而发生分娩困难，如肩难产。

一、病因

（一）生理性因素

（1）父母体格高大。

（2）母孕期食量较大，摄入大量蛋白质、糖等营养物质。

（二）病理性因素

（1）孕母血糖异常如患有未控制的糖尿病、妊娠期糖尿病、胰岛细胞增生症。

妊娠期糖尿病：少数孕妇有妊娠期糖尿病，尽管这些孕妇平时的血糖是正常的，但怀孕后由于体内的胰腺功能不正常，导致血糖偏高。这些糖通过胎盘进入胎儿体内，胎儿正常胰腺组织分泌的胰岛素将这些糖转化为多余的脂肪和蛋白质，导致胎儿体重增长比正常体重孕母所生的胎儿快，到足月分娩时就长成了巨大儿。

（2）Rh 血型不合溶血症。

（3）先天性心脏病（大血管错位）。

（4）Beckwith 综合征等。

二、临床表现

孕妇常有腹部沉重，腹痛，呼吸困难等，伴体重增长迅速。

新生儿的表现因发病原因不同而异：

（一）母亲有糖尿病的巨大儿

可有以下表现及并发症：

1. 窒息、颅内出血：因胎儿过大，易发生难产和产伤，是导致窒息和颅内出血的主要原因。

2. 低血糖：发生率约为 58%～75%，因胰岛素量增加所致。多为暂时性。

3. 呼吸困难：主要为新生儿呼吸窘迫综合症，死亡率较高。

4. 低血钙：发生率约为 60%，可能与甲状旁腺功能低下有关。

5. 红细胞增高：血黏稠度高，易发生血管内凝血，形成静脉血栓。常见肾静脉血栓，临床可出现血尿及蛋白尿。

6. 高胆红素血症：生后 48 至 72 小时内可出现，尤以胎龄＜36 周更为常见。

7. 约有 10% 伴有先天性畸形。

（二）Rh 溶血病巨大儿

除溶血表现外，易发生低血糖。

（三）Beckwith 综合征巨大儿

其外表呈突眼、舌大、体型大伴脐疝，有时伴其他先天性畸形。在新生儿早期约50％可发生暂时性低血糖。本症病死率高。

（四）大血管错位巨大儿

主要表现为青紫、气促、心脏扩大，生后早期易发生心力衰竭。

三、辅助检查

（一）体格检查

1. 腹部触诊

可初步判断胎儿大小、胎产式、胎先露、胎方位及先露部是否衔接，是评估胎儿生长发育最为简便的方法。大儿通常胎体较大，可能合并有跨耻征阳性（即胎头多高于耻骨联合平面）。

2. 高及腹围

通过测量宫高和腹围，可以初筛胎儿的大小，当宫高＋腹围≥140cm，发生巨大儿的可能性较大。

3. 孕前体质指数（BMI）

BMI≤22。

（二）影像学检查

产科超声检查：通过测量胎儿的股骨长、双顶径、头围及腹围等指标，监测胎儿的生长发育情况。当胎儿双顶径＞10cm，股骨长度≥8cm，胎儿腹围＞33cm，应考虑可能为巨大儿。羊水超声检查：羊水量增多可能提示血糖升高及胎儿巨大。

（三）实验室检查

葡萄糖耐量试验（OGTT）：建议所有孕妇在妊娠期间做一次 OGTT 检查（孕24～28周），以确诊是否存在妊娠期糖尿病。方法为一次性冲水口服75g 的葡萄糖，测量空腹及服糖后1～2小时的血糖，评估血糖是否正常。

四、诊断

（一）妇存在巨大儿的高危因素，如孕期肥胖、合并糖尿病、既往有巨大儿分娩史等。

（二）出现相应的临床症状，如孕肚沉重、腹部明显增大等。

（三）体格检查发现孕妇的腹部明显膨隆，胎体较大，宫高＋腹围≥140cm，且先露部高浮，若先露部为头，胎头多高于耻骨联合平面，即跨耻征阳性。

（四）产科 B 超检查多提示胎儿双顶径＞10cm，股骨长度≥8cm，胎儿腹围＞33cm 等。

五、鉴别诊断

（一）双胎

双胎时腹部检查往往大于单胎，但可触及两个或三个以上的胎体，胎儿肢体较多，可听到两个胎心音，B 超检查可确诊。

（二）羊水过多

羊水过多时腹部膨隆明显，但检查时宫内羊水较多，胎体浮动感明显，胎心音较遥远，B超可确诊，其双顶径多在正常范围内，常伴有胎儿畸形。

（三）脑积水

脑积水儿头大而有弹性，与胎体大小不成正比例。阴道检查儿头大，囟门骨缝宽，颅骨壁薄如乒乓球感。B超可确诊。

六、治疗

（一）妊娠期

检查发现胎儿大或既往分娩巨大儿者，应检查孕妇有无糖尿病。若为糖尿病孕妇，应积极治疗，必要时予以胰岛素治疗控制胎儿的体重增长，并于妊娠36周后，根据胎儿成熟度、胎盘功能检查及糖尿病控制情况，择期引产或剖宫产。不管是否存在妊娠糖尿病，有巨大胎儿可能的孕妇均要进行营养咨询合理调节膳食结构，每天摄入的总能量以8790～9210kJ（2100～2200kcal）为宜，适当降低脂肪的摄入量。同时适当的运动可以降低巨大胎儿的发病率。

（二）分娩期

估计非糖尿病孕妇胎儿体重≥4500g，糖尿病孕妇胎儿体重≥4000g，即使骨盆正常，为防止母儿产时损伤应行剖宫产。临产后，不宜试产过久。若产程延长，估计胎儿体重＞4000g，胎头停滞在中骨盆也应剖宫产。

若胎头双顶径已达坐骨棘下3cm，宫口已开全者，应作较大的会阴后侧切开，予以产钳助产，同时做好处理肩难产的准备工作。分娩后应行宫颈及阴道检查，了解有无软产道损伤，并预防产后出血。若胎儿已死，行穿颅术或碎胎术。

（三）新生儿处理

新生儿应预防低血糖发生，生后1～2小时开始喂糖水，及早开奶；积极治疗高胆红素血症，多选用蓝光治疗；新生儿易发生低钙血症，多用10％葡萄糖酸钙1mL/kg加入葡萄糖液中静脉滴注补充钙剂。

七、预防

孕妇应适度参加活动，不要整天待在家里坐着或躺着。同时适当补营养，减少高热量、高脂肪、高糖分食品的摄入，保持自身体重和胎儿体重的匀速增长。密切关注胎儿的生长发育进程，当发现胎儿增长过快时，应该及早去医院做一次糖耐量的检测和营养咨询，合理调整饮食，避免隐性糖尿病的发生。同时，为胎儿做一次心脏超声波检查，以明确有无先天性心脏畸形存在，做到早期干预。

第十三节　胎膜病变

胎膜是由羊膜和绒毛膜组成。胎膜外层为绒毛膜，内层为羊膜，于妊娠14周末，羊膜与绒毛膜相连封闭胚外体腔，羊膜腔占据整个宫腔，对胎儿起着一定的保护作用。同时胎膜含甾体激素代谢所需的多种酶，与甾体激素的代谢有关。胎膜含多量花生四烯酸的磷脂，且含有能催化磷脂生成游离花生四烯酸的溶酶体，故胎膜在分娩发动上有一定作用。胎膜的病变与妊娠的结局有密切的关系。本节主要介绍胎膜早破和绒毛膜羊膜炎对妊娠的影响。

一、胎膜早破

胎膜早破（Premature rupture of the membranes，PROM）是指胎膜破裂发生在临产前。胎膜早破可导致产妇、胎儿和新生儿的风险明显升高。胎膜早破是产科的难题。一般认为胎膜早破发生率在 10%，大部分发生在 37 周后，称足月胎膜早破（PROM of term），若发生在妊娠不满 37 周称足月前胎膜早破（preterm PROM，PPROM），发生率为 2.0%。胎膜早破的妊娠结局与破膜时孕周有关。孕周越小，围生儿预后越差。常引起早产及母婴感染。

（一）病因

目前胎膜早破的病因尚不清楚，一般认为胎膜早破的病因与下述因素有关。

1. 生殖道病原微生物上行性感染

胎膜早破患者经腹羊膜腔穿刺，羊水细菌培养 28%～50% 呈阳性，其微生物分离结果往往与宫颈内口分泌物培养结果相同，提示生殖道病原微生物上行性感染是引起胎膜早破的主要原因之一。B 族溶血性链球菌、衣原体、淋病奈瑟菌、梅毒和解脲支原体感染不同程度与 PPROM 相关。但是妊娠期阴道内的致病菌并非都引起胎膜早破，其感染条件为菌量增加和局部防御能力低下。宫颈黏液中的溶菌酶、局部抗体等抗菌物质等局部防御屏障抗菌能力下降微生物附着于胎膜，趋化中性粒细胞，浸润于胎膜中的中性粒细胞脱颗粒，释放弹性蛋白酶，分解胶原蛋白成碎片，使局部胎膜抗张能力下降，而致胎膜早破。

2. 羊膜腔压力增高

双胎妊娠、羊水过多、过重的活动等使羊膜腔内压力长时间或多时间的增高，加上胎膜局部缺陷，如弹性降低、胶原减少，增加的压力作用于薄弱的胎膜处，引起胎膜早破。

3. 胎膜受力不均

胎位异常、头盆不称等可使胎儿先露部不能与骨盆入口衔接，盆腔空虚致使前羊水囊所受压力不均，引起胎膜早破。

4. 部分营养素缺乏

母血维生素 C 浓度降低者，胎膜早破发病率较正常孕妇增高近 10 倍。体外研究证明，在培养基中增加维生素 C 浓度，能降低胶原酶及其活性，而胶原是维持羊膜韧性的主要物质。铜元素缺乏能抑制胶原纤维与弹性硬蛋白的成熟。胎膜早破者常发现母、脐血清中铜元素降低。故维生素 C、铜元素缺乏，使胎膜抗张能力下降，易引起胎膜早破。

5. 宫颈病变

常因手术机械性扩张宫颈、产伤或先天性宫颈局部组织结构薄弱等，使宫颈内口括约功能破坏，宫颈内口松弛，前羊水囊易于楔入，使该处羊水囊受压不均，加之此处胎膜最接近阴道，缺乏宫颈黏液保护，常首先受到病原微生物感染，造成胎膜早破。

6. 创伤

腹部受外力撞击或摔倒，阴道检查或性交时胎膜受外力作用，可发生破裂。

（二）临床表现

90％患者突感较多液体从阴道流出，并有阵发性或持续性阴道流液，时多时少，无腹痛等其他产兆。肛门检查时触不到胎囊，如上推胎儿先露部时，见液体从阴道流出，有时可见到流出液中有胎脂或被胎粪污染，呈黄绿色。如并发明显羊膜腔感染，则阴道流出液体有臭味，并伴发热、母儿心率增快、子宫压痛、白细胞计数增高、C反应蛋白阳性等急性感染表现。隐匿性羊膜腔感染时，虽无明显发热，但常出现母儿心率增快。患者在流液后，常很快出现宫缩及宫口扩张。

（三）辅助检查

1. 胎膜早破的检查

（1）阴道窥器检查：见液体自宫颈流出或后穹隆较多的积液中见到胎脂样物质是诊断胎膜早破的直接证据。

（2）阴道液 pH 测定：正常阴道液 pH 为 4.5～5.5，羊水 pH 为 7.0～7.5，如阴道液 pH＞6.5，提示胎膜早破可能性大。该方法诊断正确率可达 90％。若阴道液被血、尿、精液及细菌性阴道病所致的大量白带污染，可产生假阳性。

（3）阴道液涂片检查：取阴道后穹隆积液置于干净玻片上，待其干燥后镜检，显微镜下见到羊齿植物叶状结晶为羊水。其诊断正确率可达 95％。如阴道液涂片用 0.5％硫酸尼罗蓝染色，镜下可见橘黄色胎儿上皮细胞；若用苏丹Ⅲ染色，则见到黄色脂肪小粒可确定为羊水。

（4）羊膜镜检查：可以直视胎儿先露部，看不到前羊膜囊即可诊断胎膜早破。

（5）胎儿纤维连接蛋白（fFN）：胎儿纤维连接蛋白是胎膜分泌的细胞外基质蛋白，胎膜破裂，其进入宫颈及阴道分泌物。在诊断存在疑问时，这是一个有用和能明确诊断的实验。

（6）B超检查：可根据显露部位前样水囊是否存在，如消失，应高度怀疑有胎膜早破，此外，羊水逐天减少，破膜超过 24 小时者，最大羊水池深度往往＜3cm，可协助诊断胎膜早破。

2. 羊膜腔感染的检查

（1）临床表现：孕妇体温升高至 37.8℃或 38℃以上，脉率增快至 100 次/min 或以上，胎心率增快至 160 次/min 以上。子宫压痛，羊水有臭味，提示感染严重。

（2）经腹羊膜腔穿刺检查：在确诊足月前胎膜早破后，最好行羊膜穿刺，抽出羊水检查微生物感染情况，对选择治疗方法有意义。常用方法有：①羊水细菌培养：是诊断羊膜腔感染的金标准。但该方法费时，难以快速诊断。②羊水白细胞介素 6 测定（Interleukin-6，IL-6）：如羊水中 IL-6≥7.9ng/mL，提示急性绒毛膜羊膜炎。该方法诊断敏感性较高，且对预测新生儿并发症如肺炎、败血症等有帮助。③羊水涂片革兰染色检查：如找到细菌，则可诊断绒毛膜羊膜炎，该法特异性较高，但敏感性较差。④羊水涂片计数白细胞：≥30 个白细胞/mL，提示绒毛膜羊膜炎，该法诊断特异性较高。如羊水涂片革兰染色未找到细菌，而涂片白细胞计数增高，应警惕支原体、衣原体感染。⑤羊水葡萄糖定量检测：如羊水葡萄糖＜10mmol/L，提示绒毛膜羊膜炎。该方法常与上述其他指标同时检测，综合分析，评价绒毛膜羊膜炎的可能性。

（3）动态胎儿生物物理评分（BPP）：因为经腹羊膜腔穿刺较难多次反复进行，特别是合并羊水过少者，而期待治疗过程中需要动态监测羊膜腔感染的情况。临床研究表明，BPP<7 分（主要为 NST 无反应型、胎儿呼吸运动消失）者，绒毛膜羊膜炎及新生儿感染性并发症的发病率明显增高，故有学者推荐动态监测 BPP，决定羊膜腔穿刺时机。

（四）诊断

根据详细的询问病史并结合临床及专科检查可诊断胎膜早破。当根据临床表现诊断胎膜早破存在疑问时，可以结合一些辅助检查明确诊断。明确诊断胎膜早破后还应进一步检查排除羊膜腔感染。

（五）对母儿的影响

1. 对母体影响

（1）感染：破膜后，阴道病原微生物上行性感染更容易、更迅速。随着胎膜早破潜伏期（指破膜到产程开始的间隔时间）延长，羊水细菌培养阳性率增高，且原来无明显临床症状的隐匿性绒毛膜羊膜炎常变成显性。除造成孕妇产前、产时感染外，胎膜早破还是产褥感染的常见原因。

（2）胎盘早剥：足月前胎膜早破可引起胎盘早剥，确切机制尚不清楚，可能与羊水减少有关。据报道最大羊水池深度<1cm，胎盘早剥发生率 12.3%、而最大池深度<2cm，发生率仅 3.5%。

2. 对胎儿影响

（1）早产儿：30%～40%早产与胎膜早破有关。早产儿易发生新生儿呼吸窘迫综合征、胎儿及新生儿颅内出血、坏死性小肠炎等并发症，围生儿病死率增加。

（2）感染：胎膜早破并发绒毛膜羊膜炎时，常引起胎儿及新生儿感染，表现为肺炎、败血症、颅内感染。

（3）脐带脱垂或受压：胎先露未衔接者，破膜后脐带脱垂的危险性增加；因破膜继发性羊水减少，使脐带受压，亦可致胎儿窘迫。

（4）胎肺发育不良及胎儿受压综合征：妊娠 28 周前胎膜早破保守治疗的患者中，新生儿尸解发现，肺/体重比值减小肺泡数目减少。活体 X 线摄片显示小而充气良好的肺、钟形胸、横膈上抬到第 7 肋间。胎肺发育不良常引起气胸、持续肺高压，预后不良。破膜时孕龄越小、引发羊水过少越早，胎肺发育不良的发生率越高。如破膜潜伏期长于 4 周，羊水过少程度重，可出现明显胎儿宫内受压，表现为铲形手，弓形腿、扁平鼻等。

（六）治疗

总体而言，对胎膜早破的处理已经从保守处理转为积极处理，准确评估孕周对处理至关重要。

1. 发生在 36 周后的胎膜早破

观察 12～24 小时，80%患者可自然临产。临产后观察体温、心率、宫缩、羊水流出量、性状及气味，必要时 B 超检查了解羊水量，胎儿电子监护进行宫缩应激试验，了解胎儿宫内情况。若羊水减少，且 CST 显示频繁变异减速，应考虑羊膜腔输液；如变异减速改善，产程进展顺利，则等待自然分娩。否则，行剖宫产术。若未临产，但发现有明显羊膜腔感染体征，应立即使用抗生素，并终止妊娠。如检查正常，破膜后 12 小时，给予抗生素预防感染，破膜 24 小时仍未临产且无头盆不称，应引产。目前研究发现，静脉滴注催产素引产似乎最合适。

2. 足月前胎膜早破治疗

足月前胎膜早破是胎膜早破的治疗难点，一方面要延长孕周减少新生儿因不成熟而产生的疾病与死亡；另一方面随着破膜后时间延长，上行性感染成为不可避免或原有的感染加重，发生严重感染并发症的危险性增加，同样可造成母儿预后不良。目前足月前胎膜早破的处理原则是：若胎肺不成熟，无明显临床感染征象，无胎儿窘迫，则期待治疗；若胎肺成熟或有明显临床感染征象，则应立即终止妊娠；对胎儿窘迫者，应针对宫内缺氧的原因，进行治疗。

（1）期待治疗：密切观察孕妇体温、心率、宫缩、白细胞计数、C 反应蛋白等变化，以便及早发现患者的明显感染体征，及时治疗。避免不必要的肛门及阴道检查。

1）应用抗生素：足月前胎膜早破应用抗生素，能降低胎儿及新生儿肺炎、败血症及颅内出血的发生率；亦能大幅度减少绒毛膜羊膜炎及产后子宫内膜炎的发生；尤其对羊水细菌培养阳性或阴道分泌物培养 B 族链球菌阳性者，效果最好。B 族链球菌感染用青霉素；支原体或衣原体感染，选择红霉素或罗红霉素。如感染的微生物不明确，可选用 FDA 分类为 B 类的广谱抗生素，常用 β-内酰胺类抗生素。可间断给药，如开始给氨苄西林或头孢菌素类静脉滴注，48 小时后改为口服。若破膜后长时间不临产，且无明显临床感染征象，则停用抗生素，进入产程时继续用药。

2）宫缩抑制剂应用：对无继续妊娠禁忌证的患者，可考虑应用宫缩抑制剂预防早产。如无明显宫缩，可口服利托君；有宫缩者，静脉给药，待宫缩消失后，口服维持用药。

3）纠正羊水过少：若孕周小，羊水明显减少者，可进行羊膜腔输液补充羊水，以帮助胎肺发育；若产程中出现明显脐带受压表现（CST 显示频繁变异减速），羊膜腔输液可缓解脐带受压。

4）肾上腺糖皮质激素促胎肺成熟：妊娠 35 周前的胎膜早破，应给予倍他米松 12mg 静脉滴注，每天 1 次共 2 次；或地塞米松 10mg 静脉滴注，每天 1 次，共 2 次。

（2）终止妊娠：一旦胎肺成熟或发现明显临床感染征象，在抗感染同时，应立即终止妊娠。对胎位异常或宫颈不成熟，缩宫素引产不易成功者，应根据胎儿出生后存活的可能性，考虑剖宫产或更换引产方法。

3. 小于 24 孕周的胎膜早破

这个孕周最适合的处理尚不清楚，必须个体化，患者及家人的要求应纳入考虑。若已临产，或合并胎盘早剥，或有临床证据显示母儿感染存在，这些都是积极处理的指征。有些父母要求积极处理是因为担心妊娠 25~26 周分娩的胎儿虽然有可能存活，但极可能发生严重的新生儿及远期并发症。

目前越来越多的人考虑期待处理。但有报告指出，小于 24 周新生儿的存活率低于 50%，甚至在最新最好的研究中，经过 12 个月的随访后，发育正常的新生儿低于 40%。因此，对于小于 24 周的 PPROM，对回答父母咨询必须完全和谨慎。应让父母明白在最好的监测下新生儿可能的预后：新生儿病死率及发病率都相当高。

考虑到预后并不明确，对于小于 24 周的早产胎膜早破，另一种处理方案已形成。即：在首次住院 72 小时后，患者在家中观察，限制其活动，测量体温，每周报告产前评估及微生物/血液学检测结果。这种处理有待随机试验评估，但考虑到经济及心理因素，这种处理很显然是合适的。

4. 发生在 24～31 孕周的胎膜早破

在这个孕周，胎儿最大的风险仍是不成熟，这种风险比隐性宫内感染患者分娩产生的好处还重要。因此，期待处理是这个孕周最好的建议。

在这个孕周，特别对于胎肺不可能成熟的患者，使用羊膜腔穿刺检查诊断是否存在隐性羊膜腔感染存在争议。在某些情况下，特别是存在绒毛膜羊膜炎隐性体征，如低热、白细胞计数升高和 C 反应蛋白增加等，可以考虑羊膜腔穿刺。

一项评估 26～31 周 PPROM 患者 72 小时后在家中及医院治疗的对比随机研究指出，在家中处理是一项可采纳的安全方法，考虑到新生儿及母亲的结局，这种处理明显减少母亲住院费用。Hoffmann 等指出，这种形式更适合一周内无临床感染迹象、B 超提示有足量羊水的患者。我们期待类似的大样本随机研究结果，决定这个孕周 PPROM 的合适处理。

在 24～31 周 PPROM 的产前处理中，应与父母探讨如果保守处理不合适时可能的分娩方式。结果发现，正在出现一种值得注意的临床实践趋势。Weiner 特别研究 32 周前的臀先露病例，得出结论：剖宫产通过减少脑室出血的发生率而减少围产儿的病死率。Olofsson 等证实了这个观点。

客观地说，低出生体重婴儿经阴道分娩是合理的选择，若存在典型的产科指征，借助剖宫产可能拯救小于 32 周臀先露的婴儿。

5. 发生于 31～33 孕周的胎膜早破

该孕周分娩的新生儿存活率超过 95%。因此，不成熟的风险和新生儿败血症的风险一样。尽管这个时期用羊膜腔穿刺检查似乎比较合理，但对其价值仍未充分评估。在 PPROM 妇女中行羊膜腔穿刺获取羊水的成功率介于 45%～97%，即使成功获取羊水，但由于诊断隐性宫内感染缺乏金标准，使我们难于解释革兰染色、羊水微生物培养、白细胞酯酶测定及气相色谱分析的结果。

Fish 对 6 个关于应用培养或革兰染色涂片诊断羊水感染研究的综述指出，这些检查诊断宫内感染的敏感率为 55%～100%，特异性为 76%～100%。羊水感染的定义在评价诊断实验对亚临床宫内感染诊断的敏感性及特异性时特别重要，例如，如果微生物存在即诊断宫内感染，羊水革兰染色及培养诊断的敏感性为 100%；如果将新生儿因败血症死亡作终点，诊断宫内感染的敏感性将明显减低，这将漏诊很多重要疾病。Fish 用绒毛膜炎组织病理学证据定义感染，但 Ohlsson 及 Wang 怀疑这一点，他们接受临床绒毛膜羊膜炎及它的缺点；Dudley 等用新生儿败血症（怀疑或证实）定义感染；而 Vintzileos 等联合临床绒毛膜羊膜炎及新生儿败血症（怀疑或证实）定义感染。

Dudley 等指出，在这个孕周羊膜腔穿刺所获得的标本中，58% 的病例胎肺不成熟。这一结果和显示胎肺成熟率为 50%～60% 的其他研究一致。考虑到早产胎膜早破新生儿呼吸窘迫问题，胎肺成熟测试（L/S 值）阳性预测值为 68%，阴性预测值为 79%。对特殊情况如隐性感染但胎肺未成熟及胎肺已成熟但羊水无感染状况缺乏足够评估，因而无法确定正确的处理选择。

如果无法成功获取足够多羊水，处理必须依据有固有缺陷的临床指标结果，并联合精确性差的 C 反应蛋白及血常规等血液参数评估感染是否存在。虽然 Yeast 等发现没有证据显示羊膜腔穿刺引起临产，但这种操作并不是完全无并发症的，在回答患者及家人咨询时，这种情况必须说明。特别是在这个孕周，羊膜腔穿刺在患者处理中的作用有待评估。在将列为常规处理选择前，最好先进行大样本前瞻性随机试验。

6. 发生在 34～36 周的胎膜早破

虽然在这个孕周仍普遍采用期待疗法，但正如 Olofsson 等关于瑞典对 PPROM 的产科实践的综述中提出的，很多人更愿意引产。这个孕周引产失败的可能性比足月者大，但至今对其尚未做充分评估。

应该清楚明确，宫内感染、胎盘早剥或胎儿窘迫都是积极处理的指征。

（七）预防

于该疾病病因不明，因此暂无明确的预防方式，孕妇可通过以下方式来降低发病风险：

1. 妊娠期及早治疗生殖道感染，及时治疗滴虫阴道炎、淋病奈瑟菌感染、宫颈沙眼衣原体感染、细菌性阴道病、梅毒和艾滋病的筛查和治疗。

2. 孕期补充足量的维生素、钙、铜等元素，戒烟。

3. 特发性急性羊水过多者定期穿刺放羊水减轻宫内压力。

4. 避免突然腹压增加。尤其是胎先露部高浮、子宫膨胀过度者，应保证足够的休息，避免腹压突然增加。

5. 宫颈机能不全者，可于妊娠 12～14 周行宫颈环扎术。

6. 有未足月胎膜早破病史的女性再次妊娠时，需补充黄体酮。

二、绒毛膜羊膜炎

胎膜的炎症是一种宫内感染的表现，常伴有胎膜早破和分娩延长。当显微镜下发现单核细胞及多核细胞浸润绒毛时称为绒毛膜羊膜炎。如果单核细胞及多核细胞在羊水中发现时即为羊膜炎。脐带的炎症称为脐带炎，胎盘感染称为胎盘绒毛炎。绒毛膜羊膜炎是宫内感染的主要表现，是导致胎膜早破和（或）早产的主要原因，同时与胎儿的和新生儿的损伤和死亡密切有关。

（一）病因

研究证实阴道和（或）宫颈部位的细菌通过完整或破裂的胎膜上行性感染羊膜腔是导致绒毛膜羊膜炎的主要原因。20 多年前已经发现阴道直肠的 B 族链球菌与宫内感染密切相关。妊娠期直肠和肛门菌群异常可以导致阴道和宫颈部位菌群异常。妊娠期尿路感染可以引起异常的阴道病原体从而引起宫内感染，这种现象在未治疗的与 B 族链球菌相关无症状性菌尿病患者中得到证实。细菌性阴道病被认为与早产、胎膜早破绒毛膜羊膜炎，以及长期的胎膜破裂、胎膜牙周炎、A 型或 O 型血、酗酒、贫血、肥胖等有关。

宫颈功能不全导致宿主的防御功能下降，从而为上行性感染创造条件。

（二）临床表现

绒毛膜羊膜炎的临床症状和体征主要包括：①产时母亲发热，体温＞37.8℃。②母亲明显的心跳过速（＞120 次/min）。③胎心过速（＞160 次/min）。④羊水或阴道分泌物有脓性或有恶臭味。⑤宫体触痛。⑥母亲白细胞增多（全血白细胞计数＞$15×10^9$～$18×10^9$/L）。

在以上标准中，产时母亲发热是最常见和最重要的指标，但是必须排除其他原因，包括脱水，或同时有尿路和其他器官系统的感染。白细胞升高非常重要，但是作为单独指标诊断意义不大。

体检非常重要，可以发现未表现出症状和体征的绒毛膜羊膜炎孕妇，可能发现的体征包括：①发热。②心动过速（＞120 次/min）。③低血压。④出冷汗。⑤皮肤湿冷。⑥宫体触痛。⑦阴道分泌物异常或恶臭。

另外还有胎心过速（160～180 次/min），应用超声检查生物物理评分低于正常。超声检查羊水的透声异常可能也有一定的诊断价值。

（三）辅助检查

1. 羊水或生殖泌尿系统液体的细菌培养

对寻找病原体可能是有诊断价值的方法。有学者提出获取宫颈液培养时可能会增加早期羊水感染的危险性，无论此时胎膜有否破裂。隐性绒毛膜羊膜炎被认为是早产的重要诱因。

2. 羊水、母血、母尿或综合多项实验检查

无症状的早产或胎膜早破的产妇需要进行一些检查来排除有否隐性绒毛膜羊膜炎。临床医生往往进行一些实验室检查包括羊水、母血、母尿或综合多项实验检查来诊断是否有隐性或显性的羊膜炎或绒毛膜羊膜炎的存在。

3. 羊水或生殖泌尿系统液体的实验室检查

包括以下几项。

（1）通过羊膜穿刺获得的羊水，可进行白细胞计数、革兰染色、pH 测定、葡萄糖定量，以及内毒素、乳铁蛋白、细胞因子（如白细胞介素 6）等的测定。

（2）羊水或血液中的细胞因子定量测定通常包括 IL-6、肿瘤坏死因子 α、IL-1 以及 IL-8。尽管在文献中 IL-6 是最常被提及的，但目前尚无一致的意见能表明哪种细胞因子具有最高的敏感性或特异性，以及阳性或阴性的预测性。脐带血或羊水中 IL-6 水平的升高与婴儿有长期的神经系统损伤有关。这些都不是常规的实验室检查，在社区医院中也没有这些辅助检查。

（3）PCR 作为一种辅助检查得到了迅速发展。它被用来检测羊水中或其他体液中的微生物如 HIV 病毒、巨细胞病毒、单纯疱疹病毒、细小病毒、弓形体病毒以及细菌 DNA。PCR 检测法被用来诊断由细菌体病原体引起的羊水感染，但只有大学或学院机构才能提供此类检测方法。

（4）羊膜穿刺术可引起胎膜早破。正因为如此，有人提出检测宫颈阴道分泌物来诊断绒毛膜羊膜炎。可能提示有宫颈或绒毛膜感染存在的宫颈阴道分泌物含有胎儿纤连蛋白、胰岛素样生长因子粘连蛋白-1 以及唾液酶。羊膜炎与 IL-6 水平、胎儿纤连蛋白有密切关系。然

而，孕中期胎儿纤连蛋白的测定与分娩时的急性胎盘炎无关。羊水的蛋白组织学检测能诊断宫内炎症和或宫内感染，并预测继发的新生儿败血症。但读者谨记这些检测并不是大多数医院能做的。

（5）产前过筛检查表明：B族链球菌增生可增加发生绒毛膜羊膜炎的风险，而产时抗生素的应用能减少新生儿B族链球菌感染的发生率。在产时应用快速B族链球菌检测能较其他试验发现更多处于高危状态的新生儿。快速B族链球菌检测法的应用使一些采用化学药物预防产时感染的母亲同时也能节约花费于新生儿感染的费用大约差不多12000美元。近年来更多来自欧洲的报道也提到了B族链球菌检测和产时化学药物预防疗法的效果，但同时也提出PCR检测如何能更好改进B族链球菌检测的建议。

4. 母血检测

（1）当产妇有发热时，白细胞计数或母血中C反应蛋白的水平用来预测绒毛膜羊膜炎的发生。但不同的报道支持或反对以C反应蛋白水平来诊断绒毛膜羊膜炎。但C反应蛋白水平较外周血白细胞计数能更好地预测绒毛膜羊膜炎，尤其是如果产妇应用了皮质醇激素类药物，她们外周血中的白细胞可能会增高。

（2）另一些学者提示母血中的an水解蛋白酶抑制复合物能较C反应蛋白或白细胞计数更好的预测羊水感染，羊水中的粒细胞计数看来较C反应蛋白或白细胞计数能更好预测羊水感染。事实上，羊水中白细胞增多和较低的葡萄糖定量就高度提示绒毛膜羊膜炎的发生，在这种情况下也是最有价值的信息。分析母体血清中的IL-6或铁蛋白水平也是有助于诊断的，因为这些因子水平的增高也和母体或新生儿感染有关。在母体血清中的IL-6水平较C反应蛋白可能更有预测价值。母血中的α1水解蛋白酶抑制复合物、细胞因子以及铁蛋白没有作为广泛应用的急性绒毛膜羊膜炎标志物。

（四）诊断

根据临床症状及体征诊断并不困难。但常需采用下列辅助检查，估计羊水量及羊水过多的原因。在产时，绒毛膜羊膜炎的诊断通常以临床标准作为依据，尤其是足月妊娠时。

（五）对母儿的影响

1. 对孕妇的影响

20世纪70年代宫内感染是产妇死亡的主要原因。到20世纪90年代由于感染的严重并发症十分罕见，由宫内感染导致的孕产妇病死率明显下降。但由宫内感染导致的并发症仍较普遍，因为宫内感染可以导致晚期流产和胎儿宫内死亡。胎膜早破与宫内感染密切相关。目前宫内感染已公认是早产的主要原因。宫内感染还可导致难产并导致产褥感染。

2. 对胎儿、婴儿的影响

宫内感染对胎儿和新生儿的影响远较对孕产妇的影响大。胎儿感染是宫内感染的最后阶段。胎儿炎症反应综合征（FIRS）是胎儿微生物入侵或其他损伤导致一系列炎症反应，继而发展为多器官衰竭、中毒性休克和死亡。另外胎儿感染或炎症的远期影响还包括脑瘫，肺支气管发育不良，围产儿死亡的并发症明显增加。

（六）治疗

包括两部分的内容，第一部分是对于怀疑绒毛膜羊膜炎孕妇的干预和防止胎儿的感染；

第二部分是包括对绒毛膜羊膜炎的病因、诊断方法，以及可疑孕妇分娩的胎儿及时和适合的治疗。

1. 孕妇治疗

一旦绒毛膜羊膜炎诊断明确应该即刻终止妊娠。一旦出现胎儿窘迫应紧急终止妊娠。目前建议在没有获得病原体培养结果前可以给予广谱抗生素或依据经验给予抗生治疗，可以明显降低孕产妇和新生儿的病死率。

早产和胎膜早破的处理：早产或胎膜早破的孕妇即使没有绒毛膜羊膜炎的症状和体征，建议给予预防性应用抗生素治疗，对于小于 36 周早产或胎膜早破的孕妇，明确应预防性应用抗生素。足月分娩的孕妇有 GBS 感染风险的应预防性应用抗生素。一些产科医生发现在 32 周后应用糖皮质激素在促胎儿肺成熟的作用有限。而应用糖皮质激素是否会增加胎儿感染的风险性现在还没有明确的依据，应用不增加风险。

2. 新生儿的治疗

儿科医生与产科医生之间信息的交流对于及时发现新生的感染非常有意义。及时和早期发现母亲的绒毛膜羊膜炎可有效降低新生儿的患病率和病死率。

（七）预防

1. 预防绒毛膜羊膜炎的发生，最重要的就是减少阴道炎的发生，如果既往有宫颈机能不全、宫颈糜烂严重的育龄女性，在准备怀孕前，一定要先治疗疾病，否则很容易引起孕期并发症的发生。

2. 孕期要正规产前检查，同时要特别注意阴道分泌物情况，正常的分泌物应是透明、稍黏稠、无味的物质，如果分泌物过多伴有不适感，且有不正常的颜色和气味，应主动告知医师并及早进行检查和治疗。另外，孕后期尽量避免性生活，做好个人卫生，减少感染的机会。

因为怀孕的整个过程复杂而有艰险，在伴随整个胚胎组织一起成长的各种人体器官都会因为不同原因发生异常现象，所以，女性在怀孕以后的各种禁忌就是避免发生身体异常的防护措施，一旦发现任何组织的异常，都有可能会给胎儿的生长发育带来影响。

第四章　妊娠期并发症

第一节　妊娠剧吐

妊娠后恶心呕吐频繁，不能进食，食入即吐，以致影响身体健康，甚至威胁其生命者，称为妊娠剧吐。其发生率约在 4% 左右，多发生在 6～12 周，妊娠 3 个月后多逐渐消失。一般孕妇在早孕时仅出现择食、食欲缺乏、轻度恶吐、头晕、倦怠等症状，称为早孕反应，可不作疾病论治。

一、病因

本病的确切病因至今尚未探明，多数学者认为有以下几种因素。

（一）绒毛膜促性腺激素（HCG）的作用

由于绒毛膜促性腺激素的含量在受孕后 9～13 天开始急剧上升，到妊娠 8～10 周时达到高峰，恰与早孕反应出现的时间相符合。葡萄胎、多胎妊娠的孕妇，绒毛膜促性腺激素水平显著增高，妊娠反应亦较重，甚至发生妊娠剧吐，而且在妊娠终止后，症状立即消失。因此，目前多认为绒毛膜促性腺激素的水平增高与妊娠呕吐关系密切。但症状的轻重，个体差异很大，不一定和激素含量成正比。

HCG 刺激造成呕吐可能是间接的，有人认为 HCG 可使胃酸的分泌减少，正常胃液的酸度为 0.5%，当盐酸浓度降低时，胃的蠕动减慢，肌壁张力降低，排空时间延长，胃内压力增高，引起迷走神经兴奋，以致呕吐。

（二）雌激素的作用

早孕阶段，卵巢的妊娠黄体及胚胎的合体细胞滋养层含有丰富的芳香酶，不断地增加雌激素的分泌量，以供胚胎生长之需，妊娠早期雌激素的分泌骤然增加，以致刺激了延髓的化学受体扳机带（CTZ）或称化学感受器触发区，再将冲动传递至呕吐中枢，产生呕吐反射，妊娠呕吐是由雌激素过度分泌而诱发的。

（三）胃肠道的输入冲动

由于过夜的胃肠液积存过多，直接刺激呕吐中枢，诱发呕吐。晨吐就是这个原因，在睡醒后食用干粮或饼干胃液减少，可使呕吐暂时消失，便是佐证。

（四）精神神经因素

妊娠早期大脑皮质及皮质下中枢的兴奋和抑制过程平衡失调，大脑皮质的兴奋性降低而皮质下中枢的抑制过程减弱，即产生丘脑下部的各种自主神经功能紊乱而引起妊娠剧吐。

（五）肾上腺皮质功能低下

皮质激素分泌不足，从而使体内水及糖类代谢紊乱，出现恶心呕吐等消化道症状，而且应用促肾上腺皮质激素（ACTH）或皮质激素治疗时，症状可明显改善，故亦认为肾上腺皮质功能降低也与妊娠剧吐有一定关系。

（六）绒毛异物反应

孕早期胎盘绒毛碎屑持续进入母体血流，异物可导致母体发生剧烈变态反应，引起一系列自主神经系统功能紊乱症状。

（七）酮病

呕吐严重，持久不能进食，代谢紊乱，产生酮体，酮体刺激延脑的CTZ，再将冲动传至呕吐中枢，诱发呕吐。酮病常是妊娠呕吐的一个结果，而不是它的诱因，一旦出现酮症可加重病情及呕吐，成为恶性循环的一个环节。

（八）维生素 B_6 缺乏

维生素 B_6 缺乏也可能是发病的原因之一。

（九）其他

在早孕阶段，子宫感受器不断受到刺激，冲动传到大脑中枢，可引起各种不同反射性反应。当大脑皮质与皮质下中枢功能失调时，则产生病理反射性反应而引起妊娠剧吐。妊娠剧吐者的病理变化都是继发于失水和饥饿。严重呕吐失水：严重持续性呕吐，胃液损耗，Cl^-、K^+、Na^+ 丢失，造成电解质紊乱，出现低血钾。失水使血液浓缩，肾功能变损，肾小管通透性增加，血浆清蛋白漏出，尿中出现尿蛋白和管型，尿比重降低，尿少；肾脏继续损害，肾上管退行性变，在部分患者可产生广泛细胞坏死，肾小管的正常排泄功能消失，以至血内肌酐、非蛋白氮、尿素、尿酸增高，血中二氧化碳结合率（CO_2CP）升高，发生酸中毒。

饥饿状态时糖、蛋白质、脂肪代谢障碍的表现：由于呕吐纳食少，饥饿使体内热量不足，动用体内储存的脂肪，造成脂肪氧化不全，产生许多中间产物，使血和尿中酮体增加，出现酸中毒；由于饥饿，糖原不足，肝实质受损，肝细胞脂肪变性，表现出血转氨酶升高，血胆红素及尿胆红素升高，出现黄疸；由于饥饿，蛋白分解加速，肌蛋白分解成氨基酸，进入肝脏脱氨基，通过糖原异生途径变成葡萄糖以供体内所需要的能量，因此出现氨的负平衡，造成营养缺乏，体重下降，尿素氮增加。

二、临床表现

多见于年轻初孕妇，停经40天左右出现早孕反应，逐渐加重直至频繁呕吐不能进食，呕吐物中有胆汁或咖啡样物质。严重呕吐引起失水及电解质紊乱，动用体内脂肪，其中间产物丙酮聚积，引起代谢性酸中毒。

患者体重明显减轻，面色苍白，皮肤干燥，脉搏细数，尿量减少，严重时出现血压下降。由于血浆蛋白及纤维蛋白原减少，孕妇出现倾向增加，可发生骨膜下出血，甚至视网膜出血。病情继续发展，可出现嗜睡、意识模糊，谵妄甚至昏迷。

三、辅助检查

妊娠试验阳性。为鉴别病情轻重，可测定尿量、尿比重、尿酮体、血红细胞计数及红细胞压积、血红蛋白、钾、钠、氯、二氧化碳结合力，检查胆红素、转氨酶、尿素氮、肌酐以判断脱水程度及有无代谢性酮症酸中毒，有无血液浓缩、水电解质紊乱及酸碱失衡，肝肾功能是否受损及受损的程度。必要时还应进行心电图检查、眼底检查。

四、诊断

根据病史和妇科检查，首先确诊为妊娠，排除因葡萄胎引起的呕吐，然后根据孕妇的临床表现和上述检查即可诊断为妊娠剧吐。

五、鉴别诊断

（一）急性胃肠炎

本病无停经史，有饮食不洁史。与妊娠剧吐相似处也有恶心，呕吐，伴有上腹部或全腹部阵痛及腹泻，甚至脱水，但血压下降与妊娠无关。粪便检查有白细胞及脓细胞。经抗感染后，症状迅速消失。

（二）急性病毒性肝炎

严重妊娠剧吐可出现黄疸，肝功能损害，应与本病相鉴别。但此病与妊娠无关，有肝炎接触史。本病呕吐不如妊娠剧吐严重，除恶心、呕吐全身乏力外，常伴有肝区疼痛。除肝功能谷丙转氨酶明显升高，血清学抗体检查常呈阳性。

其他尚与神经官能症性呕吐、溃疡病、胆囊炎、颅内病变、尿毒症相鉴别。另外胃癌、胰腺癌等恶性肿瘤妊娠期罕见并发症，虽属罕见，但一旦漏诊，可以贻误病情危及患者性命，亦应在考虑之列。

六、治疗

（一）轻度妊娠呕吐

一般不需特殊治疗。医生需了解患者的精神状态并进行心理治疗。指导患者少吃多餐，吃易消化、低脂肪的食物。

（二）严重呕吐或伴有脱水、酮尿症

均应住院治疗，治疗方法除上述治疗方法外，重点应补足量葡萄糖及液体，纠正失水、代谢性酸中毒并补充营养。治疗最初 48 小时患者应禁食，使胃肠得以休息，给予静脉输液或全胃肠外营养。

1. 补充液体

首先补充葡萄糖，纠正脂肪代谢不全导致的代谢性酸中毒。为更好利用输入的葡萄糖，可适量加用胰岛素。失水患者宜输入等渗液。除补充水外，还需同时补充电解质，以维持细胞内、外渗透压平衡。输入液量根据失水量而定。

（1）轻度脱水者：临床表现不明显，稍有口渴，皮肤弹性略差，尿量尚正常，体液丢失量占体重的 2%～3%，输液量约为 30mL/（kg·d）。

（2）中度脱水者：口渴明显，舌干燥，皮肤弹性差，尿量减少。体液丢失占体重的 4%～8%，输液量约为 60mL/（kg·d）。

（3）重度脱水者：除上述症状和体征更加明显外，可出现神志不清、嗜睡、昏迷、血压降低等症状，尿极少或无尿。体液丢失占体重的 10%～13% 以上，输液量约为 80mL/（kg·d）。失水的纠正可依据尿量及尿比重判断，失水纠正良好者，24 小时尿量不少于 600mL，尿比重不高于 1.018。

2. 纠正酸碱失衡及电解质紊乱

严重失代偿性代谢性酸中毒，pH≤7.20 者，可选择乳酸钠或碳酸氢钠静脉滴注。对于 pH 正常的混合性酸碱失衡，应以充分补充液体、热能（如脂肪乳、必需氨基酸）及纠正电解质紊乱作为治疗基础，无须补酸或补碱，以免加重另一种酸碱失衡。往往代谢性碱中毒比代谢性酸中毒对患者的危害更大，补充碳酸氢钠可使细胞外液中的钾离子进入细胞内，引起致命的低血钾。

监测阴离子间隙（Aninongap，AG），对判断有无三重酸碱失衡有重要意义，AG 升高提示可能有产酸代谢性酸中毒，故连续观察血气分析、电解质和 AG，判断有无酸碱失衡及其类型，对正确指导治疗起重要作用。值得注意的是，病程较长者，细胞内钾离子外移，使血钾在正常范围低值，造成血钾正常的假象，实际血钾总量及细胞内钾可能严重缺失，如能监测细胞内钾，可提高治疗质量。补钾，常用剂量 3～5g/天，一般用 10% 氯化钾 10～15mL，加入 500mL 液体中缓慢静脉滴注。治疗过程中必须动态观察血生化各指标及心电图（ECG）变化情况，及时调整治疗。

3. 镇静及止吐治疗

维生素 B_6 50mg，2 次/天，或 100～200mg 加入液体中静脉滴注；地西泮 2.5mg，3 次/天，或 10mg，1 次/天肌内注射，或苯巴比妥 0.03～0.06g，3 次/天；氯丙嗪 12.5～25mg，3 次/天；抗组胺药物，苯海拉明 25mg，3 次/天。

（三）终止妊娠的指征

本病发生下列情况时应终止妊娠。

1. 治疗 5～7 天后仍持续频繁呕吐，体温超过 38℃。

2. 黄疸加重。

3. 脉搏持续超过 130 次/min。

4. 谵忘或昏睡。

5. 视网膜出血。

6. 多发性神经炎。

（四）妊娠期 Wernicke 脑病治疗

妊娠期 Wernicke 脑病病死率较高，常死于肺水肿及呼吸肌麻痹。妊娠剧吐的孕妇在治疗过程中出现精神症状，提示并发 Wernicke 脑病，应考虑及时终止妊娠，同时继续补充大量维生素 B_1 及 B 族维生素。

为预防 Wernicke 脑病的发生，以及时合理治疗妊娠剧吐甚为重要。但目前尚无重大突破，主要是对症治疗。

七、预防

妊娠早期，应注意稳定情绪，消除紧张心理，并注意饮食调养，少食多餐，以流质、半流质饮食为主，以其所思任意食之，同时保持大便通畅。

第二节　妊娠期高血压疾病

一、病因

确切的病因及发病机制尚未定论，主要有以下几种学说。

(一) 血管内皮细胞损伤学说

支持证据有：①血管内皮细胞完整性受损，可致使血管通透性增加，导致组织水肿、血液浓缩等。②病理上可有肾小球内皮细胞增生症，表现为肾小球内毛细血管内皮细胞增大，胞浆内高电子密度包涵物阻塞毛细血管，螺旋形小动脉纤维素样坏死以及患者可出现广泛的微血管病理损害，表现为溶血、肝酶升高及血小板减少（HELLP）综合征。③血管内皮损伤可造成血管收缩因子与血管舒张因子以及促凝血因子与抗凝血因子之间平衡失调。生化指标可见到有丝分裂原、内皮素、血栓素 B_2（TXB_2）和 β-血栓素增加、一氧化氮（NO）等减少。

(二) 子宫-胎盘或滋养细胞缺血学说

目前，比较公认的看法是：子宫缺血实质是胎盘或滋养细胞缺血，其原因是螺旋小动脉的重铸过程发生障碍，表现为"胎盘浅着床"。由于重铸过程是滋养细胞生理性浸润的结果，所以重铸障碍的实质应该是滋养细胞浸润能力的下降。研究证实，滋养细胞对螺旋小动脉浸润能力的下降程度与子痫前期-子痫严重程度呈正相关。

(三) 免疫学说

胚胎是半同种异物，妊娠是一种成功的半同种移植现象，其成功有赖于胎儿母体间的免疫平衡，这种平衡一旦失调，即可导致发生排斥反应，从而可引起一系列的血管内皮细胞病变，导致病理妊娠。

(四) 氧化应激学说

氧化应激就是指体内氧化与抗氧化作用失衡，倾向于氧化，进而激活或损伤内皮细胞。正常妊娠时氧自由基活性增强，血浆脂质过氧化增加，但对内皮细胞无损害，原因是抗氧化的超氧化物歧化酶（SOD）相应增加，氧化和抗氧化作用保持相对平衡，以致不会产生氧化应激。妊娠期高血压疾病时超氧化物歧化酶低于正常妊娠，脂质过氧化作用（LPO）高于正常妊娠，显示氧化和抗氧化的不平衡，即氧化应激，过氧化脂质的形成，改变细胞的流动性、通透性和抗原性，使细胞丧失正常的生理功能。内皮细胞功能异常引起花生四烯酸的变化，使血栓素环氧化酶增加，前列环素氧化酶减少，PGI_2/TXA_2 比例失调不仅引起血管收缩，还可使血管对肾素、血管紧张素的敏感性增强，导致妊娠期高血压疾病的发生。

(五) 遗传学说

子痫前期-子痫有家族遗传倾向，主要表现为母系遗传。

二、临床表现

(一) 多发群体

孕妇年龄≥40岁，子痫前期病史，抗磷脂抗体阳性，高血压病史，肾脏病史，糖尿病史，初次产检时 BMI≥28，子痫前期家族史（母亲或姐妹），多胎妊娠，本次妊娠为首次怀孕，妊娠间隔时间≥10 年，孕早期收缩压≥130mmHg 或舒张压≥80mmHg。其他易发生妊娠期高血压疾病的人群还有：易栓症，孕前血甘油三酯升高，社会经济地位低，心血管疾病家族史，药物滥用（可卡因/甲基苯丙胺），妊娠间隔时间 7.4L/分，孕妇血尿酸升高等。

（二）症状

（1）高血压血压≥140/90mmHg 是妊娠期高血压疾病的临床表现特点。血压缓慢升高时患者多无自觉症状，于体检时发现血压增高，或在精神紧张、情绪激动、劳累后，感头晕、头痛等；血压急骤升高时，患者可出现剧烈头痛、视力模糊，心悸气促，可引起心脑血管意外。重度子痫前期患者血压继续升高，出现严重高血压≥160/110mmHg。

（2）蛋白尿尿蛋白可随着血管痉挛的变化在每一天中有所变化。重度子痫前期患者尿蛋白继续增加，出现大量蛋白尿，尿蛋白定性≥（＋＋），或 24 小时尿蛋白定量≥2g。

（3）水肿可表现为显性水肿和隐性水肿。显性水肿多发生于踝部及下肢，也可表现为全身水肿。特点为休息后不消失，或突然出现，迅速波及全身甚至出现包括腹腔、胸腔、心包腔的浆膜腔积液。隐性水肿是指液体潴留于组织间隙，主要表现是体重的异常增加。

三、辅助检查

（一）血液检查

（1）血浆黏度、全血黏度及血细胞比容测定：以了解有无血液浓缩。正常妊娠后期，血浆黏度应在 1.6 以下，全血黏度在 3.6 以下，血细胞比容应小于 35％。如高于或等于上述数字，提示有不同程度的血黏稠度增加；

（2）尿酸：由于肝脏破坏及肾脏排泄尿酸的功能降低，所以血浆尿酸可有不同程度的升高。

（3）尿素氮的测定：对于了解肾功能情况有一定的参考价值。

（4）血清电解质 K^+、Na^+、Cl^-、Ca^{2+} 二氧化碳结合力的测定：重症患者，特别是应用了大剂量解痉、降压、镇静药后，常影响进食。另外，由于肾功能减退，易于发生酸中毒，测定二氧化碳结合力，有助于及早发现酸中毒。用硫酸镁治疗者查血 Mg^{2+} 浓度。

（5）肝功能测定：由于肝细胞缺氧，使肝细胞的线粒体释放出丙氨酸氨基转移酶（ALT），使血清丙氨酸氨基转移酶轻度升高（在 60～120U/L），总胆红质、碱性磷酸酶也可有轻度升高，但多无消化道症状，产后一周内即可恢复至正常。

（6）凝血功能测定：对重症患者需及时测定血小板计数，以了解有无降低。测定纤维蛋白原、凝血酶原时间、纤维蛋白降解产物（FDP）等了解凝血与纤溶之间有无平衡失调。

（二）尿液检查

镜检注意有无红细胞及管型，如有则表明肾脏损害严重。测尿比重不低于 1.020 表示尿液浓缩，反映血容量不足，血液浓缩。重点查尿蛋白，如定量大于 0.5g/24h 则应视为病理状态，如不低于 5.0g/24h 或定性在（＋＋）以上，表明病情严重，应积极处理。

（三）眼底检查

眼底检查可作为了解全身小动脉痉挛程度的窗口，是反映妊娠期高血压疾病严重程度的一个重要参数，对估计病情和决定处理具有重要意义。重症患者均应进行常规急症检查。可发现小动脉痉挛，动静脉比例失常，视网膜水肿、渗出、出血等改变。严重者视网膜剥离。

（四）心电图检查

重症患者应做常规检查，以了解心肌损害程度，有无低血钾或高血钾改变等。

（五）B超检查

一是了解胎儿发育情况；二是了解胎盘功能情况，对妊娠期高血压疾病患者的产科处理具有重要参考价值，为胎儿生长受限的诊断提供客观依据。B超检查的特征是胎盘提前成熟、老化，并发胎儿生长受限、羊水过多者多见。

（六）其他检查

通过胎动计数，胎心监护，胎儿成熟度及胎盘功能测定，了解对胎儿的影响和判断预后。有条件者，对重症患者可行超声心动图、脑血流图检查，疑有脑出血者可行CT或MIR检查。

四、诊断

根据病史及临床表现，对于妊娠期高血压疾病的诊断并不困难，但对重症患者病情严重程度的估计较为复杂，除根据病史及实验室检验数据进行鉴别诊断及决定处理外，还需注意到有关妊娠期高血压疾病的好发因素等方面。

年龄大于35岁的高龄初产妇及年轻初产妇；体型矮胖者，即BMI>0.24者；营养不良，特别伴有中、重度贫血者；精神紧张、运动过度者；有原发性高血压、慢性肾炎、糖尿病者，其发病率较高，且病情多较复杂；双胎、羊水过多、葡萄胎时发病率明显升高；气候变化与其发病关系密切，冬季及初春寒冷季节和气候升高情况下易于发病；有家族史者，如孕妇之母亲曾有重度子痫前期者，则此孕妇发病的可能性较大。

五、鉴别诊断

妊娠期高血压疾病应注意与慢性肾炎合并妊娠鉴别；子痫应与癫痫、脑炎、脑肿瘤、其他原因造成的脑出血、糖尿病高渗性昏迷、低血糖昏迷等鉴别。

六、治疗

治疗目标是在对母体和胎儿损害最小的前提下结束妊娠，彻底恢复母亲健康，娩出能健康成长的胎儿。治疗原则：镇静、解痉、降压、扩容或利尿，必要时抗凝，适时终止妊娠，防治子痫及严重并发症。

（一）妊娠期高血压

妊娠期高血压患者可住院或在家治疗。

1. 左侧卧位休息

保证充足的睡眠，每天休息不少于10小时，取左侧卧位为佳。左侧卧位可纠正妊娠子宫右旋，减轻妊娠子宫对腹主动脉及髂动脉的压力，增加子宫胎盘供血量；减轻妊娠子宫对下腔静脉压力，增加回心血量，从而使肾血流增加，尿量增多，水肿减轻；改善子宫胎盘供血，纠正胎儿宫内缺氧。

2. 饮食

应注意摄入足够的蛋白质、蔬菜，补足铁和钙剂，不限制盐和液体摄入，因长期低盐饮食可引起低钠血症，甚至发生产后虚脱，并使食欲缺乏，减少蛋白质的摄入。在全身水肿时及重症患者应适当限制盐的摄入。

3．药物

一般不需要药物治疗，对精神紧张、焦虑或睡眠欠佳者可给予地西泮 2.5～5mg，每天 3 次，或 5mg 睡前口服。

4．加强母胎状态监护

观察孕妇病情有无进展，注意有无头痛、视觉异常、精神状态改变、右上腹或上腹痛、恶心或呕吐、尿量减少等症状的出现。严格定期门诊检查。

5．间断吸氧

可增加，血氧含量，改善全身主要脏器和胎盘的氧供。

（二）子痫前期

应住院治疗，防止子痫及并发症的发生。治疗原则为休息、镇静、解痉、降压、合理扩容，必要时应用利尿药，适时终止妊娠，同时密切监护母胎情况。

1．休息

同妊娠期高血压。

2．镇静

主要目的是消除患者精神紧张与焦虑，以降低血压、缓解症状及预防子痫的发生。

（1）地西泮：具有较强的镇静、抗惊厥、肌肉松弛作用。用法为 2.5～5mg，每天 3 次口服；或 10mg 肌内注射或静脉缓慢推注（时间超过 2 分钟），必要时可以间隔 15 分钟后重复给药，亦可加入葡萄糖液中静脉滴注，但抽搐过程中不可用药，以免导致心搏骤停。

（2）冬眠药物：可广泛抑制神经系统，有助于解痉降压，控制子痫抽搐。

用法：①哌替啶 50mg、氯丙嗪 25mg 肌内注射，间隔 12 小时可重复使用。②冬眠合剂 1 号（哌替啶 100mg，氯丙嗪、异丙嗪各 50mg）加入 10％葡萄糖液 500mL 中静脉滴注，紧急时可用 1/3 量加 25％葡萄糖 20mL 中缓慢静脉推注（时间超过 5 分钟），余 2/3 量加 10％葡萄糖 250mL 中静脉滴注，估计 6 小时内分娩者禁用。

（3）其他镇静药物：苯巴比妥、异戊巴比妥、吗啡等可用于子痫发作时控制抽搐，或产后预防和控制子痫发作，分娩前 6 小时慎用。

3．解痉

硫酸镁仍为目前解痉治疗的首选药物。

（1）作用机制：镁离子作用于神经、肌肉连接点，抑制运动神经纤维的冲动，减少乙酰胆碱释放，从而使肌肉松弛，痉挛解除，有效地预防和控制子痫发作。镁离子具有中枢抑制作用，可降低颅内压，改善氧代谢。镁离子还可调节细胞内离子代谢及钠泵运转，直接抑制子宫及血管平滑肌，解除血管痉挛，改善子宫胎盘血流。

（2）应用方法：可采用肌内注射和静脉给药。一般首次负荷剂量为 4～5g，缓慢静脉注入或静脉滴注或臀肌深部注射，然后以每小时 1～2g 静脉滴注，以保持血浆内镁的浓度在 2～3mmol/L。硫酸镁的应用有以下几种方案。①方案Ⅰ：硫酸镁 15g 加入 1 000mL 液体内静脉滴注，每小时 1～2g。停止滴注 6 小时后，肌内注射硫酸镁 5g。②方案Ⅱ：硫酸镁 5g 肌内注射＋方案Ⅰ。③方案Ⅲ：硫酸镁 2.5～5g 缓慢静脉注射＋方案Ⅰ。④方案Ⅳ：硫酸镁

2.5～5g 缓慢静脉注射，5g 肌内注射＋方案 I 。

（3）毒性反应：正常妊娠期血清镁离子浓度为 0.8～1.2mmol/L，治疗浓度为 2.0～3.0mmol/L，当超过 3.0mmol/L 时，会发生中毒症状。首先表现为膝反射消失；当血镁的浓度达 5mmol/L 时，可出现全身肌张力减退和呼吸抑制；当血镁的浓度大于 7.5mmol/L 时，可出现心搏骤停。因此，应监测血镁浓度，以助于调整硫酸镁滴速。一旦出现呼吸抑制，应立即给予 10％葡萄糖酸钙 10mL 缓慢静推，时间不少于 3 分钟，以对抗镁的毒性。

（4）注意事项：硫酸镁治疗应持续至产后 24～48 小时，因为有人报道有 27％的首次子痫发生在产后，其中一半的患者子痫发生在分娩 48 小时后。硫酸镁的治疗浓度与中毒剂量比较接近，为避免发生硫酸镁中毒，用药前及用药过程中一定要注意：①腱反射必须存在。②呼吸不得少于 16 次/min。③尿量每小时不少于 25mL，24 小时不少于 400mL，以免蓄积中毒。④必须备有解毒钙剂。

4. 降压

当母体有严重持续的高血压，即收缩压高于 21.3kPa（160mmHg），或舒张压高于 14.7kPa（110mmHg），或平均动脉压高于 18.7kPa（140mmHg），应给予降压药物；产后血压恢复正常 48 小时后，可停用降压药。选药原则为不影响子宫-胎盘灌注量，且短期及长期应用对胎儿无毒副作用。由于绒毛间血流主要依靠母体灌注压，因此对于分娩前子痫前期-子痫患者要使血压在 （18.7～20.0）/（12.0～13.3）kPa ［（140～150）/（90～100）mmHg］以避免由于子宫胎盘血流不足而导致胎儿缺氧。

（1）肼屈嗪：又名肼苯哒嗪，能扩张周围小血管，降低外周阻力，从而降低血压，同时有增加心排出量、肾血流及子宫胎盘血流量的作用。用法为 20～40mg 加于 5％葡萄糖 500mL 中静脉滴注，注意根据病情决定滴速及疗程，舒张压不能低于 12.0kPa（90mmHg）。不良反应有低血压休克、恶心、眩晕、心悸，此药不宜静脉推注或肌内注射，不宜快速、大剂量及长时间持续用。

（2）拉贝洛尔（柳胺苄心定）：属水杨酸胺衍生物，它是 α、β 受体阻滞剂，直接作用于血管，不影响子宫胎盘血流量。用法为 100mg 加入 5％葡萄糖液 500mL 静脉滴注，20～40 滴/min 钟，根据血压调整滴速，5 天为 1 个疗程，口服可 100mg，2 次/天。24 小时总量不得超过 240mg。

（3）硝苯地平：即心痛定，为钙离子通道阻滞剂。可阻止细胞外钙离子穿透细胞膜进入细胞内，并抑制细胞内肌浆网的钙离子释入细胞质。肌原纤维的 ATP 酶存在于细胞质内，阻止钙离子进入细胞质，继之阻止 ATP 酶的激活及 ATP 的解裂，中断平滑肌收缩所需的能量来源。其药理作用的结果是全身血管扩张，血压下降。另由于平滑肌收缩受到抑制，所以对子痫前期伴有稀弱宫缩者，服用硝苯地平（心痛定）后，有助于防止先兆早产，剂量为 10mg 舌下含服，每天 3 次或每 6h 1 次，24 小时总量不超过 60mg；7 天为 1 个疗程，可连用 3～5 个疗程，不必间歇。

（4）倍他乐克：β₁ 受体阻滞剂，25mg 每天 2 次。Ⅱ、Ⅲ度房室传导阻滞、失代偿性心功能不全、心源性休克和显著心动过缓者禁用。

（5）甲基多巴：为中枢性肾上腺能阻滞剂，能阻断中枢神经系统的交感神经的传导，是最早被孕妇接受的降压药，经长期、大量的病例随访，至儿童 10 岁时，其智能及体格发育均正常。因此是一种对母体有效、对胎儿安全的降压药，个别患者有嗜睡的不良反应。常用 0.25～0.5g 口服，每天 3 次，服药 2 小时血压开始下降，4～8 小时达高峰，24 小时作用消失。

（6）酚妥拉明（立其丁）：强效 α 受体阻滞剂，有解除血管痉挛和舒张血管的作用。一般用 10～20mg 加入 5％ 葡萄糖液 250mL 静脉滴注，根据血压调整滴速。

（7）硝普钠：为速效血管扩张药，代谢物氰化物对胎儿有毒，孕期不宜使用，产后在其他降压药效果不佳时方考虑使用，用 50mg 加 5％ 葡萄糖 1000mL 缓慢静脉滴注，开始为 6 滴/min，以后每 5 分钟测一次血压，按血压下降情况，每 5 分钟加 2 滴，直至出现满意降压效果为止，一般控制血压在 18.7/（12.0～13.3）kPa［140/（90～100）mmHg］即可，并继续维持此血压水平，随时调整滴速。24 小时内不可超过 100mg。用药不宜超过 72 小时。对伴肝功能损害明显者，应慎用。硝普钠溶液必须避光，可用锡纸遮盖。

（8）硝酸甘油：为速效动脉扩张药，30～40μg/min，即可使血管扩张；但其药物半衰期很短，硝酸甘油稀释液需用滴注泵静脉滴入，开始为 5μg/min，之后每 3～5 分钟增加 5μg/min，一般在 20μg/min 时，已可获得良效。动物实验有氰化物中毒反应，临床应用不多。

（9）卡托普利（巯甲丙脯酸）：又名开博通，为血管紧张素转换酶（ACE）抑制剂，作用机制为抑制血管紧张素转换酶，使血管紧张素 Ⅰ 不能转换为血管紧张素 Ⅱ，从而达到降压作用；并有抑制醛固酮作用。剂量为 12.5～25mg，每天 2 次口服。由于该药可通过胎盘到胎儿引起胎儿低血压而致肾血流减少、肾功能受损导致尿少、羊水过少，甚至胎儿畸形，故使用时需特别谨慎。

5. 扩容治疗

（1）扩容治疗的指征：凡血细胞比容大于 35％，全血黏度比值大于 3.6～3.7，或血浆黏度大于 1.6 者，均应给予适量的扩容药。

（2）扩容治疗的禁忌证：有心血管负担过重，如有心衰或肺水肿表现或肾功能不全者均属禁忌。另外，在未了解血细胞比容及尿比重等之前，亦不可快速扩容治疗。

（3）扩容药：晶体扩容药主要为平衡盐液、复方氯化钠和 5％ 的葡萄糖液等，胶体扩容药为右旋糖酐-40（低分子右旋糖酐）、血浆、人体清蛋白、全血或 706 羧甲淀粉等，渗透性扩容药为 5％ 小苏打与甘露醇等。清蛋白适用于低蛋白血症及间质水肿的患者，全血适用于贫血患者，有弥散性血管内凝血倾向者最好使用新鲜冰冻血浆。平衡液、碳酸氢钠用于血细胞比容大于 35％、低钠血症、尿比重正常或低于 1.008、酸中毒存在者。扩容时要注意脉搏、血压、呼吸和尿量的改变，防止肺水肿和心力衰竭的发生。

6. 利尿

利尿药仅在必要时使用，不作常规使用。利尿的指征：①仅用于全身性水肿。②急性心力衰竭、肺水肿、脑水肿。③血容量过多伴潜在性肺水肿者。④慢性血管性疾病如慢性肾盂肾炎、慢性高血压等。常用呋塞米、甘露醇。呋塞米适用于肺水肿、心或肾衰竭者，一般用 20～60mg 加 25％～50％ 葡萄糖液 20～40mL 静脉缓慢推注，以后按病情可重复使用。甘露醇仅使用于肾功能不全或颅内压升高者，心功能不全、肺水肿者禁用。25％甘露醇250mL，静脉滴注，30分钟滴完，每4～6小时可重复。

7. 终止妊娠

终止妊娠是治疗妊娠期高血压疾病的有效措施。

（1）终止妊娠时机：轻度子痫前期在妊娠37周左右，重度子痫前期在妊娠34周左右。妊娠34周前，若出现危急情况（严重症状持续存在）、多器官损害、严重胎儿生长受限（低于第5百分位数线）、胎盘早剥、胎儿窘迫等亦应及时终止妊娠。国外有学者主张在使用大剂量拉贝洛尔（220mg）加硝苯地平（50mg）血压不能控制，或用硫酸镁治疗下中枢神经系统症状持续存在，不考虑胎龄，在24～48小时内终止妊娠；此外，血小板减少，或肝酶升高伴上腹部疼痛、压痛，或血清肌酐高于177μmol/L（2mg/天 L），在48小时内终止妊娠；妊娠33～34周者，予肾上腺皮质激素（激素）促胎肺成熟，在48小时后终止妊娠。妊娠少于23周前予以引产。妊娠23～32周者，进行个体化治疗，观察24小时的临床疗效，若母儿病情好转，则在34周终止妊娠，期间每天评估母儿情况，必要时使用降压药物和激素；但若母儿病情不允许，则随时终止妊娠。

（2）终止妊娠的方式：①引产：适用于病情控制后宫颈条件成熟者，引产过程应加强母儿安危状况、血压监测，若出现头痛眼花、恶心、呕吐等症状，病情加重者应立即行剖宫产终止妊娠。②剖宫产：应根据胎龄、胎儿情况、宫颈Bishop评分及分娩是否开始决定。适用于有产科指征，或宫颈条件不成熟，短时间内不能经阴道分娩，或引产失败，或胎盘功能明显减退，或有胎儿窘迫者。

（三）子痫

子痫是妊娠期高血压疾病之严重阶段，一旦发生抽搐，母儿病死率均明显增高。故尤需注意。其处理基本同子痫前期，但必须注意下列情况。

1. 控制抽搐

首选硫酸镁4～5g缓慢静脉注入，或静脉点滴，或臀肌深部注射，然后以每小时1～2g静脉滴注。注意呼吸及腱反射，同时给予镇静药，地西泮（安定）10mg缓慢静脉注射（不少于2分钟）或缓慢静脉注射（5～10分钟）冬眠1号1/3量加入25％葡萄糖20mL中，余下2/3加入10％葡萄糖液250mL中缓慢静脉滴注。

2. 防止受伤

子痫时患者多陷于神志不清，不能自主，故需专人护理。床沿置拦板，以防跌落，如有假牙应取出，并用缠以纱布的压舌板，置于上下牙齿之间，以防咬伤舌头。

3. 减少刺激

声、光、触动等刺激都可诱发抽搐，故室内应置帘幔遮光，保持环境安静和室内空气流通，一切治疗操作尽量轻柔，相对集中，避免时时干扰。

4. 严密监护

密切监测血压、脉搏、呼吸、体温及尿量（留置导尿管），记录出入量，及时留尿作尿常规检查，作眼底、血液化验及心电图等检查，注意四肢运动及腱反射，听诊肺部，以便及时发现急性肾功能不全、肺水肿、脑出血、心力衰竭等，同时也要注意有无宫缩、胎心音、胎盘早剥等情况。

5. 终止妊娠

凡抽搐控制后 6～12 小时以终止妊娠为宜,分娩方式根据患者具体情况决定。产后24～72 小时,仍必须监测血压变化,继续应用硫酸镁治疗,预防产后子痫发生。

七、预防

(一)对高危孕妇加强重视,加强孕期保健和健康教育,提高孕妇自我保健意识,规范产前检查,加强产前保健监测及记录,充分利用一切预测方法及预防措施,早发现,并及时做出正确处理。

(二)妊娠期适当补钙能通过一定机制预防血压升高,钙的摄入与高血压发病呈反比,并有利于防止早产的发生。日常工作中要指导孕妇合理饮食与休息,孕妇应进食富含蛋白质、维生素、铁、钙、镁、硒、锌等微量元素的食物及新鲜蔬果,减少动物脂肪及过量盐的摄入,但不限制盐和液体摄入。

(三)预测方法有血管紧张肽Ⅱ注射试验、翻身试验、尿酸水平、钙代谢、尿激肽释放酶排泄量、氧化增强标志物、免疫因子、胎盘肽、子宫动脉多普勒超声血流速率、平均动脉压、血液流变学等可参考应用。

第三节　妊娠期肝内胆汁淤积症

妊娠期肝内胆汁淤积(ICP)是一种妊娠期常见的、严重的妊娠并发症,临床上以皮肤瘙痒、黄疸、产后症状消失及病理学显示胆汁淤积为特征。

一、病因

1883 年,Ahlfeld 首次提出该病的存在,直到 1970 年以后人们才普遍接受 ICP 的概念:是一种严重的妊娠并发症,以妊娠中、晚期出现黄疸为特点,早产率及围生儿病死率高。1976 年,Reid 明确指出,ICP 的早产及胎儿窘迫是危及胎儿的重要因素。

目前,ICP 确切的发病原因尚未阐明。大量基础研究、流行病学及临床资料表明,ICP 的发病可能是有遗传易感性的妇女,在环境因素的作用下,妊娠时雌激素和孕激素的代谢异常,出现了肝内胆汁淤积。ICP 的发病机制目前主要有以下 5 种学说。

(一)以雌、孕激素发病学说为主的内分泌学说

其原因可能是患者对雌、孕激素作用过度敏感,或肝脏缺乏处理后的儿茶酚胺氧化甲基转移酶。

在妊娠期,随着雌、孕激素的增加,雌激素可引起逆行的胆汁淤积,而孕激素水平的增高也可加强雌激素的作用,使胆管系统通透性发生改变、Na^+ 及 K^+－ATP 酶活性降低、细胞膜液态流动性降低、激素和胆汁酸代谢异常、肝脏蛋白质合成改变等引起胆汁淤积。胆汁在毛细血管的排泄发生障碍,血液中胆红素升高,皮肤出现黄疸。另外胆汁淤积后,胆汁黏稠度增加,胆酸排泄受阻形成胆栓,引起血液中胆酸浓度明显增高,胆酸积聚于皮下,刺激

皮肤感觉神经末梢引起瘙痒。

研究发现，ICP 患者血中雌、孕激素，胆汁酸的代谢产物与正常妊娠妇女对照有明显差异，但血清胆汁酸升高对于 ICP 为非特异性的。有些患者可较正常值升高 10~100 倍，尤其以胆汁酸浓度升高更为明显，且母血胆汁酸浓度与脐血胆汁酸浓度具有相关性。

（二）遗传因素

传统的遗传模式研究发现，ICP 的亲代遗传可能是按孟德尔优势遗传模式进行的。

ICP 的发病呈现出地区与人群分布的明显差异。在不同的人种中 ICP 表现出不同的发病率，目前所知的发病率最高的种族为智利阿劳干人，属于印第安后裔（28%）。对英国伯明翰南部人群进行流行病学调查，发现当地的亚洲后裔比白种人发病率明显偏高。

Eoranta 等对 56 例 ICP 患者的直系亲属进行了调查，发现 ICP 患者的亲属中其姐妹和母亲发生 ICP 的比例分别为 9% 和 11%，比当地非 ICP 患者家属的患病率明显升高。

（三）硒缺乏学说

ICP 患者血清及血浆硒浓度和谷胱甘肽过氧化物酶（GSH-Px）的活性均低于健康孕妇。由此推测，可能由于患者血硒水平降低，以及硒代谢增加，导致 GSH-Px 活性降低，抗氧化能力降低，加之胎盘组织雌激素负荷增加，导致氧自由基形成，破坏肝细胞膜，从而降低胆汁的排泄。

（四）免疫因素

近年来国内外的研究表明，ICP 患者体内 Th1/Th2 型细胞因子平衡已由 Th2 向 Th1 方向偏移，细胞免疫功能增强，导致胚胎组织被母体排斥。

ICP 患者的胎盘产生过多的肿瘤坏死因子-α（TNF-α）和干扰素，可进入母体循环，并通过以下途径参与 ICP 的发病：损伤肝脏、破坏母-胎免疫平衡、过氧化损伤胎盘滋养细胞产生和分泌的 TNF-α，以旁分泌或自分泌的方式促进胎盘组织雌激素的合成和分泌。

研究发现，ICP 患者血清中 IgG 水平下降，说明 IgG 类封闭抗体减少导致免疫保护作用减弱，从而发生异常免疫反应。

（五）环境因素

环境及营养因素可能会增加孕妇发生 ICP 的危险性。经产妇再次发生 ICP 的概率<70%，ICP 冬季比夏季的发生率要高。在智利的一项流行病学调查发现，ICP 患者体内血浆硒与锌的浓度明显低于正常妊娠者。

二、临床表现

本病发病率平均<1%，但其发病受种族和遗传因素的影响。ICP 因不同国家、地区及种族发病率差异较大。国内的发病率为 0.3%~4.4%。本病多发生于妊娠后 3 个月（平均为妊娠 31 周）。

（一）瘙痒

瘙痒常是首发症状，开始表现为间断性瘙痒，随后可发展为持续性瘙痒。瘙痒程度不一，腹部是最早发病部位，可发展至躯干和四肢，严重者可发展至全身，再次妊娠仍可复发。瘙痒的原因是胆汁淤积，胆盐刺激感觉神经末梢所致。

（二）黄疸

20％～50％的患者可在瘙痒发生后数天至数周内出现黄疸，也有部分病例同时伴随瘙痒发生，可持续整个妊娠期，于分娩后数周消退，黄疸常在再次妊娠时复发。黄疸程度通常较轻，有时仅为巩膜轻度黄染。

（三）其他症状

50％的患者可因高胆红素血症而出现尿色变深，由于肠道中胆汁酸减少，脂肪吸收不良，粪脂肪排泄增加，20％的患者可出现脂肪泻，也可影响脂溶性维生素的吸收。极少数人可发生失眠、情绪改变、倦怠、乏力、消化不良、食欲减退，及恶心、呕吐等。

三、辅助检查

（一）血清胆汁酸

胆汁酸是胆汁中胆烷酸的总称，人类的胆汁酸主要有两种，胆酸及鹅去氧胆酸。在肝细胞损伤或肝脏分泌功能下降时，胆汁酸排泄不畅而在血液中积聚。ICP患者血清总胆汁酸（TBA）水平显著升高，可增至相同孕周正常孕妇的5～8倍，其增高幅度和异常发生率高于血清氨基转移酶和胆红素的变化，是诊断ICP的敏感性指标。

（二）肝功能的测定

1. 丙氨酸氨基转移酶（ALT）和天门冬氨酸氨基转移酶（AST）：血清ALT、AST变化是肝细胞损害的敏感指标，有报道认为，20％～80％ICP患者的ALT、AST水平升高，多数呈轻度升高，一般不超过正常上限的4倍，仅个别可增高10倍。以ALT水平升高来诊断ICP的灵敏性仅次于血清总胆汁酸。

2. 80％以上患者碱性磷酸酶（AKP）中度升高，但波动范围较大，其改变与妊娠20周后胎盘产生的同工酶有重叠现象，故该测定对ICP的诊断无明显价值。

3. 多数研究显示，正常孕妇血清胆红素降低，与妊娠期血液稀释有关。ICP患者血清胆红素升高，报道升高比例为20％～66％不等。

4. 一般来说，血清蛋白/球蛋白（A/G）比值下降，提示肝功能受损，血清蛋白/球蛋白比值倒置，多见于肝脏损伤严重，病变范围较大者。正常妊娠时血清蛋白较非孕时降低25％，球蛋白则持平，因而导致血清蛋白/球蛋白比值降低。

但有报道显示，ICP孕妇血清蛋白、球蛋白水平与正常孕妇无显著差异。

（三）组织病理学检查

组织病理学检查为非特异性。肝脏活组织检查可见轻度非特异性胆汁淤积、胆小管扩张、肝实质染有胆色素而无肝细胞的损伤。

四、诊断

主要依据临床表现，实验室检查，并排除相关疾病，如急性病毒性肝炎、妊娠合并胆总管结石、妊娠期急性脂肪肝溶血、妊娠期药物性黄疸、低血小板计数综合征和药物中毒史。

（一）诊断标准

1. 伴或不伴黄疸的全身瘙痒，常起病于孕28～32周，亦有早于12周者，常最先发生于手掌和脚掌，可波及全身，无原发性皮疹。

2. 黄疸，发生在瘙痒后2周左右，发生率为20％，黄疸程度较轻。

3. 符合胆汁淤积的生化异常，AST、ALT、胆汁酸、胆红素等均可出现轻至中度升高。

4. 分娩后缓解。

（二）分度标准

1. 轻度

血清胆红素$<21\mu mol/L$，直接胆红素$<6\mu mol/L$，ALT$<250U/L$，AST$<250U/L$。

2. 重度

血清胆红素$>21\mu mol/L$，直接胆红素$>6\mu mol/L$，ALT$>250U/L$，AST$>250U/L$。

五、鉴别诊断

本病会和病毒性肝炎、妊娠疱疹、尿毒症性瘙痒等疾病有相似之处，医生将从多个方面详细检查后进行判断。

（一）病毒性肝炎

患者可出现皮肤瘙痒、发黄等症状，与妊娠期肝内胆汁淤积症相似。但该病引起的消化道症状通常更明显，此外，患者的肝酶虽然异常升高，但胆汁酸水平正常，通过血清学检查发现相应的病毒抗原、抗体可鉴别。

（二）妊娠疱疹

该病可引起孕妇瘙痒等症状，与妊娠期肝内胆汁淤积症相似。但该病可能是一种自身免疫性疾病，患者瘙痒后多开始起疹子，皮疹主要出现在腹部，也有的患者躯干上、四肢以及头面部也会起疹，此外，生产的时候孕妇病情会加重，生产后可逐渐恢复正常。

（三）尿毒症性瘙痒

患者可出现皮肤瘙痒的症状，与妊娠期肝内胆汁淤积症相似，但该病的患者多无皮肤或巩膜发黄的表现，而且血肌酐、尿酸的含及清除速率等肾功能检查时，可发现患者肾脏功能下降。

六、治疗

原则为对症治疗，减轻瘙痒。轻者局部应用具有润滑和止痒作用的洗剂，如炉甘石洗剂或含有 0.125％薄荷成分的润滑剂。

（一）考来烯胺（消胆胺）

消胆胺为一种强碱性离子交换树脂，在肠腔内与胆汁酸紧密结合，形成不被吸收的复合物，从粪便中排泄，从而阻断胆汁酸的肝肠循环，降低血清中胆汁酸的浓度。用法：每次4g，每天 2～3 次，能减轻瘙痒症状。因该药同时具有抑制小肠对维生素 K 的吸收，易引起孕产妇出血，故在口服考来烯胺的同时，需补充维生素 K 和其他脂溶性维生素。

（二）熊去氧胆酸（Ursodeoxycholic acid，UDCA）

熊去氧胆酸是一种亲水性的胆酸，近年来，国外学者已将其列为治疗 ICP 的一线药物。本品作用机制有以下 3 个方面：①熊去氧胆酸通过改变其亲水性，从而改变了胆汁酸池中胆汁酸总的分布，有利于清除胎儿血液循环中的胆汁酸。②熊去氧胆酸替代肝细胞膜上毒性较大的疏水性胆汁酸，从而起到保护肝细胞的作用。③刺激胆汁分泌，降低肝细胞中胆汁酸的浓度。

Serrano 等研究表明，熊去氧胆酸不仅降低母体的肝酶和胆汁酸水平，而且还有修复胎盘滋养细胞，将胆汁酸从胎儿体内输送至母体血液循环的功能。推荐剂量为 15mg/kg，连用 3 周，能有效地缓解 ICP 的瘙痒症状和改善生化异常指标。熊去氧胆酸起效快于考来烯胺，并且控制瘙痒作用持久。熊去氧胆酸对母婴具有安全性，不仅可以缓解瘙痒，还可以降低胎儿早产率和病死率。

（三）地塞米松

Hirvioja 等研究发现，20mg/天的地塞米松，连用 6 天，可以降低雌激素水平，从而缓解瘙痒症状。

（四）S-腺苷蛋氨酸（SAM）

SAM 能有效地缓解妊娠期肝内胆汁淤积的瘙痒症状，降低血中胆酸和转氨酶的浓度，取代胆汁淤积时在胆汁酸池蓄积的鹅去氧胆酸、石胆酸等，可抑制与细胞膜结合的胆固醇和磷脂的溶解，达到保护肝细胞的目的，从而降低 ALT、AST 等。补充外源性 S-腺苷蛋氨酸，有助于受损的肝细胞功能的恢复。临床观察发现，S-腺苷蛋氨酸能有效地缓解妊娠期肝内胆汁淤积的瘙痒症状，降低患者血中胆汁酸及转氨酶的浓度。

（五）紫外线 B（UVB）照射

严重病例可应用 UVB 照射。Zoberman 和 Wong 研究发现，3～5 天/周的 UVB 照射可以有效地缓解瘙痒。

（六）抗组胺药

有辅助治疗的作用，只作为替代疗法。

（七）其他

国内研究报道，以茵陈为主药的中药组方治疗 ICP 有良好疗效，同时加强胎儿监护，如定期进行无应激试验（NST）、胎儿心电图、脐动脉血流图、B 超等检查，若发现异常及时终止妊娠、加强新生儿监护、预防产后出血等。

七、预防

该病目前尚无有效的预防措施，但定期产检，做好胎儿宫内状态的监护，对症处理胆汁酸等异常指标，有利于改善母婴预后。此外，通过以下皮肤护理措施，有利于减轻痒感：

（一）洗澡时避免长时间冲洗，避免水温过高、肥皂水搓洗，使用温和刺激的护肤产品。

（二）做好皮肤的保湿，干燥性皮肤可选用油性的保湿霜。

（三）避免过度搔抓皮肤，定期修剪指甲。

（四）避免接触对皮肤有刺激的食物或物品。

（五）保持居住环境清洁，养成良好的卫生习惯。

（六）保持心情愉悦，学会合理排遣自身压力。

第四节　妊娠期急性脂肪肝

妊娠期急性脂肪肝（AFLP）是妊娠期肝脏严重、急性脂肪变性所致。多见于妊娠晚期，以凝血功能障碍、肝衰竭及明显肝脏脂肪浸润为特征。该病发生率为 1/7 000～16 000。

起病急，病情重，有较高的母儿病死率，是严重的产科并发症。

一、病因

AFLP 的病因不明。由于 AFLP 发生于妊娠晚期，只有终止妊娠才有痊愈的希望，故推测是妊娠引起的激素变化，使脂肪酸代谢发生障碍，致游离脂肪酸堆积在肝细胞和肾、胰、脑等其他脏器，造成多脏器损害。近年来已有多例复发病例和其子代有遗传缺陷报道，故有人提出可能是先天遗传性疾病。此外，病毒感染、中毒、药物（如四环素）、营养不良、妊娠期高血压疾病等多因素对线粒体脂肪酸氧化的损害作用可能也与之有关。

二、临床表现

（一）发病时间

平均起病孕周 35～36 周。但也有妊娠 22 周发病的报道。

（二）前驱症状

几乎所有患者起病前 1～2 周出现倦怠、全身不适，临床易忽视。

（三）消化道症状

恶心、呕吐（70％）、上腹不适（50％～80％），厌食，部分患者（15％～50％）出现黄疸，呈进行性加深，通常无皮肤瘙痒。

（四）类似子痫前期的症状

约半数患者出现血压升高、蛋白尿、水肿等。如处理不及时，病情继续进展，出现低血糖、凝血功能障碍、上消化道出血、急性胰腺炎、尿少、无尿和肾衰竭、腹腔积液、败血症、意识障碍、精神症状及肝性脑病，常于短期内死亡。胎儿出现宫内窘迫、死胎、新生儿死亡。

三、辅助检查

（一）实验室检查

1. 血常规

白细胞显著升高、血小板减少。

2. 肝、肾功能

转氨酶轻到中度升高（多数不超过 500U/L）；血清碱性磷酸酶、胆红素明显增高，可出现胆酶分离现象，低蛋白血症；尿酸、肌酐、尿素氮水平增高，低血糖，严重者出现乳酸酸中毒。

3. 血脂异常

低胆固醇血症、甘油三酯降低。

4. 凝血因子减少

低纤维蛋白原血症、凝血酶原时间延长、抗凝血酶Ⅲ减少。

5. 基因检测

胎儿或新生儿行 LCHAD 突变检测可有阳性发现。

（二）影像学

1. 超声检查

超声图像显示弥散性肝实质回声增强，呈现"亮肝"。

2. CT 检查

显示病变肝脏密度降低，肝脏 CT 值低于 40Hu 提示明显脂肪变性。

3. MRI 检查

MRI 是检测细胞质内少量脂肪的敏感方法。

影像学检查具有一定假阴性率，故阴性结果不能排除 AFLP 的诊断。影像学检查的最主要意义在于排除其他肝脏疾病，如肝脏缺血、梗死、破裂和 Budd-Chiari 综合征。

（三）肝穿刺活检

AFLP 特征性的镜下改变是肝细胞小泡样脂肪变性，可表现为微小的胞质空泡或弥散性细胞质气球样变。肝内胆汁淤积的组织学特征也较常见，约 50% 的病例可见到肝细胞炎症改变，但均不明显，无大片肝细胞坏死，肝小叶完整。上述变化可在分娩后数天到数周内完全消失，AFLP 不会进展为肝硬化。

四、诊断

（一）诊断依据

发病于妊娠晚期，无其他原因解释的肝功能异常，终止妊娠后可完全恢复。AFLP 的诊断需排除病毒性肝炎、药物性肝损、妊娠期肝内胆汁淤积症、HELLP 综合征、胆道疾病等。

（二）病理诊断

肝穿刺活检是诊断 AFLP 的标准。但其为侵入性操作，仅适用于临床诊断困难，产后肝功能不能恢复，及在疾病早期、未出现 DIC 时需要明确诊断以作为终止妊娠指征的患者。

五、鉴别诊断

（一）病毒性肝炎

血清病毒标志物呈阳性，转氨酶升高更加明显，常超过 1000U/L，而尿酸水平通常正常，不会出现子痫前期症状。

（二）子痫前期

单纯子痫前期患者通常无黄疸及低血糖，如不合并胎盘早剥，极少发展成严重的凝血功能障碍，少见氮质血症。

（三）妊娠期肝内胆汁淤积症

黄疸常伴有瘙痒，以胆汁酸升高为主，无低血糖及肾功能损害表现及神经系统症状。

六、治疗

治疗原则：一旦确诊，迅速终止妊娠，加强支持治疗，维持内环境稳定。

（一）终止妊娠

1. 分娩前稳定母儿状态

控制高血压，纠正低血糖、电解质和凝血异常。监测生命体征，控制静脉液体和血制品的量；评估母体病情的变化，监测胎儿情况。

2. 终止妊娠方式

阴道试产适用于已临产、病情稳定，胎儿无宫内窘迫，产程中需严密监护母儿状态。如估计不能短时间内经阴道分娩，应剖宫产终止妊娠。术前应纠正凝血功能障碍并采取预防产后出血的措施。

3. 手术麻醉方式

目前对 AFLP 剖宫产中麻醉方式的选择尚无确定结论，但考虑到凝血功能异常时行椎管内阻滞麻醉有脊髓或硬膜外血肿形成的风险，一般倾向于选择全身麻醉。

（二）对症支持处理

1. 疾病早期给予低脂低蛋白、高糖类饮食，保证能量供给；晚期患者无法进食时给予肠内、肠外营养。

2. 纠正凝血功能障碍：主要依靠补充凝血因子及血小板。

3. 监测血糖水平，静脉输注葡萄糖防止低血糖。

4. 对于出现子痫前期症状者，解痉、降压。

5. 重症患者在同生期转入 ICU 监护。

6. 产后出血的处理：止血、继续纠正凝血功能障碍、补充血容量。

7. 肾功能不全患者控制液体入量，警惕肺水肿的发生，纠正酸中毒、维持电解质平衡、纠正氮质血症，必要时血液透析。

8. 预防继发性感染，围术期给予广谱而肝肾毒性低的抗生素。

（三）新生儿的监测

AFLP 产妇的新生儿存在线粒体内脂肪酸 β 氧化相关酶缺陷的可能，故应从出生后即给予密切监护，警惕低血糖、肝衰竭等疾病发生。明确 LCHAD 缺陷者，推荐低长链脂肪酸饮食。

七、预后

目前认为 AFLP 是一种胎源性疾病，在妊娠终止前病情不会缓解。过去，该病孕产妇病死率很高，随着早期诊断及治疗水平的提高，近年来 AFLP 产妇的病死率已经降低到 10％以下。产后完全恢复需要数周，一般不留后遗症。AFLP 围生儿病死率高达 50％，目前，及时终止妊娠改善了围生儿预后，病死率已降至 20％左右。但由于线粒体内脂肪酸 β-氧化相关酶缺陷的可能性，这些新生儿应从出生后即给予密切监护。

第五节　早　产

早产（PTL）是指妊娠满 28 周（国外妊娠满 20 周）至不满 37 足周（196～258 天）或新生儿出生体质量≥1000g 标准。早产分为自发性早产和治疗性早产，自发性早产包括早产和未足月胎膜早破后早产，治疗性早产为因妊娠并发症或并发症而需要提前终止妊娠者。早产时娩出的新生儿体重 1000～2499g 称为早产儿，各器官发育不成熟，呼吸窘迫综合征、坏死性小肠炎、高胆红素血症、脑室内出血、动脉导管持续开放、视网膜病变、脑瘫等发病率增高。分娩孕周越小，出生体重越低，围生儿预后越差。早产占分娩总数的 5％～15％。近年，由于早产儿及低体重儿治疗学的进步，使其生存率明显提高，伤残率下降。

一、病因

高危因素包括：有晚期流产及（或）早产史者；前次双胎早产；妊娠间隔时间过短；孕中期阴道超声发现子宫颈长度（CL）＜25mm 的孕妇；有子宫颈手术史者；孕妇年龄≤17 岁或＞35 岁；过度消瘦（BMI＜19，或孕前体质量＜50kg）；辅助生殖技术助孕者；胎儿及羊水量异常者；妊娠并发症或并发症者；有不良嗜好者。常见诱因：①宫内感染，30％～40％的早产，常伴胎膜早破、绒毛膜羊膜炎。②泌尿生殖道感染，B 族链球菌、沙眼衣原体、支原体致下生殖道感染、细菌性阴道病、无症状性菌尿、急性肾盂肾炎等。

二、临床表现

孕妇可有晚期流产、早产及产伤史，此次妊娠满 28 周后至 37 周前出现较规则宫缩，间隔时间 5～6 分钟，持续时间达 30 秒以上，阴道检查发现宫颈管消失、宫口扩张。部分患者可伴有少量阴道流血或阴道流液。

三、辅助检查

（一）医生查体

医生会检查子宫的硬度，以及胎儿的大小和位置；检查羊水是否破裂，子宫颈是否开始扩张。

（二）影像学检查

经阴道超声检查可以测量子宫颈的长度。妊娠 24 周前宫颈长度＜25mm，或宫颈内口漏斗形成伴有宫颈缩短，提示早产风险增大。尤其是宫颈长度＜15mm 和＞30mm 的阳性和阴性预测价值更大。

超声还可以帮助检查胎儿或胎盘的情况，确认胎儿的位置、估计胎儿体重，并可评估羊水量。

（三）特殊检查

医生可能会通过电子胎心监护来观察宫缩的持续和间隔时间。

四、诊断

妊娠满 28 周至不满 37 周，出现规律宫缩（每 20 分钟 4 次或每 60 分钟内 8 次），伴有宫颈管进行性缩短（宫颈管消退≥80％）、宫颈扩张，诊断为早产临产。符合早产孕周，虽有上述规律宫缩，但宫颈尚未扩张，而经阴道超声测量 CL≤20mm 为先兆早产。

目前确定是否预防性应用特殊类型的黄体酮或者宫颈环扎术的预测指标如下。

（一）前次晚期自然流产或早产史，但不包括治疗性晚期流产或早产。

（二）妊娠 24 周前阴道超声测量 CL＜25mm，标准化测量 CL 的方法：

1. 经阴道超声检查前排空膀胱。

2. 探头放于阴道前穹窿，不宜过度用力。

3. 标准矢状面，将图像放大到全屏的 75％以上，测量宫颈内口至外口的直线距离，连续测量 3 次后取其最短值。宫颈漏斗的发现并不能增加预测敏感性。但目前不推荐对早产低风险人群常规筛查 CL。

确诊早产后，应行进一步病因分析，通常采用的方法有：①超声检查排除胎儿畸形，确定胎儿数目及多胎妊娠类型、明确胎儿先露部、了解胎儿生长状况及宫内安危、排除死胎、估计羊水量，排除前置胎盘及胎盘早剥等。②阴道窥器检查及阴道流液检查，了解有无胎膜早破。③宫颈及阴道分泌物、羊水培养。

五、鉴别诊断

（一）本病会和妊娠晚期出现的生理性子官收缩有相似之处，医生将从多个方面进行详细检查进行判断。

（二）生理性子宫收缩一般不规则，没有疼痛感，不伴有宫颈管缩短和宫颈口扩张等改变，通过走路、休息或改变姿势等宫缩可能会消失，也称为假早产。

（三）真的早产通过上述行为宫缩并不会消失，反而会继续。

六、治疗

治疗方法：①胎儿存活、无明显畸形、无绒毛剖面的示意图膜羊膜炎及胎儿窘迫、无严重妊娠并发症及并发症、宫口开大 2cm 以下，早产预测阳性者，应设法延长孕周，防止早产。②早产不可避免时，应设法提高早产儿的存活率。

（一）药物治疗目的

防止即刻早产，完成促胎肺成熟，赢得转运时间。原则：避免两种或以上宫缩抑制剂联合使用，不宜 48 小时后持续宫缩抑制剂。一线用药为：主要治疗原则是应用抑制宫缩、抗感染及促胎肺成熟药物。

1. 抑制宫缩

（1）钙通道阻断剂：硝苯地平，通过平滑肌细胞膜上的钙通道抑制钙离子重吸收，抑制子宫收缩。用法：口服，首次剂量 20mg，然后 10～20mg，每天 3～4 次，根据宫缩调整。服药中应防止血压过低。

（2）前列腺素抑制剂：吲哚美辛，通过抑制环氧合酶，减少花生四烯酸转化为前列腺素，从而抑制子宫收缩。主要用于妊娠 32 周前早产。用法：口服、经阴道或直肠给药，首次剂量 50～100mg，25mg 每天 4 次。孕妇会有恶心、胃酸反流、胃炎等；需要监测羊水量，监测发现胎儿动脉导管狭窄立即停药。孕妇血小板功能不良、出血性疾病、肝功能不良、胃溃疡、有对阿司匹林过敏的哮喘病史者禁用。

（3）β_2-肾上腺素能受体兴奋剂：利托君，与子宫平滑肌细胞膜上的 B 肾上腺素能受体结合，使细胞内环磷酸腺苷（cAMP）水平升高，抑制肌球蛋白轻链激酶活化，从而抑制平滑肌收缩。用法：首次剂量 50～100μg/min 静脉点滴，每 10 分钟增加剂量 50μg/min，至宫缩停止，最大剂量不超过 350μg/min，也可口服。对合并心脏病、重度高血压、未控制的糖尿病等患者慎用或不用。应注意孕妇主诉及心率、血压、宫缩的变化，限制静脉输液量，控制孕妇心率在 140 次/min 以下，如患者心率＞120 次/min，应适当减慢滴速及药量；出现胸痛，立即停药并作心电监护，应监测血糖，注意补钾。

（4）缩宫素受体拮抗剂：非一线用药，主要是阿托西班，通过竞争性结合子宫平滑肌及蜕膜的缩宫素受体，削弱兴奋子宫平滑肌的作用。用法：首次剂量为 6.75mg 静脉点滴 1 分钟，继之 18mg/h 维持 3 小时，接着 6mg/h 持续 45 小时。价格较昂贵，不良反应轻，无明确禁忌。

2. 硫酸镁

作为胎儿中枢神经系统保护剂治疗，用于产前子痫和子痫患者<32孕周的早产，使用时机和使用剂量尚无一致意见。硫酸镁4.0g，30分钟静脉滴完，然后以1g/h维持，24小时总量不超过30g。应用前及使用过程中监测同妊娠期高血压疾病。

3. 控制感染

对于胎膜完整者不宜使用抗生素。当分娩在即而下生殖道B族溶血性链球菌检测阳性，应用抗生素。

4. 促胎肺成熟

所有妊娠28～34＋6周的先兆早产应当给予1个疗程的糖皮质激素。能降低新生儿病死率、呼吸窘迫综合征、脑室周围出血、坏死性小肠炎的发病率，缩短新生儿入住ICU的时间。常用药物为：倍他米松和地塞米松，两者效果相当。倍他米松12mg肌内注射，次日重复1次；地塞米松6mg肌内注射，12小时重复1次，共4次。若早产临产，做不完整疗程者，也应给药。

（二）产时处理与分娩方式

早产儿尤其是<32孕周的极早产儿，有条件者应转到有救治能力的医院分娩。产程中加强胎心监护，识别胎儿窘迫，尽早处理。可用硬脊膜外阻滞麻醉分娩镇痛。没有指征不做产钳及会阴侧切。臀位特别是足先露，应根据当地早产儿治疗护理条件权衡剖宫产利弊。早产儿出生后延长30～120秒后断脐带，可减少新生儿的输血，减少50%的新生儿脑室内出血。

七、预防

（一）一般预防

1. 加强科普宣传

做好孕前保健，对计划妊娠者注意早产的高危因素，积极处理高危因素。妊娠间隔时间＞半年，避免低龄（<17岁）或高龄（>35岁）怀孕；避免多胎、体质量过低妊娠；营养均衡；戒烟、酒；控制原发疾病如高血压、糖尿病、甲状腺功能亢进、红斑狼疮等；停止服用可能致畸的药物。

2. 重视孕期保健

早孕期超声检查确定胎龄及多胎妊娠，双胎应了解绒毛膜性，评估胎儿非整倍体染色体异常及部分重要器官畸形的风险。首次产检时应详细了解早产高危因素，做好孕期指导，尽可能针对性预防。

（二）特殊类型黄体酮的应用

预防早产的特殊类型黄体酮有3种，微粒化黄体酮胶囊、阴道黄体酮凝胶、17α-羟黄体酮己酸酯。适应证略有不同。

1. 有晚期流产或早产史，无早产症状者，不论宫颈长短，推荐使用17α-羟黄体酮己酸酯。

2. 有前次早产史，孕24周前经阴道超声CL<25mm，可经阴道给予微粒化黄体酮胶囊200mg/天或黄体酮凝胶90mg/天，至妊娠34周。

3. 无早产史，孕 24 周前经阴道超声 CL＜20mm，推荐使用微粒化黄体酮胶囊 200mg/天阴道给药，或阴道黄体酮凝胶 90mg/天，至妊娠 36 周。

（三）宫颈环扎术

主要有经阴道完成的改良 McDonalds 术式和 Shirodkar 术式，以及经腹完成的（开放性手术或腹腔镜手术）宫颈环扎术 3 种方式。无论哪种手术，均力求环扎部位尽可能高位。改良 McDonalds 术式侵入性最小，经腹宫颈环扎术仅应用于经阴道环扎失败者。

适应证如下。

1. 既往有宫颈功能不全妊娠丢失史，此次妊娠 12～14 周行宫颈环扎术对预防早产有效。

2. 有前次早产或晚期流产史，此次为单胎妊娠，妊娠 24 周前 CL＜25mm，无早产临产症状、绒毛膜羊膜炎、持续阴道流血、胎膜早破、胎儿窘迫、胎儿严重畸形或死胎等宫颈环扎术禁忌证，推荐使用宫颈环扎术。

对子宫发育异常、宫颈锥切术后、双胎妊娠不推荐使用宫颈环扎术，但应据孕妇情况酌情掌握。尚无证据说明黄体酮联合宫颈环扎术、卧床休息、口服药物及无依据的筛查等能提高疗效。

第六节 过期妊娠

平时月经周期规则，妊娠达到或超过 42 周（≥294 天）尚未分娩者，称过期妊娠。发生率占妊娠总数的 3%～15%。过期妊娠使胎儿窘迫、胎粪吸入综合征、过熟综合征、新生儿窒息、围生儿死亡、巨大儿及难产等不良结局发生率明显增高。妊娠期间，定期行产前检查，加强孕妇的宣教工作，使她们认识过期妊娠的危害，不要等到过期妊娠再处理，这样才能降低其发生率。

一、病因

过期妊娠的病因可能与下列因素有关。

（一）雌、孕激素比例失调

内源性前列腺素和雌二醇分泌不足而孕酮水平增高，导致孕激素优势，抑制前列腺素和缩宫素的作用，导致分娩延迟，发生过期妊娠。

（二）头盆不称

部分过期妊娠胎儿较大，由于先露高浮，不能压迫子宫下段及宫颈内口，影响子宫颈成熟及内源性前列腺素分泌，容易发生过期妊娠。

（三）胎儿畸形

无脑畸形儿且无羊水过多者胎儿无下丘脑，使垂体-肾上腺轴发育不良，由胎儿肾上腺皮质产生的肾上腺皮质激素分泌不足，雌三醇的前身物质（去氢表雄酮）也不足，故胎盘合成雌三醇减少，子宫对缩宫素敏感性降低，也可导致过期妊娠。

（四）遗传因素

过期妊娠可能与家族遗传有关。缺乏胎盘硫酸酯酶，是一种罕见的伴性隐性遗传病，均见于怀男胎病例，胎儿胎盘单位无法将活性较弱的脱氢表雄酮转变为雌二醇及雌三醇，致使发生过期妊娠。若给孕妇注射硫酸脱氢表雄酮后，血浆雌激素值不见升高，即可确诊。

二、临床表现

过期妊娠时，对母儿影响较大。由于胎盘的病理改变致使胎儿窘迫或胎儿巨大造成难产，二者均使围生儿死亡率及新生儿窒息发生率增高。对母体又因胎儿窘迫、头盆不称、产程延长，使手术产率明显增加。因缺氧胎儿排出胎粪染及羊水、胎儿皮肤、羊膜和脐带，出生时评分低，死亡率高。主要有以下6个常见症状。

1. 怀孕期≥42周。

2. 胎动较前减少。

3. 宫底高度、腹围较大或小于孕周。

4. 超声波提示羊水减少。

5. 胎心电子监护仪 NST 试验出现异常。

6. 尿雌三醇/24 小时值偏低。

三、辅助检查

主要检查胎盘功能，采取以下方法。

（一）胎动计数

正常足月妊娠胎动大于 10/12 小时以上。若胎动 12 小时计数少于 10 次或逐天下降超过 50%，又不能恢复者，均应考虑胎盘功能减退导致胎儿宫内缺氧。

（二）胎心监护

无应激试验（NST）每周做两次，NST 有反应型提示胎盘功能正常，胎儿无缺氧。若无反应型提示胎盘功能减退，胎儿缺氧。NST 为无反应型者，应做缩宫素激惹试验（OCT）或宫缩激惹试验（CST）。OCT 或 CST 出现胎心晚期减速者，为阳性，提示胎盘功能不全，胎儿宫内缺氧，须及时处理。

（三）B 超监测

观察胎动，胎儿肌张力，呼吸运动及羊水量。羊水暗区直径小于 3cm，提示胎盘功能减退，小于 2cm 提示胎儿危险。当羊水过少时，脐带受压胎儿危险性增加。胎儿宫内严重缺氧，提示预后不良，应立即终止妊娠，故监测羊水量是重要指标之一，必要时用彩色超声多普勒测定胎儿脐带血流了解胎盘功能。

（四）羊膜镜检查

宫颈成熟较好者，可用羊膜镜观察羊水有无黄染，也可行人工破膜，直接观察羊水性状与羊水量。

（五）尿雌三醇与肌酐（E/C）比值

E/C 比值在正常情况下大于等于 15，等于 10 为警戒值，小于 10 为危险值，或 E/C 比值下降速度超过 50%，考虑胎盘功能减退。

（六）查体

过期妊娠孕妇体重不再增加或稍减轻，B超检查羊水明显减少。此外，检查子宫颈成熟度，如宫颈已成熟（即宫颈软、颈管缩短）提示妊娠已足月或已过期。

四、诊断

过期妊娠准确诊断非常重要。首先确定是否真正过期妊娠，然后通过特殊检查，判断胎盘功能有无减退，做出准确的诊断。

详细询问末次月经时间，再次核对预产期。

1. 询问平时月经情况：如月经周期 28～30 天者，预产期大于 42 周，可确诊过期妊娠。如月经周期长者，预产期相应向后推移。

2. 根据基础体温上升时间，推算预产期。

3. 根据早孕反应时间，绝大多数在停经 6 周左右出现早孕反应。

4. 根据胎动开始日期推算预产期，一般初次感觉胎动时间多在 18～20 周。

5. 孕早期做妇科检查，孕中期检查宫底高度与孕周关系以及可闻及胎心的时间。

6. B超检查：妊娠早期 B超测量妊娠囊直径，孕中期以后测量胎头双顶径、股骨长度、羊水量以便推测是否过期妊娠。

五、鉴别诊断

本病会和晚期足月妊娠在孕周时间上较为相近，易发生混淆，但晚期足月妊娠是指孕周达 41＋0 周至 41＋6 周，若末次月经记忆错误或是排卵延迟均会导致孕周估算错误，因此，在诊断时应注意准确核实孕周。

此外，晚期足月妊娠一般不会伴有羊水减少或粪便污染、胎盘退化等表现。

六、治疗

过期妊娠对母儿均有影响，一旦确诊应尽快终止妊娠，根据孕妇的全身情况、有无并发症、胎儿大小、胎盘功能检查，宫颈成熟度检查，综合分析后做恰当的处理，以确保母儿平安。

（一）终止妊娠指征

1. 宫颈条件已成熟。

2. 胎儿体重大于 4000g 或胎儿生长受限。

3. 12 小时胎动小于 10 次或 NST 无反应型。

4. B超检查羊水暗区小于 3cm 和（或）羊水污染。

5. 尿雌三醇与肌酐（E/C）比值持续低质。

6. 并发重度子痫前期或者子痫。

（二）引产

宫颈已成熟，宫颈评分 7 分以上应予引产。胎头已衔接，采用人工破膜，如羊水清亮、量正常，可静脉滴注缩宫素，严密监护，行阴道自然分娩。宫颈不成熟者，可用促宫颈成熟药物：前列腺素、硫酸普拉酮钠等。待宫颈成熟后，行缩宫素引产。

（三）剖宫产

出现胎盘功能减退或胎儿窘迫征象，不论宫颈条件成熟与否，均行剖宫产尽快结束分娩。指征：①引产失败者。②产程进展缓慢产程延长。③头盆不称胎位不正。④胎儿宫内窘迫。⑤巨大儿。⑥破膜后羊水过少或混浊。⑦骨盆狭窄。⑧高龄初产。⑨妊娠并发症如妊娠高血压综合征、心脏病等。

七、预防

由于过期妊娠对母儿均有一定的危害，因此，在孕前及孕期采取措施避免过期妊娠尤为重要，主要方式包括以下几种。

（一）应有准备、有计划的妊娠，避免高龄妊娠。

（二）孕前及孕期合理饮食，控制体重增长，避免超重。

（三）孕前应注意自己的经期，或测量基础体温，以便合理推断预产期。

（四）孕期应避免长期不动，适当地增加运动量，以促进宫缩。

（五）孕期应合理使用药物，按时孕检，监测胎儿情况。

（六）孕期可自行计数胎动情况，12 小时胎动次数小于 10 次提示胎儿缺氧，应及时就医，以确定是否为过期妊娠。

（七）当孕周超过 41 周或超出预产期 1 周仍未分娩，应及时到医院检查胎儿状态，以便适时地终止妊娠。

第五章 异常分娩

第一节 产力异常

产力包括子宫收缩力、腹肌和膈肌收缩力以及肛提肌收缩力，其中以子宫收缩力为主。子宫收缩力贯穿于分娩的全过程。

一、子宫收缩乏力

（一）病因

子宫收缩乏力常由多种因素综合引起。

1. 全身因素

全身因素是造成宫缩乏力的主要原因。产妇精神紧张、过度疲劳、进食量少、体力消耗大、体质虚弱、慢性疾病等均可影响子宫收缩。膀胱及直肠充盈可影响胎先露下降，导致宫缩乏力。

2. 头盆不称或胎位异常

临产后胎儿先露部下降受阻，胎先露不能紧贴子宫下段和宫颈，不能引起反射性子宫收缩，是造成继发性宫缩乏力最常见的原因。

3. 内分泌因素

临产后，产妇体内雌激素、缩宫素、前列腺素等分泌不足，孕激素下降缓慢，子宫平滑肌敏感性降低，导致宫缩乏力。

4. 子宫因素

子宫过度伸展（如双胎妊娠、羊水过多）、多产妇子宫肌纤维变性、子宫肌瘤、子宫肌纤维水肿（如重度贫血、妊娠期高血压病）、子宫发育不良或子宫畸形，均能引起宫缩乏力。

5. 药物因素

应用大剂量镇静剂或麻醉剂使宫缩抑制。

（二）临床表现

1. 协调性宫缩乏力（低张性宫缩乏力）

协调性宫缩乏力指子宫收缩力虽具有正常的节律性、对称性和极性，但仅收缩力弱、持续时间短、间歇时间长且不规律，致宫口扩张及先露下降缓慢，产程延长。多为继发性宫缩乏力。

2. 不协调性宫缩乏力（高张性子宫收缩乏力）

不协调性宫缩乏力指子宫收缩力失去正常的节律性、对称性和极性，甚至极性倒置，宫缩时子宫下段较子宫底部收缩力强，宫缩间歇时平滑肌不能完全松弛，使宫口不能扩张、先露不能下降，导致产程延长或停滞。

3. 产程异常

临床上子宫收缩乏力可使产程进展出现各种异常：①潜伏期超过 16 小时者为潜伏期延长。②活跃期超过 8 小时者为活跃期延长。③活跃期宫口不再扩张达 2 小时以上者，为活跃期停滞。④第二产程初产妇超过 2 小时，经产妇超过 1 小时尚未分娩者，为第二产程延长。⑤第二产程达 1 小时胎先露下降无进展者，为第二产程停滞。⑥总产程超过 24 小时者为滞产。

（三）辅助检查

1. 体格检查

双胎、巨大儿或羊水过多者宫高、腹围大于相应孕周；听诊：（胎位异常）臀位胎心音在脐上方左或右侧听得最清楚。横位，胎心音在脐周两旁最清楚。

2. 影像学检查

（1）B 超妇科超声可发现大部分子宫畸形。经腹部、阴道、B 超检查证实为异常胎位、双胎、羊水过多。B 超可显示子宫增大，形状不规则，子宫肌瘤数目、部位、大小及肌瘤内部是否均匀或液化、囊变等。

（2）磁共振检查利用原子核在磁场内共振所产生的信号经重建后获得图像，这种方法被认为是检查子宫畸形的最佳方法。

（3）子宫输卵管造影显示宫腔及输卵管形态，可诊断子宫畸形。

（四）诊断

根据病史、典型临床表现，结合体格检查、实验室检查及影像学检查等相关检查可明确诊断。医生会询问患者或者家属既往生产史，包括生产方式、生产次数等；是否合并有内科疾病及病情控制情况；最近情绪状况，是否经常焦虑、紧张；妊娠晚期是否应用解痉剂、镇静剂等。

（五）鉴别诊断

1. 假临产

假临产有子宫收缩时，应与协调性子宫收缩乏力鉴别。假临产的特点为孕妇无自觉症状，或仅有轻微腰酸或下坠腹痛，子宫收缩不规则，持续时间短于 30 秒，间歇时间长且不规律，子宫收缩强度无逐渐加强趋势。常在夜间出现子宫收缩，清晨逐渐减弱或消失，宫颈不随宫缩而逐渐扩张，阴道多数无血性分泌物出现，肌内注射哌替啶等强镇静剂后，不规则子宫收缩消失。而协调性子宫收缩乏力者，肌注哌替啶后产妇安静休息一段时间后，子宫收缩逐渐加强，子宫收缩转为规则、协调，宫口逐渐开大。

2. 胎盘早剥

Ⅱ度胎盘早剥有持续性腹痛、腰酸或腰背痛，宫缩紧，应与协调性子宫收缩乏力鉴别。但本病多有外伤及高血压史，子宫呈持续性收缩，如板状硬，有压痛，出现胎儿窘迫征象。若为Ⅲ度胎盘早剥，出现失血性休克症状，胎心听不清，胎位扪不清，胎死宫内。B 型超声检查见胎盘后血肿，容易鉴别。

(六) 子宫收缩乏力对母儿的影响

1. 对产妇的影响

由于产程延长，产妇休息不好，进食少，精神疲惫及体力消耗，可出现疲乏无力、肠胀气、排尿困难等，影响子宫收缩，严重时可引起脱水、酸中毒、低钾血症。

由于第二产程延长，膀胱被压迫于胎头和耻骨联合之间，可导致组织缺血、水肿、坏死，形成膀胱阴道瘘或尿道阴道瘘。胎膜早破及多次肛查或阴道检查可增加感染机会。产后宫缩乏力影响胎盘剥离、娩出和子宫壁的血窦关闭，容易引起产后出血。剖宫产发生率高，产褥期并发症也增多。

2. 对胎儿、新生儿的影响

协调性宫缩乏力容易造成胎头在盆腔内旋转异常，使产程延长，增加手术机会；不协调性子宫收缩乏力不能使子宫壁完全放松，对胎盘胎儿循环影响大，胎儿在子宫内缺氧，容易发生胎儿窘迫、胎死宫内。新生儿窒息、产伤、感染机会增多。

(七) 治疗

应全面检查，了解有无头盆不称及胎位异常，估计能经阴道分娩者，做以下处理。

1. 协调性宫缩乏力

(1) 第一产程：①改善全身情况，消除紧张情绪，鼓励产妇进食进水及排尿，保证充分休息，必要时给镇静剂。②加强宫缩，排空膀胱和灌肠，针刺合谷、三阴交等穴位，静脉推注地西泮软化宫颈，促进宫口扩张；人工破膜及静脉滴注缩宫素（协调性宫缩乏力，宫口开大3cm，胎位正常，头盆相称），用法是将缩宫素2.5U加于5%葡萄糖溶液500mL中，从8~10滴/min开始，根据宫缩强弱调整滴速，直至宫缩维持在2~3次/min，每次持续40~50秒，但不应超过40滴/min。专人监护，严密观察宫缩、胎心、血压。若经上述处理，产程无进展或出现胎儿窘迫，应及时行剖宫产术。

(2) 第二产程：无头盆不称，可静脉滴注缩宫素，以加强宫缩，或行产钳术或胎头吸引术助产。胎头双顶径在坐骨棘水平上持续2小时以上或伴胎儿窘迫者，应行剖宫产术。

(3) 第三产程：预防产后出血和感染。

2. 不协调性宫缩乏力

适量应用镇静剂，如哌替啶或地西泮。使产妇充分休息，恢复为协调性宫缩后，按协调性宫缩乏力的原则进行处理。

(八) 预防

加强孕期保健，积极治疗营养不良及慢性疾病。及时发现胎位异常及头盆不称予以矫正，能矫正者，尽早决定分娩方式。加强产时监护，消除产妇思想顾虑和恐惧心理。关心产妇休息、饮食、大小便情况，避免过多使用镇静药物，及时发现难产因素。

二、子宫收缩过强

(一) 协调性子宫收缩过强

协调性子宫收缩过程指子宫收缩的节律性、对称性和极性均正常，但收缩力过强、过频。若无胎位异常及头盆不称，分娩可在短时间内结束。总产程不足3小时，称急产。多见于经产妇。

1. 临床表现

产程进展过快，来不及消毒而接产，致软产道损伤和感染；产后子宫肌纤维缩复不良，引起产后出血；胎儿可因宫缩过强、过频，胎盘循环血量减少，而发生胎儿窘迫、新生儿窒息甚至死亡；胎儿娩出过快，可致新生儿颅内出血及意外损伤等。

2. 治疗

凡有急产史者，在预产期前 1～2 周不宜外出远行，以免发生意外，可提前住院待产。临产后不宜灌肠。提前做好接产、抢救新生儿、预防产后出血的准备。产后仔细检查软产道有无损伤，以便及时缝合。新生儿坠地者，应用维生素 K 预防颅内出血。如未消毒接产，母儿均应给抗生素预防感染，必要时新生儿注射破伤风抗毒素。

（二）不协调性子宫收缩过强

因频繁、粗暴的操作、滥用缩宫素等因素，引起子宫壁局部肌肉呈痉挛性不协调性收缩，形成狭窄环，称子宫痉挛性狭窄环，或子宫进一步呈强直性收缩，可引起病理性缩复环、血尿等子宫破裂的征象。

1. 临床表现

产妇持续性腹痛、拒按，烦躁不安，产程停滞，胎儿窘迫。阴道检查可触及局部收缩甚紧的狭窄环，环的上下肌肉不紧张。此环不随宫缩而上升，因而与病理性缩复环不同。

2. 治疗

一经确诊，应立即停止操作或停用缩宫素，及时给宫缩抑制剂或镇静剂，松解狭窄环。不能缓解时，应立即行剖宫产术。

第二节　产道异常

产道包括骨产道（骨盆腔）与软产道（子宫下段、宫颈、阴道、外阴），是胎儿经阴道娩出的通道。产道异常可使胎儿娩出受阻，临床上以骨产道异常多见。

一、骨产道异常

骨盆径线过短或形态异常，致使骨盆腔小于胎先露部可通过的限度，阻碍胎先露部下降，称骨盆狭窄。狭窄骨盆可以为一个径线过短或多个径线同时过短，也可为一个平面狭窄或多个平面同时狭窄。当一个径线狭窄时要观察同一个平面其他径线的大小，再结合整个骨盆腔大小与形态进行综合分析，做出正确判断。

（一）分类

1. 骨盆入口平面狭窄

以扁平骨盆为代表，主要为入口平面前后径过短。狭窄分 3 级：Ⅰ级（临界性），绝大多数可以自然分娩，骶耻外径 18cm，真结合径 10cm；Ⅱ级（相对性），经试产来决定可否经阴道分娩，骶耻外径 16.5～17.5cm，真结合径 8.5～9.5cm；Ⅲ级（绝对性），骶耻外径≤16.0cm，真结合径≤8.0cm，足月胎儿不能经过产道，必须行剖宫产终止妊娠。在临床中常遇到的是前两种，我国妇女常见以下两种类型。

(1) 单纯扁平骨盆：骨盆入口前后径缩短而横径正常。骨盆入口呈横扁圆形，骶岬向前下突。

(2) 佝偻病性扁平骨盆：骨盆入口呈肾形，前后径明显缩短，骨盆出口横径变宽，骶岬前突，骶骨下段变直向后翘，尾骨呈钩状突向骨盆出口平面。髂骨外展，髂棘间径≥髂嵴间径，耻骨弓角度增大。

2. 中骨盆及骨盆出口平面狭窄

狭窄分 3 级：Ⅰ级（临界性），坐骨棘间径 10cm，坐骨结节间径 7.5cm；Ⅱ级（相对性），坐骨棘间径 8.5~9.5cm，坐骨结节间径 6.0~7.0cm；Ⅲ级（绝对性），坐骨棘间径≤8.0cm，坐骨结节间径≤5.5cm。我国妇女常见以下两种类型。

(1) 漏斗骨盆：骨盆入口各径线值均正常，两侧骨盆壁向内倾斜似漏斗得名。其特点是中骨盆及骨盆出口平面均明显狭窄，使坐骨棘间径、坐骨结节间径均缩短，耻骨弓角度<90°。坐骨结节间径与出口后矢状径之和<15cm。

(2) 横径狭窄骨盆：骨盆各横径径线均缩短，各平面前后径稍长，坐骨切迹宽，测量骶耻外径值正常，但髂棘间径及髂嵴间径均缩短。中骨盆及骨盆出口平面狭窄，产程早期无头盆不称征象，当胎头下降至中骨盆或骨盆出口时，常不能顺利地转成枕前位，形成持续性枕横位或枕后位造成难产。

3. 均小骨盆

骨盆外形属女型骨盆，但骨盆各平面均狭窄，每个平面径线较正常值小 2cm 或更多，称均小骨盆。多见于身材矮小、体形匀称的妇女。

4. 畸形骨盆

骨盆失去正常形态称畸形骨盆。

(1) 骨软化症骨盆：现已罕见。系因缺钙、磷、维生素 D 以及紫外线照射不足使成人期骨质矿化障碍，被类骨质组织所代替，骨质脱钙、疏松、软化。由于受躯干重力及两股骨向内上方挤压，使骶岬向前，耻骨联合前突，坐骨结节间径明显缩短，骨盆入口平面呈凹三角形。严重者阴道不能容两指，一般不能经阴道分娩。

(2) 偏斜型骨盆：系骨盆一侧斜径缩短，一侧髂骨翼与髋骨发育不良所致骶髂关节固定，以及下肢及髋关节疾病。

(二) 临床表现

1. 骨盆入口平面狭窄的临床表现

(1) 胎头衔接受阻：一般情况下初产妇在妊娠末期，即预产期前 1~2 周或临产前胎头已衔接，即胎头双顶径进入骨盆入口平面，颅骨最低点达坐骨棘水平。若入口狭窄，即使已经临产胎头仍未入盆，经检查胎头跨耻征阳性。胎位异常如臀先露、面先露或肩先露的发生率是正常骨盆的 3 倍。

(2) 若已临产，根据骨盆狭窄程度、产力强弱、胎儿大小及胎位情况不同，临床表现也不一样。①骨盆临界性狭窄：若胎位、胎儿大小及产力正常，胎头常以矢状缝在骨盆入口横径衔接，多取后不均倾势，即后顶骨先入盆，后顶骨逐渐进入骶凹处，再使前顶骨入盆，则于骨盆入口横径上成头盆均倾势。临床表现为潜伏期活跃早期延长，活跃后期产程进展顺利。若胎头迟迟不入盆，此时常出现胎膜早破，其发生率为正常骨盆的 4～6 倍。由于胎膜早破母儿可发生感染。胎头不能紧贴宫颈内口诱发宫缩，常出现继发性宫缩乏力。②骨盆绝对性狭窄：若产力、胎儿大小及胎位均正常，但胎头仍不能入盆，常发生梗阻性难产，这种情况可出现病理性缩复环，甚至子宫破裂。如胎先露部嵌入骨盆入口时间长，血液循环障碍，组织坏死，可形成泌尿生殖道瘘。在强大的宫缩压力下，胎头颅骨重叠，可出现颅骨骨折及颅内出血。

2. 中骨盆平面狭窄的临床表现

（1）胎头能正常衔接：潜伏期及活跃早期进展顺利，当胎头下降达中骨盆时，由于内旋转受阻，胎头双顶径被阻于中骨盆狭窄部位之上，常出现持续性枕横位或枕后位，同时出现继发性宫缩乏力，活跃后期及第二产程延长甚至第二产程停滞。

（2）胎头受阻于中骨盆：有一定可塑性的胎头开始变形，颅骨重叠，胎头受压，异常分娩使软组织水肿，产瘤较大，严重时可发生脑组织损伤、颅内出血、胎儿窘迫，若中骨盆狭窄程度严重，宫缩又较强，可发生先兆子宫破裂及子宫破裂。强行阴道助产可导致严重软产道裂伤及新生儿产伤。

（3）骨盆出口平面狭窄的临床表现：骨盆出口平面狭窄与中骨盆平面狭窄常同时存在。若单纯骨盆出口平面狭窄者，第一产程进展顺利，胎头达盆底受阻，第二产程停滞，继发性宫缩乏力，胎头双顶径不能通过出口横径，强行阴道助产可导致软产道、骨盆底肌肉及会阴严重损伤，胎儿严重产伤，对母儿危害极大。

（三）辅助检查

1. 一般检查

测量身高，孕妇身高＜145cm 时应警惕均小骨盆。观察孕妇体型、步态，有无下肢残疾，有无脊柱及髋关节畸形，米氏菱形窝是否对称。

2. 腹部检查

（1）腹部形态：注意观察腹型，尺测耻上子宫长度及腹围，B 型超声观察胎先露与骨盆的关系，还可测量胎头双顶径、胸径、腹径、股骨长度，预测胎儿体重，判断能否顺利通过骨产道。

（2）胎位异常：骨盆入口狭窄往往因头盆不称，胎头不易入盆导致胎位异常，如臀先露、肩先露。中骨盆狭窄影响已入盆的胎头内旋转，导致持续性枕横位、枕后位等。

（3）估计头盆关系：正常情况下，部分初孕妇在预产期前 2 周，经产妇于临产后，胎头应入盆。若已临产，胎头仍未入盆，则应充分估计头盆关系。检查头盆是否相称的具体方法：孕妇排空膀胱，仰卧，两腿伸直。检查者将手放在耻骨联合上方，将浮动的胎头向骨盆腔方向推压。若胎头低于耻骨联合平面，表示胎头可以入盆，头盆相称，称为跨耻征阴性；若胎头与耻骨联合在同一平面，表示可疑头盆不称，称为跨耻征可疑阳性；若胎头高于耻骨联合平面，表示头盆明显不称，称为跨耻征阳性。对出现跨耻征阳性的孕妇，应让其取两腿屈曲半卧位，再次检查胎头跨耻征，若转为阴性，提示为骨盆倾斜度异常，而不是头盆不称。

3. 骨盆测量

（1）骨盆外测量：骶耻外径＜18cm 为扁平骨盆。坐骨结节间径＜8cm，耻骨弓角度＜90°为漏斗骨盆。各径线均小于正常值 2cm 或以上为均小骨盆。骨盆两侧斜径（以一侧髂前上棘至对侧髂后上棘间的距离）及同侧直径（从髂前上棘至同侧髂后上棘间的距离）相差＞1cm 为偏斜骨盆。

（2）骨盆内测量：对角径＜11.5cm，骶骨岬突出为入口平面狭窄，属扁平骨盆。应检查骶骨前面弧度。坐骨棘间径＜10cm，坐骨切迹宽度＜2 横指，为中骨盆平面狭窄。如坐骨结节间径＜8cm，则应测量出口后矢状径及检查骶尾关节活动度，如坐骨结节间径与出口后矢状径之和＜15cm，为骨盆出口平面狭窄。

（四）诊断

在分娩过程中，骨盆是个不变因素，也是估计分娩难易的一个重要因素。狭窄骨盆影响胎位和胎先露部的下降及内旋转，也影响宫缩。在估计分娩难易时，骨盆是首先考虑的一个重要因素。应根据胎儿的大小及骨盆情况尽早做出有无头盆不称的诊断，以决定适当的分娩方式。

询问有无佝偻病、脊髓灰质炎、脊柱和髋关节结核以及骨盆外伤等病史。对经产妇应详细询问既往分娩史如有无难产史或新生儿产伤史等。

（五）鉴别诊断

1. 骨盆入口平面狭窄

我国妇女较常见。测量骶耻外径＜18cm，骨盆入口前后径＜10cm，对角径＜11.5cm。常见以下两种：

（1）单纯扁平骨盆（Simple flat pelvis）：骨盆入口呈横扁圆形，骶岬向前下突出，使骨盆入口前后径缩短而横径正常。

（2）佝偻病性扁平骨盆：由于童年患佝偻病骨骼软化使骨盆变形，骶岬被压向前，骨盆入口前后径明显缩短，使骨盆入口呈肾形，骶骨下段向后移，失去骶骨的正常弯度，变直向后翘。尾骨呈钩状突向骨盆出口平面。由于髂骨外展，使髂棘间径等于或大于髂嵴间径；由于坐骨结节外翻，使耻骨弓角度增大，骨盆出口横径变宽。

2. 中骨盆及骨盆出口平面狭窄

（1）漏斗骨盆（Funnel shaped pelvis）：骨盆入口各径线值正常。由于两侧骨盆壁向内倾斜，状似漏斗，故称漏斗骨盆。特点是中骨盆及骨盆出口平面均明显狭窄，使坐骨棘间径、坐骨结节间径缩短，耻骨弓角度＜90°。坐骨结节间径与出口后矢状径之和＜15cm，常见于男型骨盆。

（2）横径狭窄骨盆（Transversely contracted pelvis）：与类人猿型骨盆类似。骨盆入口、中骨盆及骨盆出口的横径均缩短，前后径稍长，坐骨切迹宽。测量骶耻外径值正常，但髂棘间径及髂嵴间径均缩短。

3. 骨盆三个平面狭窄

骨盆外形属女型骨盆，但骨盆入口、中骨盆及骨盆出口平面均狭窄，每个平面径线均小于正常值 2cm 或更多，称为均小骨盆（Generally contracted pelvis），多见于身材矮小、体型匀称的妇女。

4. 畸形骨盆

骨盆失去正常形态。常见以下下列两种：

（1）骨软化症骨盆（Osteomalacic pelvis）：现已罕见。系因缺钙、磷、维生素 D 以及紫外线照射不足，使成人期骨质矿化障碍，被类骨组织代替，骨质脱钙、疏松、软化。由于受躯干重力及两股骨向内上方挤压，使骶岬突向前，耻骨联合向前突出，骨盆入口平面呈凹三角形，粗隆间径及坐骨结节间径明显缩短，严重者阴道不能容纳 2 指。

（2）偏斜骨盆（Obliquely contracted pelvis）：系一侧髂翼与髋骨发育不良所致骶髂关节固定，以及下肢和髋关节疾病，引起骨盆一侧斜径缩短的偏斜骨盆。

（六）对母儿影响

1. 对产妇的影响

骨盆狭窄影响胎头衔接及内旋转，容易发生胎位异常、胎膜早破、宫缩乏力，导致产程延长或停滞。胎先露压迫软组织过久导致组织水肿、坏死形成生殖道瘘。胎膜早破、肛查或阴道检查次数增多及手术助产增加产褥感染机会。剖宫产及产后出血者增多，严重梗阻性难产若不及时处理，可导致子宫破裂。

2. 对胎儿及新生儿的影响

头盆不称易发生胎膜早破、脐带脱垂，脐带脱垂可导致胎儿窘迫甚至胎儿死亡。产程延长、胎儿窘迫使新生儿容易发生颅内出血、新生儿窒息等并发症。阴道助产机会增多，易发生新生儿产伤及感染。

（七）治疗

处理原则：根据狭窄骨盆类别和程度、胎儿大小及胎心率、宫缩强弱、宫口扩张程度、胎先露下降情况、破膜与否，结合既往分娩史、年龄、产次及有无妊娠并发症及并发症决定分娩方式。

1. 一般处理

在分娩过程中，应使产妇树立信心，消除紧张情绪和恐惧心理。保证能量及水分的摄入，必要时补液。注意产妇休息，监测宫缩、胎心，观察产程进展。

2. 骨盆入口平面狭窄的处理

（1）明显头盆不称（绝对性骨盆狭窄）：胎头跨耻征阳性者，足月胎儿不能经阴道分娩。应在临产后行剖宫产术结束分娩。

（2）轻度头盆不称（相对性骨盆狭窄）：胎头跨耻征可疑阳性，足月活胎估计体重＜3000g，胎心正常及产力良好，可在严密监护下试产。胎膜未破者可在宫口扩张 3cm 时行人工破膜，若破膜后宫缩较强，产程进展顺利，多数能经阴道分娩。试产过程中若出现宫缩乏力，可用缩宫素静脉滴注加强宫缩。试产 2～4 小时胎头仍迟迟不能入盆，宫口扩张缓慢，或伴有胎儿窘迫征象，应及时行剖宫产术结束分娩。若胎膜已破，为了减少感染，应适当缩短试产时间。

（3）骨盆入口平面狭窄的试产：必须以宫口开大 3～4cm，胎膜已破为试产开始。胎膜未破者在宫口扩张 3cm 时可行人工破膜。宫缩较强，多数能经阴道分娩。试产过程中如果出现宫缩乏力，可用缩宫素静脉滴注加强宫缩。若试产 2～4 小时，胎头不能入盆，产程进展缓慢，或伴有胎儿窘迫征象，应及时行剖宫产术。如胎膜已破，应适当缩短试产时间。骨盆入口平面狭窄，主要为扁平骨盆的妇女，妊娠末期或临产后，胎头矢状缝只能衔接于骨盆入口横径上。胎头侧屈使其两顶骨先后依次入盆，呈不均倾势嵌入骨盆入口，称为头盆均倾不均。前不均倾为前顶骨先嵌入，矢状缝偏后。后不均倾为后顶骨先嵌入，矢状缝偏前。当胎头双顶骨均通过骨盆入口平面时，即可顺利地经阴道分娩。

3. 中骨盆平面狭窄的处理

在分娩过程中，胎儿在中骨盆平面完成俯屈及内旋转动作。若中骨盆平面狭窄，则胎头俯屈及内旋转受阻，易发生持续性枕横位或持续性枕后位，产妇多表现为活跃期或第二产程延长及停滞、继发性宫缩乏力等。若宫口开全，胎头双顶径达坐骨棘平面或更低，可经阴道徒手旋转胎头为枕前位，待其自然分娩。宫口开全，胎心正常者可经阴道助产。胎头双顶径在坐骨棘水平以上，或出现胎儿窘迫征象，应行剖宫产术。

4. 骨盆出口平面狭窄的处理

骨盆出口平面是产道的最低部位，应于临产前对胎儿大小、头盆关系做出充分估计，决定能否经阴道分娩，诊断为骨盆出口平面狭窄者，不能进行试产。若发现出口横径狭窄，耻骨弓角度变锐，耻骨弓下三角空隙不能利用，胎先露部后移，利用出口后三角空隙娩出。临床上常用出口横径与出口后矢状径之和来估计出口大小。出口横径与出口后矢状径之和＞15cm 时，多数可经阴道分娩，有时需阴道助产，应做较大的会阴切开。若两者之和＜15cm 时，不应经阴道试产，应行剖宫产术终止妊娠。

5. 均小骨盆的处理

胎儿估计不大，胎位正常，头盆相称，宫缩好，可以试产，通常可通过胎头变形和极度俯屈，以胎头最小径线通过骨盆腔，可能经阴道分娩。若有明显头盆不称，应尽早行剖宫产术。

6. 畸形骨盆的处理

根据畸形骨盆种类、狭窄程度、胎儿大小、产力等综合判断。如果畸形严重、明显头盆不称者，应及早行剖宫产术。

(八) 预防

骨产道异常的处理临产前需详细检查，如发现骨产道异常，分娩时的处理原则为：了解准妈妈年龄、产次、既往分娩史，明确准妈妈狭窄骨盆的类别和程度，确定胎位、胎儿大小、胎心，临产时监测宫缩强弱、宫颈扩张程度、破膜与否，以此结合多项数据综合判断，决定分娩方式。

同时在分娩的过程中，准妈妈应保持心情舒畅，拥有信心，并保证营养及水分的摄入，必要时还可补液。在第一产程时注意休息，保持体力，坚持监测宫缩强弱，勤听胎心和及时检查胎先露部下降程度，根据准妈妈的实时情况，采取最合适的应对方法。

骨产道异常的预防在妊娠期间随着胎儿的成长，准妈妈的盆骨其实也会相应增大，为胎儿的顺利入盆做准备。但不少准妈妈由于骨骼的因素，天生盆骨过小，这些准妈妈在孕期，可以增加如爬楼梯等有利于盆骨增大的运动，防止因妈妈盆骨过小造成的头盆不称。

二、软产道异常

软产道包括子宫下段、宫颈、阴道及外阴。软产道本身的病变可引起难产，生殖道其他部分及其周围病变也可影响软产道使分娩发生困难，但以前者较常见。软产道异常所致的难产远比骨产道异常所致的难产少见，因而易被忽略，造成漏诊。故应于妊娠早期常规行阴道检查，以了解生殖道及盆腔有无异常。软产道异常亦可引起难产，故在早孕期作一次阴道检查，以了解外阴、阴道及宫颈情况，以及有无盆腔其他异常等，具有一定临床意义。

(一) 病因

1. 难产

难产（Dystocia）是指由于各种原因而使分娩的开口期（第一阶段）尤其是胎儿排出期（第二阶段）时间明显延长，如不进行人工助产则母体难于或者不能排出胎儿的产科疾病。难产如果处理不当，不仅能引起母体生殖道疾病，影响以后的繁殖力，而且可能会危及母体及胎儿的生命。

2. 子宫脱垂

子宫从正常位置沿阴道下降，宫颈外口达坐骨棘水平以下，甚至子宫全部脱出于阴道口以外，称为子宫脱垂。子宫脱垂常合并有阴道前壁和后壁膨出。

3. 持续性枕后位难产

持续性枕后位（Persistent occipitoposterior）是由于分娩时，胎头以枕后位衔接，在下降过程中，当胎头双顶径达到或接近中骨盆平面时，绝大部分可完成内旋转动作，转成枕前位自然分娩。5%～10%直至分娩结束，胎头枕部持续不能转向前方，仍然位于母体骨盆的后方。

4. 产力异常性难产

产力异常就是指子宫收缩力异常，常致难产。子宫收缩力异常可以是原发性的，也可以是由于产道或胎儿因素异常使胎儿通过产道困难（形成梗阻性难产）而导致的继发性宫缩乏力。

(二) 临床表现

1. 阴道异常

(1) 阴道横隔：多位于阴道下段。在横隔中央或稍偏一侧多有小孔，易被误认为宫颈外口。

(2) 阴道纵隔：阴道纵隔若伴有双子宫、双宫颈，当位于一侧子宫内的胎儿下降，通过该侧阴道娩出时，纵隔被推向对侧，分娩多无阻碍。

(3) 阴道狭窄：由产伤、药物腐蚀、手术感染致使阴道瘢痕孪缩形成阴道狭窄者，如位置低、狭窄轻，可作较大的会阴侧切，经阴道分娩。

(4) 阴道尖锐湿疣：妊娠期湿疣生长迅速，早期应积极治疗。

2. 宫颈异常

(1) 宫颈外口粘连：多在分娩受阻时发现。

(2) 宫颈水肿：多见于持续性枕后位或滞产，宫口未开全过早使用腹压，致使宫颈的前唇长时间被压于胎头与耻骨联合之间，血液联合受阻引起水肿，影响宫颈扩张。

（3）宫颈坚韧：常见于高龄初产妇，宫颈组织缺乏弹性，或精神过度紧张，使宫颈挛缩，宫颈不易扩张。

（4）宫颈瘢痕：主要是由于宫颈陈旧性损伤引起的。

（5）子宫颈癌：宫颈硬而脆，缺乏伸展性。

（6）宫颈肌瘤：生长在子宫下段及宫颈的较大肌瘤，占据盆腔或阻塞于骨盆入口时，影响胎先露部进入骨盆入口，应行剖宫产术。

（三）辅助检查

1. 一般检查

主要是注意一般发育情况。

2. 测子宫底高度和腹围

主要是估计胎儿大小。

3. 胎位检查

四部触诊判断胎位是否正常。

4. 骨盆测量

测量骨盆是否正常，是否有骨盆中断狭窄的可能。

5. 胎头跨耻征检查

检查胎头与耻骨之间的关系。

6. B超检查

观察胎先露与骨盆的关系。

（四）诊断

1. 子宫颈部异常

（1）高龄初产妇，颈管坚韧，弹性差，宫颈扩张缓慢，易水肿，致使产程延长。

（2）宫颈电熨、锥形切除、部分截除成形术后，瘢痕形成。此类病史明确。产程若有停滞，行阴道检查可辨明原因。

2. 生殖器官肿瘤

（1）子宫颈癌：孕期多有白带增多和不规则流血。若孕期未发现，产程中可有出血或宫颈扩张缓慢等；若用窥器检查不难辨识。

（2）子宫肌瘤：常随妊娠子宫增大而长大，检查发现附在宫体上的瘤状包块。若瘤体位于子宫间质部，可致使宫腔变形，有的影响胎位，有的可致流产和早产。若位于子宫下段或宫颈部肌瘤可阻碍产道，影响胎先露入盆或下降。若仅在浆膜下，一般对妊娠无影响。

（3）卵巢肿瘤：若占据小骨盆腔之一部分，可发生产道梗阻。若肿瘤在腹腔，可扪及宫体外包块，若无扭转等并发症多无感觉。但分娩中有诱发肿瘤破裂者，症状酷似子宫破裂。

（4）阴道壁囊肿或肿瘤：肛诊和阴道检查多能发现异常，明确诊断。

3. 产道畸形

（1）阴道纵隔、横隔、双阴道、双子宫等，因灼伤、手术、炎症所致的阴道瘢痕性狭窄。

（2）残角子宫妊娠，多须辅助检查方可明确诊断，如 B 型超声波检查或 X 线摄影等。

（3）双角子宫经过 Strassmann 矫形手术后妊娠者。

（五）鉴别诊断

1. 宫缩乏力

宫缩乏力表现为宫缩的强度差，间隔时间长，持续时间短，宫缩时宫体隆起不明显，导致宫口扩张缓慢，胎儿难产。

2. 骨产道异常

骨产道异常是最常见的产道异常，包括骨盆入口狭窄，中骨盆狭窄，骨盆出口狭窄，畸形骨盆，偏斜骨盆等。检查骨盆经线明显小于正常值。对于相对性骨盆狭窄，可以经阴试产，对于绝对性骨盆狭窄，应剖宫产。

3. 胎位异常

头位中枕前位占分娩的 90％，如果为枕横位，枕后位，胎头高直位等胎位，容易出现难产，可以先行旋转胎位，经转胎位后，部分可以经阴道分娩，不能经阴道分娩者应尽快行剖宫产。

（六）对母儿影响

1. 对产妇的影响

盆入口狭窄，影响先露部衔接，易发胎位异常；易发生宫缩乏力。

2. 对胎儿及新生儿的影响

手术产机会增多易致新生儿产伤和感染，围生儿死亡率增加；胎头下降过程中会受阻等易发生颅内出血。

（七）治疗

1.宫颈水肿，若宫颈口停滞在 5～6cm 不继续开大，则应行剖宫产术。若宫颈口近开全，水肿的范围不大，可在行阴道检查时上推胎头，调整胎头位置，解除胎头与耻骨之间的压迫，用手指轻轻把水肿部分的宫颈上推，使其消退，有时可经阴道分娩。还可试行水肿部位注射阿托品 0.5mg 或东莨菪碱 0.3mg，也可试用宫颈旁组织封闭，即以0.25％普鲁卡因注射，每侧 5mL，用药后观察 1～2 小时仍不见缓解，宫口不能继续扩张宜行剖宫产术。

2.如系宫颈瘢痕妨碍宫口继续扩大，不宜久等，即行剖宫产术为宜，以防裂伤。宫颈坚韧者少见，多合并有其他并发症，也宜剖宫产结束分娩。

3. 子宫颈癌若在妊娠期发现，当行剖宫取胎中止妊娠，若已近妊娠晚期或临产时更应剖宫产，后给予放射治疗。若病变范围许可也可行根治手术。

4. 子宫肌瘤若在子宫下段且充塞部分盆腔者阻塞产道，须剖宫产。若不影响产道须预防产后出血。子宫肌瘤挖除术后妊娠足月者须严密观察，以防宫缩引起子宫瘢痕破裂。

5. 卵巢肿瘤如在妊娠早期要严密观察，待妊娠 14～18 周时行手术切除。卵巢肿瘤若占据小骨盆腔之一部分者阻塞产道，可行剖宫产，并手术切除肿瘤。在卵巢肿瘤切除时，均需做快速病理检查，以确定其性质，如恶性肿瘤根据病情进一步处理。

6. 单纯阴道侧壁囊肿可行穿刺抽液，待分娩后作适当处理。阴道肿瘤少见，可根据具体部位、大小作适当处理，以不影响产道为原则，如阻塞产道，则应剖宫产。

7. 产道畸形尽可能在孕期确诊，并估计对分娩影响的程度，临产时作相应的处理。若为残角子宫妊娠，应行剖宫产术，并切除其残角子宫。双角子宫经过 Strassmann 手术后妊娠者，分娩时应严密观察，预防瘢痕破裂，应放宽剖宫产指征。此类多有胎盘粘连，分娩后预防出血。

8. 会阴部水肿严重者可在无菌条件下行多点穿刺放水肿液，分娩后预防感染。阴部静脉瘤应预防破裂，一旦破裂，应压迫和缝扎止血，并在分娩后作适当处置。会阴坚韧者适时作会阴切开术，以减轻会阴裂伤。

（八）预防

1. 注意自身健康问题，做到定期产检

怀孕期间应注意饮食清淡，均衡膳食，多吃蔬菜水果，忌吃辛辣刺激性食物，忌油炸油腻食物，注意个人卫生，多运动，注意劳逸结合。另外，还需要进行定期检查，早发现早治疗可以有效避免意外的发生，如果发现自己头盆不称、胎先露高浮，应根据医生的建议，提前住院待产。

2. 控制产道因素

在怀孕之前，可以通过控制好产道因素预防软产道异常。例如适当运动以及控制体重，做好专业和完善的产前检查，如有发现外阴阴道宫颈子宫的疾病及发育异常，可以及时进行相关治疗，避免发生软产道异常。

3. 请专业人士看护

如果对于怀孕的健康知识不够了解，可以请专业人士进行看护。专业看护可以观察孕妇日常健康状况，如有相关问题出现，可以及时调整日常的膳食，以及陪同到医院进行专业检查，或指导孕妇治疗和用药，这样能够有效避免软产道异常。

第三节　胎位异常

分娩时正常胎位（枕前位）约占 90%，其余均为胎位异常，是造成难产的常见原因之一。常见胎位异常有持续性枕后位、枕横位、臀位、肩先露和面先露等，以枕后位和臀位多见。

一、持续性枕后位、枕横位

在分娩过程中，胎头枕骨持续位于母体骨盆后方或侧方，达中骨盆后至分娩后期仍然不能转向前方，致使分娩发生困难者，称持续性枕后位或持续性枕横位。

（一）病因

1. 骨盆异常

骨盆形态及大小异常是发生持续性枕后位、枕横位的重要原因。常见于漏斗骨盆。此类骨盆常伴有中骨盆及骨盆出口平面狭窄，使内旋转受阻，枕部不能向前旋转。

2．胎头俯屈不良

以枕后位入盆时，胎儿脊柱与母体脊柱接近，不利胎头俯屈。俯屈不良的胎头以较大的径线通过骨盆各平面，使胎头内旋转和下降均困难。

3．其他

子宫收缩乏力、头盆不称、前置胎盘、膀胱充盈、复合先露、子宫下段及宫颈肌瘤均可影响胎头俯屈及内旋转，形成持续性枕横位或枕后位。

（二）临床表现

临产后胎头衔接较晚及俯屈不良，由于枕后位的胎先露部不易紧贴宫颈及子宫下段，常导致协调性子宫收缩乏力及宫颈扩张缓慢。因枕骨持续位于骨盆后方压迫直肠，产妇自觉肛门坠胀及排便感，致使宫口尚未开全时，过早使用腹压，容易导致宫颈前唇水肿和产妇疲劳，影响产程进展。持续性枕后位常致第二产程延长。若在阴道口虽已见到胎发，但历经多次宫缩时屏气却不见胎头继续顺利下降时，应想到可能是持续性枕后位。

（三）辅助检查

1．腹部检查

在宫底部触及胎臀，胎背偏向母体的后方或侧方，在对侧可以明显触及胎儿肢体。若胎头已衔接，有时可在胎儿肢体侧耻骨联合上方扪到胎儿颏部。胎心在脐下偏外侧听得最响亮，枕后位时因胎背伸直，前胸贴近母体腹壁，也可以在胎儿肢体侧的胎胸部位听到。

2．肛门检查或阴道检查

当肛查宫颈部分扩张或开全时，若为枕后位，感到盆腔后部空虚，查明胎头矢状缝位于骨盆斜径上，前囟在骨盆右前方，后囟（枕部）在骨盆左后方则为枕左后位，反之为枕右后位。查明胎头矢状缝位于骨盆横径上，后囟在骨盆左侧方，则为枕左横位，反之为枕右横位。若出现胎头水肿、颅骨重叠、囟门触不清，需行阴道检查借助胎儿耳廓及耳屏位置及方向判定胎位，若耳廓朝向骨盆后方，即可诊断为枕后位；若耳廓朝向骨盆侧方，则为枕横位。

3．B型超声检查

根据胎头颜面及枕部的位置，可以准确探清胎头位置以明确诊断。

（四）分娩机制

在强有力宫缩又无明显头盆不称的情况下，多数枕横位或枕后位可向前旋转 $90°\sim135°$ 成为枕前位而自然分娩。若不能转成枕前位，有以下两种分娩机制。

1．枕左（右）后位

胎头枕部向后旋转 $45°$，使矢状缝与骨盆前后径一致，胎儿枕部朝向骶骨成正枕后位。分娩方式有两种。

（1）胎头俯屈较好，下降的前囟抵达耻骨弓时以前囟为支点，胎头俯屈使顶部、枕部自会阴前缘娩出，继之胎头仰伸，由耻骨联合下相继娩出额、鼻、口、颏。

（2）胎头俯屈不良，鼻根出现在耻骨联合下缘时，以鼻根为支点，胎头俯屈，使前囟、顶及枕部从会阴前缘娩出，然后仰伸，使鼻、口及颏依次从耻骨弓下娩出。

2. 枕横位

枕横位在下降过程中无内旋转，或枕后位胎头仅向前旋转 45°成为持续性枕横位，多需用手或胎头吸引器协助转为枕前位分娩。如枕骨不易向前转，也可向后转 90°成正枕后位分娩。

（五）对母儿影响

1. 对产妇影响

由于胎位异常导致继发性宫缩乏力，产程延长，常需手术助产；易发生软产道损伤，增加产后出血和感染机会。若胎头压迫软产道时间过长，易形成生殖道瘘。

2. 对胎儿的影响

第二产程延长和手术助产机会增多，常出现胎儿窘迫和新生儿窒息，使围生儿病死率增高。

（六）治疗

明显头盆不称者，应及时行剖宫产术。无明显头盆不称者，在骨盆无异常、胎儿不大时，可以试产。试产时应严密观察产程进展，仔细监测胎心音。

1. 第一产程

注意营养与休息，防止过度疲劳；让产妇朝向胎背的对侧方向侧卧，以利胎头枕部转向前方；指导产妇避免过早屏气用力，防止宫颈水肿。严密观察产程进展，仔细监测胎心。在试产的过程中若出现胎儿宫内窘迫或产程无进展，应行剖宫产术。

2. 第二产程

初产妇宫口开全近 2 小时，经产妇近 1 小时，应行阴道检查。当胎头双顶径已达坐骨棘平面以下，可用手转胎头至枕前位，或自然分娩，或阴道助产（低位产钳术或胎头吸引术）。若有困难，也可向后转成正枕后位，再以产钳助产结束分娩。若以枕后位娩出时需作较大的会阴后-斜切开口，以免造成会阴裂伤。若胎头双顶径仍在坐骨棘平面以上，或第二产程延长伴胎儿窘迫，需行剖宫产手术。

3. 第三产程

及时应用子宫收缩剂，防止产后出血。有软产道裂伤者，应及时修补，并给予抗生素预防感染；新生儿应重点监护。

（七）预防

（一）孕妇不宜久坐久卧，要增加诸如散步，揉腹，转腰等轻柔的活动。

（二）胎位不正在许多孕妇怀孕期间都曾经出现过，但绝大部分人到了妊娠末期都能够自行纠正，准妈妈大可不必为此焦虑。

（三）忌寒凉性及胀气性食品，如：西瓜，山芋，豆类，奶类等。

（四）大便要畅通，最好每天大便。

二、臀先露

臀先露为常见的异常胎位，占妊娠足月分娩总数的 3%～4%。因胎头大于胎臀，后出的胎头无变形机会，往往娩出困难，加之脐带脱垂的机会较多，使围生儿病死率高，是枕先露的3～8 倍。

(一) 病因

原因不十分明确，可能的因素有以下 3 点。

1. 胎儿在宫腔内活动范围过大

如羊水过多、早产儿、经产妇腹壁松弛等。

2. 胎儿在宫腔内活动范围受限

如羊水过少、畸形子宫、胎儿畸形（如脑积水、无脑儿等）、双胎、初产妇腹壁过紧等。

3. 胎头衔接受阻

如狭窄骨盆、前置胎盘、盆腔肿块、脐带过短等。

(二) 临床表现

孕妇常感肋下有圆而硬的胎头，临产后胎臀不能紧贴子宫下段及宫颈内口，常导致宫缩乏力和产程延长。

(三) 辅助检查

1. 腹部检查

利用四步触诊法检查胎儿的方位以及胎儿最先进入骨盆的部位。当胎儿处于臀位时，一般可以在宫底摸到又圆又硬且按压时有浮球感的胎头，在腹部一侧可以摸到平坦饱满的背部，在另一侧可以摸到呈高低不平的肢体，在耻骨联合上方摸到软而形状不规则的胎臀，听诊时胎心在肚脐的左上或右上方最清楚。

2. 肛门检查

腹部检查不能明确胎儿最先进入骨盆的部位时，可进行肛门检查。当胎儿处于臀位时，肛门检查时可以摸到软而形状不规则的胎臀或摸到胎儿足部、膝部。

3. 阴道检查

腹部检查和肛门检查不能明确胎儿最先进入骨盆的位置时，可进行阴道检查，确定臀位的种类以及是否发生脐带脱垂，指导胎儿的分娩方式。

当胎儿处于臀位时，在宫口扩张到一定程度且胎膜已破的情况下，可以摸到胎儿的肛门、坐骨结节、骶骨等结构，当胎儿是完全臀位时，还可以摸到胎儿的足部。

4. B 超检查

超声检查可以明确臀位的类型，了解胎儿的大小、胎头的屈曲情况等，还可以探查胎儿、胎盘以及子宫是否存在异常，为胎儿的分娩方式提供指导。

(四) 分娩机制

依骶骨位置和骨盆的关系将臀先露分为骶左前、骶左横、骶左后、骶右前、骶右横、骶右后种胎方位。以骶右前位为例，简述分娩机制。

1. 胎臀娩出

临产后胎臀以粗隆间径衔接于骨盆入口右斜径上，骶骨位于骨盆右前方。胎臀逐渐下降，前髋下降稍快故位置较低，遇盆底阻力后，前髋向母体右侧行 45°内旋转，使前髋位于耻骨联合后方，此时粗隆间径与母体骨盆前后径一致。胎臀继续下降，胎体侧屈以适应产道弯曲度，后髋先从会阴前缘娩出，随即胎体稍伸直，使前髋从耻骨弓下娩出。继之双腿双足娩出，当胎臀及双下肢娩出后，胎体行外旋转，使胎背转向右前方或前方。

2. 胎肩娩出

胎体行外旋转时，双肩径衔接于骨盆右斜径或横径上，继续下降达盆底时，前肩向右旋转 45°至耻骨弓下，双肩径与骨盆出口前后径相一致，胎体侧屈，后肩及上肢从会阴前缘娩出，继之前肩及上肢从耻骨弓下娩出。

3. 胎头娩出

当胎肩从会阴娩出时，胎头矢状缝衔接在骨盆入口左斜径或横径上，并沿此径线继续下降，同时胎头俯屈，当胎头枕骨达骨盆底时，胎头向母体左前方作内旋转，使枕骨朝向耻骨联合。胎头继续下降，当枕骨下凹抵达耻骨弓下时，以此为支点胎头继续俯屈，使颏、面及额部相继自会阴前缘娩出，随后枕部自耻骨弓下娩出。

（五）对母儿影响

1. 对母体的影响

因胎臀不规则，不能紧贴子宫下段及宫颈，易发生胎膜早破、继发性宫缩乏力及产程延长，使产后出血及感染机会增加；有时因后出胎头困难或宫口未开全，行助产造成宫颈、子宫下段及会阴撕裂伤。

2. 对胎儿的影响

臀先露易发生胎膜早破、脐带脱垂，胎膜早破使早产儿及低体重儿增多，脐带受压可致胎儿窘迫甚至死亡。后出胎头牵拉困难，易发生新生儿窒息、颅内出血、臂丛神经损伤等。

（六）治疗

1. 妊娠期

妊娠 28 周以前，胎位不固定，发现臀位不必急于纠正。若妊娠 30 周后仍为臀位者应给予纠正，方法如下。

（1）胸膝卧位孕妇排空膀胱、松解裤带，做胸膝卧位，每天 2 次，每次 15 分钟，1 周后复查。

（2）激光照射或艾灸至阴穴每天 1 次，每次 15～20 分钟，5～7 次为一疗程。

（3）外倒转术指利用手法经腹部外操作纠正胎方位的方法。适用于上述方法无效，腹壁松弛孕妇，一般在妊娠 32～34 周进行，因有发生胎盘早剥、脐带缠绕之危险，应慎用。术前半小时口服沙丁胺醇 4.8mg，术时最好在 B 超和胎儿电子监测下进行，注意术中或术后胎心、胎动情况。手法不应粗暴，孕妇出现腹痛或胎心异常应立即停止操作。

2. 分娩期

临产初期应根据产妇年龄、胎次数、骨盆类型、胎儿大小、胎儿是否存活、臀先露类型及有无并发症等，对分娩方式做出正确判断。如狭窄骨盆、软产道异常、胎儿体重大于 3 500g、胎儿窘迫、胎膜早破、脐带脱垂、妊娠并发症、高龄初产、有难产史、不完全臀先露等均应行剖宫产术结束分娩。若决定经阴道分娩者，则做如下处理。

（1）第一产程：侧卧位，不宜站立行走，少作肛查，禁止灌肠，防止胎膜早破。一旦破膜，立即听胎心并检查有无脐带脱垂，如出现脐带脱垂，宫口未开全，胎心尚好，立即行剖宫手术；若无脐带脱垂，继续观察胎心和产程进展。若在阴道口见到胎足，应消毒外阴后，每当宫缩时用无菌巾以手掌堵住阴道口，避免胎足脱出，并使胎臀下降，起到充分扩张软产道的作用，直到宫口开全。

在此过程中，应每隔 10~15 分钟听胎心一次，并注意宫口是否开全，已开全再堵容易发生胎儿宫内窘迫或子宫破裂。

（2）第二产程：导尿排空膀胱后，初产妇作会阴侧切。有 3 种分娩方式。①自然分娩：接产人员不作任何牵拉，胎儿自然娩出，极少见，仅见于经产妇、胎儿小、宫缩强、产道正常者。②臀位助产术：胎臀自然娩出至脐部后，胎肩及胎头由接产者协助娩出，注意在脐部娩出后，一般应在 2~3 分钟内娩出胎头，最长不超过 8 分钟，以免新生儿窒息或死亡。后出胎头有困难者可用单叶产钳助产。③臀牵引术：胎儿全部由接产者牵引娩出，对胎儿损伤大，不宜采用。

（3）第三产程：检查软产道有无损伤，若有裂伤应及时缝合，积极预防产后出血和感染。

（七）预防

该病目前尚无有效的预防措施，但孕期保持规律运动、均衡饮食，避免胎儿过大或过小，对该疾病的预防具有积极意义。

三、肩先露

胎体横卧于骨盆入口之上，先露部为肩，称肩先露，亦称横产式。根据胎头在母体左（右）侧和胎儿肩胛骨朝向母体前（后）方，构成肩左前、肩左后、肩右前、肩右后 4 种胎位。约占足月分娩总数的 0.25%，是对母儿最不利的胎位。横位发生原因与臀先露相同。

（一）病因

早产儿、前置胎盘、羊水过多、骨盆狭窄、子宫异常、腹壁松弛。

（二）临床表现

胎先露部胎肩不能紧贴子宫下段及宫颈内口，缺乏直接刺激，易发生宫缩乏力；胎肩对宫颈压力不均，易发生胎膜早破。破膜后，胎儿上肢和脐带容易脱出，造成胎儿窘迫或死亡。随着宫缩不断加强，胎肩及部分胸廓被挤入盆腔内，胎体折叠弯曲，胎颈被拉长，上肢脱出阴道口外，胎头和胎臀仍被阻于骨盆入口上方，形成忽略性（嵌顿性）肩先露。子宫收缩继续增强，子宫体部越来越厚，子宫下段被动扩张越来越薄，致使上下段之间形成环状凹陷，并随宫缩逐渐上升，甚至可以高达脐上，形成病理缩复环，是子宫破裂的先兆，若不及时处理，将发生子宫破裂。

（三）辅助检查

1. 腹部检查

子宫为横椭圆形，宫底高度低于妊娠周数，耻骨联合上方空虚，在母体腹部一侧可触及胎头，对侧触及胎臀。肩前位时，于母体腹前壁可触及宽而平坦的胎背；肩后位时，在母腹前壁触及不规则的小肢体。胎心音在脐周最清楚。

2. 肛门或阴道检查

若胎膜未破，胎先露位于入口平面以上，先露高不可及，盆腔空虚。若胎膜已破、宫口已扩张，阴道检查可触及胎背、胎肩或小肢体，腋窝中端指向胎儿肩部和头部位置，用于判断胎头位于母体左或右侧。若胎手已脱出阴道口外，可用握手法鉴别胎儿左手或右手。

3．B超检查

B超能准确探清肩先露，并能确定具体胎位。

（四）分娩机制

肩先露时宫颈不能开全，胎脐嵌顿于骨盆上方，如果双胎妊娠，第一个胎儿娩出后，第二个胎儿发生肩先露，可以导致胎先部下降停滞以及第二产程延长。

（五）对母儿影响

1．对母体的影响

肩先露很难有效的扩张子宫下段以及宫颈内口，容易导致宫缩乏力，对前羊膜囊压力不均，又容易导致胎膜早破，破膜后，宫腔容积缩小，胎脐容易被宫壁包裹，折叠，随着产程的进展，胎肩以及胸廓一部分被挤入骨盆入口，胎儿的颈部进一步侧曲，使胎头折向胎脐腹侧，嵌顿在一侧髂窝，胎臀则嵌顿在对侧髂窝或折叠在宫腔上部，胎肩先露侧上肢脱垂入阴道，另一侧上肢脱出阴道口外，形成对母体最不利的忽略性或者是嵌顿性肩先露，直接阻碍产程的进展，导致产程停滞，随着宫缩不断增强，可形成先兆子宫破裂的病理性缩复环。嵌顿性肩先露时，妊娠足月，无论是活胎或者是死胎，均无法经阴道自然分娩，还可以增加手术产或者是术中术后出血、感染的机会。

2．对胎儿的影响

胎先露部不能有效地衔接，对前羊膜囊压力不均，发生胎膜早破，导致脐带以及上肢脱垂，直接增加胎儿窘迫，甚至死产。妊娠足月活胎均需手术助产，如果处理不及时，形成嵌顿性肩先露时，会增加手术助产的难度和分娩损伤。

（六）治疗

1．妊娠期

纠正横产式的方法和臀先露相同，若失败，应提前住院，决定分娩方式。

2．分娩期

（1）剖宫产术：足月活胎出现先兆子宫破裂或子宫破裂征象，无论胎儿是否存活，均应行剖宫产术。

（2）阴道分娩：破膜不久羊水尚未流尽，宫口开大 5cm 以上，胎心好，无先兆子宫破裂，可在全麻下行内倒转术，待宫口开全再行臀牵引术。胎儿已死，无先兆子宫破裂，待宫口开全再行毁胎术。产后常规检查软产道和宫腔，有损伤及时缝合。预防产后出血和感染。有血尿者应留置导尿管 1 周以上，防止发生生殖道瘘。

（七）预防

1．妇应定期产检，如果发现肩先露应在医生指导下提前纠正。

2．避免生育次数过多，可一定程度上减少肩先露发生的几率。

第四节　羊水栓塞

羊水栓塞（Amniotic fluid embolism，AFE），是指在分娩过程中羊水进入体循环中引起的急性缺氧、血流动力学衰竭和凝血的妊娠期变态反应综合征。是严重的分娩并发症，病死率高达 60%～70%。

一、病因

羊水栓塞多发生在产时或破膜时，亦可发生于产后，多见于足月产，但也见于中期引产或钳刮术中，大多发病突然，病情凶险。

羊水栓塞的发生通常需要具备以下基本条件：羊膜腔内压力增高（子宫收缩过强或强直性子宫收缩）；胎膜破裂（其中 2/3 为胎膜早破，1/3 为胎膜自破）；宫颈或宫体损伤处有开放的静脉或血窦。

发生羊水栓塞通常有以下诱因：经产妇居多；多有胎膜早破或人工破膜史；常见于宫缩过强或缩宫素（催产素）应用不当；胎盘早期剥离、前置胎盘、子宫破裂或手术产易发生羊水栓塞。

二、临床表现

羊水栓塞多发生在分娩过程中，尤其在胎儿即将娩出前，或产后短时间内，极少超过产后 48 小时。罕见的羊水栓塞发生在临产前，或妊娠中期手术，经腹羊膜腔穿刺术创伤和生理盐水羊膜腔灌注术，剖宫产术者多发生在手术过程中。Clark 所分析的羊水栓塞患者，70% 发生在产程中胎儿娩出前，11% 发生在阴道分娩胎儿刚刚娩出后，19% 发生在剖宫产术中。

羊水栓塞典型的临床表现为突然发生的急性心肺功能障碍、肺动脉高压、严重低氧血症、深度低血压、凝血功能障碍和难以控制的出血。表现为呼吸困难、发绀、循环衰竭、凝血障碍及昏迷五大主要症状。

（一）急性心肺功能衰竭

主要是在产程中，尤其是在刚破膜后不久，或分娩前后短时间内，产妇突然发生烦躁不安、寒战、气急等先兆症状；继而出现呼吸困难、发绀抽搐、昏迷、血压下降、肺底部啰音等过敏样反应和急剧的心肺功能障碍的症状。严重者发病急骤甚至没有先兆症状，仅惊叫一声或打一个哈欠，血压迅速下降或消失，产妇可在数分钟内迅速死亡。经肺动脉导管发现在羊水栓塞的患者，有瞬时的肺动脉压升高，左心功能不全，有一定程度的肺水肿或成人呼吸窘迫综合征。

（二）严重的低氧血症

由于肺动脉高压和休克，患者出现严重的低氧血症，出现发绀、呼吸困难，血氧分压及氧饱和度急剧下降，PaO_2 可降至 80mmHg 以下，一般在 60～80mmHg。

（三）休克

由肺动脉高压引起的心力衰竭、急性循环呼吸衰竭及变态反应引起心源性和过敏性休克。患者出现烦躁不安、寒战、发绀、四肢厥冷、出冷汗、心率快、脉速而弱、血压下降；DIC 高凝期的微血栓形成，使急性左心排血量低下，或心搏骤停致循环衰竭；凝血功能障碍凝血因子消耗致出血等均会引起急性循环衰竭、缺血、缺氧等休克的临床表现。

（四）凝血障碍

高凝期出现与出血不成比例的休克，此期持续时期很短，一般难以发现，凝血后期由于微血栓致脏器功能障碍。

患者经过短暂的高凝期后，继之发生难以控制的全身广泛性出血，大量阴道流血，切口渗血、全身皮肤黏膜出血、消化道大出血甚至暴发性坏疽。有部分患者有急性严重的 DIC 而无心肺症状，在这部分患者以致命的消耗性凝血继发严重的广泛性出血表现为主，是羊水栓塞的顿挫型。

（五）急性肾衰竭与多脏器功能衰竭

羊水栓塞后期患者出现少尿或无尿和尿毒症的表现。这主要是由于循环功能衰竭引起的肾缺血及 DIC 高凝期形成的血栓堵塞肾内小血管，引起肾脏缺血、缺氧，导致肾脏器质性损害。羊水栓塞弥散性血管内凝血可发生在多个器官系统，DIC 微血栓终末器官功能紊乱的发病率如下：皮肤 70%、肺 50%、肾 50%、垂体后叶 50%、肝脏 35%、肾上腺 30%、心脏 20%。

一般把呼吸困难、发绀、循环衰竭、凝血障碍及昏迷列为羊水栓塞五大主要症状。Clark 等根据美国国家登记统计资料分析 46 例羊水栓塞患者主要症状体征出现频率为：缺氧 100%、低血压 100%、胎儿窘迫 100%、肺栓塞或成人呼吸窘迫综合征 93%、心搏骤停 87%、发绀 83%、凝血 83%、呼吸困难 49%、支气管痉挛 15%、瞬时高血压 11%、抽搐 48%、弛缓失张 23%、咳嗽 7%、头痛 7%、胸痛 2%。同时报道超过 50% 的患者出现继发于凝血的产后出血。国内学者分析上海市 1985 年至 1991 年内 75 例羊水栓塞患者的临床表现，显示各主要症状出现频率分别为：发绀 38%、苍白 32%、呼吸困难 22%、烦躁 21%、胸闷 18%、抽搐 8%、寒战 8%、出血（DIC）81%。

三、辅助检查

（一）实验室诊断

1. 检测母亲外周血浆 Sialyl Tn 抗原浓度

Sialyl Tn 是一种存在于胎粪和羊水中的抗原物质，在出现羊水栓塞症状的患者，其血清中 Sialyl Tn 明显升高，羊水栓塞发生是因为母-胎屏障被破坏，使羊水及其有形成分入血。羊水和胎粪进入母血后使 Sialyl Tn 抗原出现在母血中，可用其敏感的单克隆抗体检测。有学者发现胎粪和羊水中的 Sialyl Tn 抗原能与单克隆抗体 TKH-2 特异性结合。羊水粪染的产妇血清中的 Sialyl Tn 抗原 20.3±15.4U/mL，略微高于羊水清亮产妇，而在羊水栓塞或羊水栓塞样综合征患者血清中 Sialyl Tn 抗原有明显升高 105.6±59.0U/mL，$P<0.01$。该方法可以较为直接地证实胎粪或羊水来源的黏蛋白是否进入了母体循环，是一种简单、无创、敏感的诊断羊水栓塞的方法。

2. 血涂片羊水有形成分的检查

取母亲中心静脉（下腔静脉，右心房、肺动脉）血，离心后分三层，下层为血细胞，上层为血浆，中层为一层薄的蛋白样组织，其中该层可查找到羊水中的毳毛、胎脂、鳞状上皮、黏液，如为阳性说明有羊水进入母体血循环中。亦有从气管分泌物中找中羊水角化细胞。有作者对血中羊水成分检查的方法进行改良；取外周血 2~3mL 于肝素抗凝管中、混匀、离心，从血浆液面 1mm 处取 10~20μL 血浆于载玻片上寻找脂肪颗粒及羊齿状结晶及羊水其他有形物质。将剩余的全部血浆移到另一试管内，再离心，将沉淀物分别染成涂片、中等厚度片和厚片共 3 张，待干或酒精灯烘干、瑞氏染色，油镜下寻找角化上皮、羊齿状结晶等羊水成分，其中羊齿状结晶在涂片干后不经染色即可镜检。在 18 例羊水栓塞患者中 15 例找到羊水成分，11 例找到脂肪颗粒，其中有 9 例为羊水结晶与脂肪颗粒均于同一标本内找到。可见羊水栓塞患者外周血中羊水的有形物质检出率为 83.33%，而对照组正常产妇其外周血羊水有形成分检出率为 11.11%，差异有显著性。对照组中未检出角化上皮及羊水结晶，仅见脂肪颗粒。

国外有学者对心脏病分娩时产妇进行 Swan-Gang 导管监测时，在肺动脉内也发现羊水成分，无任何 AFE 临床症状。因此认为血中有羊水成分不能确认为羊水栓塞。在我们多年的临床实践中，认为有羊水栓塞的典型临床症状，配合外周血羊水成分检测阳性，有利于羊水栓塞的早期诊断，早期处理。因方法简单、快速，在基层医院可进行检测，因此，目前在临床中仍有一定应用价值，特别是基层医院。

3. 抗羊颌下腺黏液性糖蛋白的单克隆抗体（TKH-2）诊断羊水栓塞

TKH-2 能检测到胎粪上清液中极低浓度的 Siglyl Tn 抗原，被 TKH-2 识别的抗原不但在胎粪中大量存在，同时也可出现在清亮的羊水中。用放射免疫检测法在胎粪污染的羊水和清亮的羊水中都可测到 Siglyl Tn 抗原。现发现 Siglyl Tn 抗原是胎粪和羊水中的特征成分之一。随着免疫组织技术的不断发展，通过羊水栓塞死亡的人体组织研究，用免疫组织方法诊断羊水栓塞，特别是抗羊颌下腺黏液性糖蛋白的单克隆抗体（TKH-2）诊断羊水栓塞是最敏感的方法之一，也是进一步研究的重点。

4. 检测锌-粪卟啉（Zncp-1）

Zncp-1 是胎粪的成分之一，可通过荧光测定法在高压液相色谱仪上测定，是一种快速无损、敏感的诊断方法，以 35nmol/L 作为临界值。在国外有将血清 Zncp-1 和 Sialyl Tn 抗原测定作为羊水栓塞首选的早期诊断方法，亦可用于诊断不典型的羊水栓塞。

5. 急性 DIC 的实验室诊断

（1）血小板计数：血小板减少是急性 DIC 的一个特征，发生羊水栓塞时，外凝系统被激活，在凝血酶的作用下，血小板聚集为微血栓存在于肺、肝、脾等内脏器官的微血管内，故外周血液中的血小板数减少，常低于 $100 \times 10^9/L$，或进行性下降，甚至低于 $50 \times 10^9/L$，血小板下降可作为 DIC 的基本指标之一。

（2）血浆纤维蛋白原含量 <1.5g 或呈进行性下降。

（3）3P 试验阳性或血浆 FDP>20ng/L，或血浆 D-2 聚体水平较正常增高 4 倍以上。

（4）PT 延长或缩短 3 秒以上，APTT 延长或缩短 10 秒以上。多数患者 APTT 在 50~250 秒之间，甚至 >250 秒。

（5）抗凝血酶Ⅲ（AT-Ⅲ）活性 <60%。

（6）外周血破碎红细胞＞2%～10%、进行性贫血、血红蛋白尿等。

（7）血浆内皮素-1（ET-1）水平＞80mg/L。

由于 DIC 早期临床表现缺乏特异性，而常规检查项目在 DIC 的早期呈现阳性结果的很少，近年提出前 DIC（Pre-DIC）的主要诊断依赖分子标志物的检查。主要标志物有：凝血酶原片段 1 和 2（F1＋2）、凝血酶抗凝血酶复合物（TAT）、纤维蛋白肽 A（FPA）、可溶性纤维素单体复合物（SFMC）、抗凝血酶Ⅲ（AT-Ⅲ）、β-血小板球蛋白（β-TG）、纤维蛋白降解产物（FDP）、D-二聚体、纤溶酶纤溶酶抑制复合物（PIC）等，这些项目目前在一般的医院尚未开展。DIC 的早期有血小板进行性下降、FDP 和 D-二聚体进行性增高。SFMC、TAT、PIC 增高或部分项目增高对确定 DIC 的存在有参考意义。羊水栓塞所致的 DIC 是来自羊水中组织因子进入血液及继发性缺氧激活凝血因子形成微血栓；纤溶系统也被激活。其临床表现为凝血因子的消耗所致的出血和微血栓所致的脏器功能不全。其实验室检查是凝固系统的抑制物 AT-Ⅲ和纤溶系的抑制物同等程度被消耗。

（二）其他辅助诊断

1. 胸部 X 线检查

90%以上的患者可出现肺部 X 线异常改变，主要表现为肺栓塞及肺水肿。肺水肿时可见双肺圆形或密度高低不等的片状影，呈非节段性分布。多数分布于两肺下叶，以右侧多见，一般数天内可消失。可伴有肺不张、右心影扩大。上腔静脉及奇静脉增宽。但肺部 X 线正常也不能排除羊水栓塞。

2. 超声心动图检查

超声心动图对提供心脏功能状态和指导治疗是需要的，在羊水栓塞的患者可见右心房扩大、房间隔移向左边，有时见左心变成 D 型，显示右心高压。三尖瓣关闭不全，显示严重的右心功能障碍。经食管超声心动图（TOE）检查最近用于羊水栓塞心肺功能的检测，常显示严重右心功能不全，包括右心扩大，舒张期室间隔平坦、三尖瓣反流和肺动脉高压，TOE 检查并可排除大的肺血栓。

3. 血气分析

主要表现是严重低氧血症，并是进行性下降，血氧饱和度常在 80%以下；严重缺氧时可≤40mmHg。动脉血气分析显示代谢性酸中毒或呼吸性酸中毒，常呈现混合性酸中毒。$PaCO_2$＞40mmHg，BE、HCO_3^- 浓度降低。

4. 心电图

可显示窦性心动过速，ST-T 变化，心脏缺血缺氧的心电图改变。

5. 放射性核素扫描或肺动脉造影

放射性核素碘 131 肺扫描有显影阙如，充填缺损。此方法简单、快速及安全。肺动脉造影可诊断肺栓塞，X 线征象可见肺动脉内充盈缺损或血管中断、肺段血管纹理减少。肺动脉造影还可以测量肺动脉楔压，对辅助诊断有帮助，但其方法并发症较多，目前很少应用。

6. 死亡后诊断及病理诊断

（1）取右心室血液检查：患者死亡后，取右心血置试管内离心，取沉淀物上层作涂片，找羊水中的有形成分，发现羊水中的有形成分如角化物、胎脂、毳毛等可作诊断。但因在非羊水栓塞死亡的产妇肺中亦有发现羊水有形成分，因而此法只能作参考。

（2）肥大细胞类胰蛋白酶的免疫组化检测：在变态反应时，T细胞和肥大细胞释放的颗粒中有一种肥大细胞类胰蛋白酶（Mast cell tryptase，Met）参与体内变态反应，过敏休克和羊水栓塞死亡的尸体，检测其血液和肺组织，其Met含量增多。Met是一种中性蛋白酶，参与变态反应过程，在血清中相当稳定，是肥大细胞脱颗粒易于观察的一种标识。用免疫组化法检测体内组织Met增多，可提示体内存在变态反应，结合病理形态改变，可增加过敏性休克诊断的可靠性。

（3）羊水中角蛋白的检测：在尸解病例中取肺脏组织，在肺脏的小血管内出现角化物、胎脂、胎粪、毳毛等可做出羊水栓塞的诊断。传统的HE染色染出的脱落的角化上皮和血管内脱落的上皮很难鉴别，特异性不强。中国医科大学法医学系用曲利苯蓝-2B染液，在羊水吸入死亡的胎儿肺脏及羊水栓塞死亡的产妇肺脏的小血管内，均检出条索状蓝色均匀一致的角化上皮，此种方法对脱落的角化上皮染色具有特异性，而对血管内皮不染色，因此能区别血管内皮，具有很强的特异性和准确性。

（4）羊水栓塞主要的病理改变：在肺小动脉和肺毛细血管中发现角化鳞状上皮、无定形碎片，胎脂、黏液或毳毛等所组成的羊水栓子，可诊断为羊水栓塞。羊水成形物质多见于肺、肾，也可见于心、脑、子宫、阔韧带等，最特征性的改变是肺小动脉和毛细管内见羊水有形成分。特殊免疫组化抗羊颌下腺黏液性糖蛋白的单克隆抗体（TKH-2）标记羊水成分中的神经氨酸2N2乙酰氨基半乳糖抗原（Sialyl Tn）、肺肥大细胞类胰蛋血酶等可以协助诊断。

目前早期诊断羊水栓塞仍然比较困难，临床上仍是依靠典型的临床表现、体征及从中心静脉或动脉插管中找到胎儿鳞状上皮或碎片和相应的辅助检查，协助诊断。确诊羊水栓塞主要依据是病理尸体解剖。

四、诊断

可发生于胎膜破裂后、分娩时或分娩后，以及在催产素静滴引产或在中孕钳挟等情况下，产妇突然烦躁不安、寒颤、呕吐、呛咳、呼吸困难、紫绀、迅速休克。发病急骤者，可于数分钟内死亡。

部分患者血压回升后，往往出现产后大出血，血不凝，有时有全身出血倾向，最后可出现肾、肺、心功能衰竭。

五、鉴别诊断

羊水栓塞应与肺血栓、过敏性反应、休克、产后出血、子痫抽搐、胎盘早剥、心肌梗死、急性肺水肿、充血性心力衰竭、空气栓塞、气胸等作鉴别诊断。

（一）肺血栓

妊娠晚期，血黏度增加，血液处于高凝状态，偶有因下肢深静脉或盆腔静脉血栓脱落致肺血栓，其症状与羊水栓塞相似。肺血栓多见于阴道产后或剖宫产后数天，下地活动时突然发病；突发性胸痛、呼吸困难、发绀、休克、突然死亡。根据无羊水栓塞诱因，发病经过与羊水栓塞不同，血液学检查无DIC改变。胸部X线表现及CT检查对肺栓塞的诊断有很大帮助。

（二）变态反应

羊水栓塞早期症状常见过敏样反应、寒战，需与变态反应鉴别。变态反应患者常有或在输液中发生症状，少见发绀、缺氧、呼吸困难等症状。血液检查无 DIC 改变，无严重的缺氧，X 线肺部无羊水栓塞的表现。用抗过敏药地塞米松推注症状迅速好转。

（三）子痫

羊水栓塞常有昏迷、抽搐，应与子痫鉴别。子痫时血压明显升高，有蛋白尿，出现典型的子痫抽搐。根据发病经过临床症状、体征、辅助检查常可鉴别。

（四）急性充血性心力衰竭

羊水栓塞呼吸困难、缺氧须与急性充血性心力衰竭相鉴别。后者常见有心脏病的病史、心界扩大、奔马律、双肺弥散性湿啰音，少见休克。血液学检查无 DIC 改变。

（五）出血性休克

患者出现出血症状，伴休克；常有面色苍白、出冷汗，其症状与延缓型羊水栓塞相似。而产后出血性休克常有出血原因存在如宫缩乏力、子宫破裂、胎盘因素、软产道损伤、血液病等；休克时伴中心静脉压下降。根据病史、体征、血液 DIC 检查、胸片等可以鉴别。羊水栓塞的休克常有呼吸困难及发绀、中心静脉压上升，临床上两者有时难以完全区别。然而在治疗上有相同之处。

（六）心肌梗死

是冠状动脉急性闭塞，血流中断，心肌因严重而持久缺血以致局部坏死所致。患者常剧烈胸痛，胸部紧缩感，有冠心病或心肌病病史，少数见于梅毒性主动脉炎。无肺部啰音，心绞痛发作时心电图有特殊改变，示 ST 段明显抬高，或胸前导联出现 T 波高耸，或缺血图形。

（七）脑血管急症

脑血管瘤或脑血管畸形破裂，常见突然昏迷、抽搐、缺氧、休克、瞳孔散大等。根据神经系统检查有病理反射定位体征、偏瘫、CT 检查可以鉴别。

（八）气胸

系肺泡和脏层胸膜破裂，肺内气体通过裂孔进入胸腔所致，在产程中用力屏气可发生突发性气胸，常见症状有胸痛、伴刺激性咳嗽、呼吸困难、发绀、肺部呼吸音低。叩诊鼓音。患侧胸部或颈部隆起，有捻发感。X 线见患侧透明度增高，纵隔偏移，血压常正常。

六、治疗

羊水栓塞患者多数死于急性肺动脉高压、呼吸循环衰竭、心搏骤停及难以控制的凝血功能障碍。急救处理原则包括生命支持、稳定产妇的心肺状态、正压供气、抗休克、维持血管的灌注、纠正凝血功能障碍等措施。

（一）纠正呼吸循环衰竭

心肺复苏及高级生命支持。

羊水栓塞时由于急剧血流动力学的变化致心搏骤停、心肺衰竭，如不能及时复苏，大部分患者可在 10 分钟内死亡。产科急救医师必须熟练掌握心肺复苏（CPR）技术，包括基础生命支持（BLS）和高级生命支持（ACLS），熟悉妊娠期间母体生理改变对复苏效果的影响。基础生命支持采用初级 ABCD 方案：①开放气道（Airway，A）。②提供正压呼吸（Breathing，B）。③进行胸外按压、心前区叩击复律（Circulation，C），必要时心脏电击除颤。④评估（Defibrillation，D）。目标是针对恢复道气通畅、建立呼吸循环。高级生命支持采用高级 ABCD 方案，包括：①尽快气管插管（A）。②确定气管套管位置正确、确定供氧正常、高流量正压供氧（B）。③建立静脉通道，检查心率并监护，使用合适药物（C）。④评估，鉴别诊断处理可逆转的病因（D）。

复苏用药包括：①肾上腺素 0.5～1mg 静推，可重复用药，隔 3～5 分钟重复一次。②碳酸氢钠，复苏早期不主张用碳酸氢钠纠正酸中毒，主要通过 ABCD 方案以改善通气换气及血液循环。多主张经历一段时间 CPR 后临床无明显改善，才考虑用碳酸氢钠，并根据血气分析指导用量。③心率缓慢可用阿托品，每次 0.5～1mg 静推。④用药途径，近 10 多年来已放弃使用心腔注射，改用静脉注射或气管内给药，用 0.9% NaCl 10mL 稀释，经导管注入气管内。但多次气管内给药可致动脉氧分压下降，一次注射中断 CPR 的时间不能超过10 秒。

（二）正压供氧，改善肺内氧的交换

羊水栓塞的起始症状是由于肺动脉痉挛和栓塞，血管阻力升高，产生急性肺动脉高压；出现严重的呼吸困难、发绀和低氧，应立即行气管内插管呼气末正压供氧，以改善肺泡毛细血管缺氧，减少肺泡渗出液及肺水肿，从而改善肺呼吸功能，减轻心脏负担及脑缺氧，有利于昏迷的复醒。充分吸氧可最大限度地缓解脑和心肌缺血及酸中毒引起的肺动脉痉挛，改善缺氧，避免由于缺氧造成的心、脑、肾缺氧而致的多脏器功能衰竭。

（三）抗过敏

患者出现寒战、咳嗽、胸闷与出血量不成比例的血压下降时，可给地塞米松 20mg 静脉缓注。临床诊断为羊水栓塞者再给地塞米松 20mg 加入 10% 葡萄糖液 250～500mL 静脉滴注；或氢化可的松 200mg 静脉推注，然后以 100～300mg 置于葡萄糖液中静脉点滴，每天可用500～1000mg。在美国国家羊水栓塞登记册中已认可用高剂量的类固醇治疗羊水栓塞，但并无统一的用量标准。目前，临床上以用地塞米松较多，较少使用氢化可的松。

（四）抗休克

休克主要因变态反应、心肺功能衰竭、肺动脉高压、迷走神经反射、DIC 高凝期及消耗性低凝期出血所致。补充血容量、恢复组织血流灌注量是抢救休克的关键。应立即开放两条输液通道，放置中心静脉导管，测定中心静脉压；必要时也可作输液用。休克早期以补充晶体液及胶体液为主，常选用乳酸钠林格溶液（含钠 130mmol/L、乳酸 28mmol/L），各种平衡盐液。胶体液常用右旋糖酐 70、羟乙基淀粉（706 代血浆）、全血、血浆等。最好选用新鲜冰冻血浆，因内含有纤维蛋白原及抗凝血酶Ⅲ（AT-Ⅲ）；在补充血容量的同时可有利于改善凝血功能障碍。伴有出血时，如血红蛋白低于 50～70g/L、红细胞低于 1.8×10^{12}/L、血细胞比容低于 24% 时，应补充全血。补液量和速度最好以血流动力学监测指标作指导，当 CVP 超过 $18cmH_2O$ 时，应注意肺水肿的发生。有条件的应采用 Swan-Gan 2 导管行血流动力学监测。血液循环恢复灌注良好的指标为：尿量＞30mL/h，收缩压＞100mmHg，脉压＞30mmHg，中心静脉压为5.1～$10.2cmH_2O$。

对于由于急性呼吸循环衰竭而致的休克，及经补充血容量仍不能纠正的休克可使用正性心肌药物，常用多巴胺。多巴胺是体内合成肾上腺素的前体，具有 β 受体激动作用，也有一定 α 受体激动作用，低浓度时有增强 α 受体兴奋作用，能增强心肌收缩力，增加心排出量，对外周血管有轻度收缩，高浓度时 β 受体兴奋作用，对内脏血管（肾，肠系膜，冠状动脉）有扩张作用，可增加心，肾的血流量。多巴胺用量一般 40～100mg 加入 5% 葡萄糖溶液 250mL 静脉滴注，根据血压调节用量，起始剂量 0.5～1.0pg/（kg·min）可逐渐增加至 2～10µg/（kg·min）。多巴酚丁胺 20mg 加入 5% 葡萄糖液 100mL 中，按 5～10µg/（kg·min）静脉滴注。每天总量可达 240～480mg，但滴速不宜过快。抗休克的另一个选择药物为去甲肾上腺素，它可以升压并同时增加心肌输出量和肾灌注量。

（五）解除肺血管及支气管痉挛，减轻肺动脉高压

解除肺血管及支气管痉挛降低肺动脉高压的药物有：①盐酸罂粟碱：可阻断迷走神经反射引起的肺血管及支气管平滑肌的痉挛，促进气体的交换，解除迷走神经对心脏的抑制，对冠状动脉、肺及脑血管均有扩张作用。用盐酸罂粟碱 30～60mg 加入 5% 葡萄糖 250mL 静脉滴注，可隔 12 小时重复使用，每天总量不超过 300mg，是解除肺动脉高压的首选药物。②血管扩张剂：酚妥拉明为 α-肾上腺素受体阻滞剂，直接扩张小动脉和毛细血管解除肺动脉高压，起始剂量 0.1mg/min，维持剂量 0.1～0.3mg/min。可将酚妥拉明 10～20mg 加入 5% 葡萄糖液 250mL 内缓慢滴注，用静脉泵控制滴速。不良反应有低血压，心动过速，停药后消失。血管扩张剂可抑制肺动脉收缩，可降低肺动脉压力，从而降低右心室后负荷，增加右心排出量，改善通气，改善肺气体弥散交换功能，减轻心脏前负荷。常用药物除酚妥拉明外还可选用肼屈嗪、前列环素静脉滴注。最近有应用一氧化氮吸入，气管内滴入硝普钠的；用 0.9% 生理盐水稀释的硝普钠液少量分次气管内滴入。血管扩张剂与非洋地黄类增强心肌收缩力的药物合用更合理更有效。有学者在临床上对肺动脉高压、肺水肿或伴休克患者多采用多巴胺和酚妥拉明联合静脉滴注，有较好的效果。血管扩张剂常见的不良反应有体循环血压下降，用药过程中应特别注意初始用药剂量，密切观察患者血压的变化。③氨茶碱能解除血管痉挛，舒张支气管平滑肌，降低静脉压与右心负担，可兴奋心肌，增加心搏出量，适用于急性肺水肿。每次 250mg 加入 10% 葡萄糖溶液 20mL 静脉缓慢滴注。④阿托品能阻断迷走神经对心脏的抑制，使心率加快，改善微循环，增加回心血量，减轻肺血管及支气管痉挛，增加氧的交换。每次 0.5～1mg 静脉注射。心率减慢者可使用。

（六）处理凝血功能障碍

羊水栓塞 DIC 的发生率约 50%，往往造成严重的难以控制的出血，是羊水栓塞患者死亡的主要原因之一。凝血功能障碍表现为微血管病性溶血，低纤维蛋白原血症、凝血时间延长、出血时间延长及纤维蛋白降解产物增加。处理方面包括抗凝、肝素的应用、补充凝血因子等。

1. 抗凝治疗肝素的应用

由于羊水栓塞并发 DIC 其原发病灶容易去除，是否应用肝素治疗似有争议。大多数学者认为应在羊水栓塞的早期应用肝素。羊水进入母体循环后血高凝状态一般发生在起始症状 4 分钟至 1 小时之间，在此段期间应该及时应用肝素，早期用肝素是抢救成功的关键。肝素

具有强大的抗凝作用，它能作用于血液凝固的多个环节，抑制凝血活酶的生成，对抗已形成的凝血活酶，阻止纤维蛋白的形成，其作用是通过加速抗凝血酶Ⅲ（AT-Ⅲ）对凝血酶的中和作用，阻止凝血酶激活因子Ⅷ，影响纤维蛋白单体的聚合和加速 AT-Ⅲ 中和激活的因子Ⅸ、Ⅺ和Ⅹ。阻止血小板及各种凝血因子的大量耗损，并能阻止血小板凝集和破坏，防止微血栓形成，肝素主要用于抗凝，对已形成的血栓无溶解作用，故应用宜早。在羊水栓塞病因已祛除，在 DIC 凝血因子大量消耗期，以出血为主的消耗性低凝期不宜使用肝素；或在小剂量肝素使用下补充凝血因子。现广州地区使用肝素的方法一般是：肝素剂量用 0.5～1mg/kg（每 1mg 肝素相当于 125U），先用肝素 25mg 静脉推注，迅速抗凝，另 25mg 肝素稀释于 5％葡萄糖 100～250mL，静脉点滴。亦可采用间歇静脉滴注法，肝素 50mg 溶于 5％葡萄糖 100～150mL，在 30～60 分钟内滴完，以后根据病情每 6～8 小时用药一次，24 小时总量不超过 200mg。在我们的临床实践中，处理过的羊水栓塞患者，多在短期由高凝期进入消耗性低凝期，且病因（妊娠）多已祛除，羊水栓塞在病因祛除后 DIC 过程可自然缓解，一般不必多次，反复使用肝素，更不必达肝素化。故很少用间歇静脉滴注法。一般以在羊水栓塞起始高凝期用肝素 50mg，检查有凝血因子消耗，即及时补充凝血因子和新鲜冰冻血浆。新鲜冰冻血浆除血小板外，含有全部凝血因子，还含有 AT-Ⅲ 成分，可加强肝素的作用，又有防止 DIC 再发的作用。在应用肝素过程中应密切监测，应做凝血时间（试管法），监测凝血时间在 25～30 分钟为肝素适量；＜12 分钟为肝素用量不足；＞30 分钟出血症状加重考虑为肝素过量。肝素过量时应立即停用肝素，需用鱼精蛋白对抗，1mg 鱼精蛋白可中和 100U（1mg）普通肝素。临床上用药剂量可等于或稍多于最后一次肝素的剂量。一般用量为 25～50mg，每次剂量不超过 50mg。经静脉缓慢滴注，约 10 分钟滴完。肝素有效的判断包括：①出血倾向改善。②纤维蛋白原比治疗前上升 400mg/L 以上。③血小板比治疗前上升 50×10^9/L 以上。④FDP 比治疗前下降 1/4。⑤凝血酶原时间比治疗前缩短 5s 以上。⑥AT-Ⅲ 回升。⑦纤维蛋白肽 A 转为正常。停用肝素的指征：①临床上病情明显好转。②凝血酶原时间缩短至接近正常，纤维蛋白原升至 1.5g 以上，血小板逐渐回升。③凝血时间超过肝素治疗前 2 倍以上或超过 30 分钟。④出现肝素过量症状，体征及实验室检查异常。

低分子肝素（Low molecular weight heparin，LMWH）有显著的抗Ⅹα 和抗Ⅱα（凝血酶）作用。与普通肝素相比，因肽链较短，而保留部分凝血酶活性。抗因子Ⅹα 与抗凝血酶活性之比为 3.8∶1，在拥有较强抗Ⅹα 作用的同时对Ⅱα 影响较小，较少引起出血的危险。主要用于血栓栓塞性疾病。近年有报道用于治疗早、中期 DIC，但羊水栓塞 DIC 发病急促，用广谱的抗凝药物普通肝素为宜。

2. 凝血因子的补充

DIC 在高凝状态下，消耗了大量凝血因子和血小板，迅速转入消耗性低凝期，患者出现难以控制的出血，血液不凝，凝血因子减低，血小板减少，纤维蛋白原下降，在这种情况下必须补充凝血因子。新近的观点认为在活动性未控制的 DIC 患者，输入洗涤浓缩红细胞，浓缩血小板，AT-Ⅲ 浓缩物等血液成分是安全的。临床上常用的凝血因子种类有：①新鲜冰冻血浆（FFP）：除血小板外，制品内含有全部凝血因子，其浓度与新鲜全血相似。一般 200mL 一袋的 FFP 内含有血浆蛋白 60＜80g/L，纤维蛋白原 2～4g/L，其他凝血因子0.7～

1.0U/mL，及天然的抗凝血物质如 AT-Ⅲ、蛋白 C 及凝血酶。一般认为，若输注 FFP 的剂量 10～20mL/kg 体重，则多数凝血因子水平将上升 25%～50%。由于大多数凝血因子在比较低的水平就能止血，故应用 FFP 的剂量不必太大，以免发生循环超负荷的危险，通常 FFP 的首次剂量为 10mL/kg，维持剂量为 5mL/kg。②浓缩血小板：当血小板计数 $<50\times10^9$/L，应输注血小板，剂量至少 1U/10kg 体重。③冷沉淀：一般以 400mL 全血分离的血浆制备的冷沉淀为 1 袋，其容量为 20～30mL。每袋冷沉淀中含有因子Ⅷ约 100U，含约等于 200mL 血浆中的 von Willebrand 因子（vWF），此外，还含有 250～500mL/L 的纤维蛋白及其他共同沉淀物，包含各种免疫球蛋白等。④纤维蛋白原：当纤维蛋白原 <1.5g/L 可输注纤维蛋白原或冷沉淀，每天用 2～4g，使血中纤维蛋白原含量达到 1g/L 为适度。⑤AT-Ⅲ浓缩剂的应用：肝素的抗凝作用主要在于它能增强 AT-Ⅲ的生物学活性。如血中 AT-Ⅲ含量过低，则肝素的抗凝作用明显减弱。只有 AT-Ⅰ浓度达到正常时，肝素的疗效才能发挥出来。因此，有人主张对 AT-Ⅲ水平较低的患者，应首先应用 AT-Ⅲ浓缩剂，然后再用肝素抗凝，往往会收到更好的疗效。在肝素治疗开始时，补充 AT-Ⅲ既可以提高疗效，又可以恢复正常的凝血与抗凝血的平衡。现国内已有 AT-Ⅲ浓缩剂制剂，但未普及，可用正常人血浆或全血代替。冻干制品每瓶含 AT-Ⅲ 1000U，初剂量为 50U/kg，静脉注射，维持剂量为每小时 5～10U/kg。⑥凝血酶原复合物（pec）：每瓶 pec 内约含有 500U 的因子Ⅸ和略低的因子Ⅱ、Ⅶ和Ⅹ，由于该制品内含有不足量的活化的凝血因子，所以有些制品内已加入肝素和（或）抗凝血Ⅲ（AT-Ⅲ）以防止应用后发生血栓栓塞。使用 pec 特有的危险是发生血栓性栓塞并发症；虽然在制剂中添加少量肝素后血栓栓塞并发症大为减少。羊水栓塞所致的弥散性血管内凝血（DIC）的处理原则是积极祛除病因，尽早使用肝素抗凝治疗。当病情需要时可输注血制品做替代治疗，但所有的血制品必须在抗凝的基础上应用。在采用血制品进行替代治疗之前，最好先测定抗凝血酶Ⅲ（AT-Ⅲ）的含量。若 AT-Ⅲ水平显著降低，表明 DIC 的病理过程仍在继续，此时只能输注浓缩红细胞、浓缩血小板、AT-Ⅲ浓缩剂，或输含 AT-Ⅲ成分的新鲜冰冻血浆，避免应用全血、纤维蛋白原浓缩剂及冷沉淀。AT-Ⅲ含量恢复正常是 DIC 病理过程得到控制的有力证据，此时补充任何所需要的血液制品都是安全的。补充凝血因子应在成功抗凝治疗及 DIC 过程停止后仍有持续出血者（DIC 过程停止的指征是观察 AT-Ⅲ水平被纠正），则凝血因子缺乏具有高度可能性，此时补充凝血因子既必要又安全。凝血因子补充的量应视病情而定，一般认为成功抗凝治疗以后，输注血小板及凝血因子的剂量，应使血小板计数 $>80\times10^9$/L，凝血酶原时间 <20 秒，纤维蛋白原 >1.5g/L。若未达到上述标准，应继续补充凝血因子和输注血小板。

3. 抗纤溶治疗

最近多数学者再次强调，抗纤溶药物如 6-氨基己酸，抗血纤溶芳酸，氨甲环酸等使用通常是危险的，其可以延长微血栓存在的时间，加重器官功能的损害。因此，抗纤溶治疗，绝对不能应用于 DIC 过程高凝状态在继续的患者，因为此时仍需要纤溶活性以便尽快地消除微血栓，改善脏器的血流，恢复脏器功能。抗纤溶治疗只有在原发病及激发因素治疗、抗凝治疗、补充凝血因子 3 个治疗程序已经采用，DIC 过程已基本停止，而存在纤维蛋白原溶解亢进的患者。

(七) 预防感染

常规预防性使用抗生素。使用对肝肾功能损害较小的抗生素。

(八) 纠正酸碱紊乱

羊水栓塞患者常有代谢性酸中毒或呼吸性酸中毒，常呈现混合性酸中毒。羊水栓塞时治疗代谢性酸中毒通过加强肺部通气，以排出 CO_2 和肾排出 H^+，使 H^+-Na^+ 交换增加，保留 Na^+ 和 HCO_3^-，以调节酸碱平衡。轻症酸中毒者，清除病因、纠正脱水后，能自行纠正，一般无须碱剂治疗，而重症者则需补充碱剂。

(九) 产科处理原则

羊水栓塞发生后，原则上应先改善母体呼吸循环功能，纠正凝血功能障碍，病情稳定后即应立刻终止妊娠，祛除病因，否则病情仍会继续恶化。产科处理几个原则为：①如在第一产程发病，经紧急处理，产妇血压、脉搏平稳后，胎儿未能立即娩出，应行剖宫产术结束分娩。②如在第 2 产程发病，则应及时行产钳助产结束分娩。③产后如大量出血，凝血功能障碍应及时输注新鲜血、新鲜冰冻血浆、补充凝血因子、浓缩纤维蛋白原抑肽酶等。若经积极处理仍未能控制出血时即行子宫切除术，可减少胎盘剥离面大血窦的出血，又可阻断残留子宫壁的羊水及有形物质进入母血循环。子宫切除后因凝血功能障碍手术创面渗血而致的腹腔内出血，一般情况下使用凝血因子能奏效；若同时伴有腹膜后血肿、盆腔阔韧带血肿等可在使用凝血因子的同时行剖腹探查止血。亦有使用髂内动脉介入栓塞术，阻止子宫及阴道创面的出血，疗效未肯定。④关于子宫收缩剂的应用，可常规的应用适量的缩宫素及前列腺素，但不可大量应用，加大宫缩剂的用量未能达到减少出血的效果，同时可能将子宫血窦中的羊水及其有形物质再次挤入母体循环而加重病情。

七、预防

羊水栓塞尚无特殊的预防方法，提出以下几点应注意的问题：①做好计划生育工作。②不行人工破膜引产，人工破膜应避开宫缩，需引产或加强宫缩者，在人工破膜后 2 小时再决定是否采用催产素静脉滴注。Beischer 认为需行引产而人工破膜等待 4～6 小时仍未引产则采用静脉滴注催产素，避免宫缩过程及胎儿宫内缺氧。③掌握催产素使用指征及常规，专人看护观察，以防宫缩过强，必要时应用镇静剂及宫肌松弛药物。④严格掌握剖宫产指征，宫壁切口边缘出血处用钳夹后缝合，减少羊水进入母血循环。⑤中期妊娠钳刮术，先破膜后再用宫缩药。采用羊膜腔内注药引产，应选用细针穿刺，在 B 超指引下避开胎盘，争取一次成功，避免胎盘血窦破裂而发生羊水栓塞。用水囊引产者，注入量不要过多，速度不要过快，避免子宫破裂而引起羊水栓塞。对晚期妊娠活胎引产，不适宜应用米非司酮、卡孕栓及各种不规范的引产方法，因其可诱发强烈宫缩而发生羊水栓塞。

米索前列醇用于孕晚期引产的适宜剂量仍未明确，宜用最低有效剂量，剂量过大易引起宫缩过强致羊水栓塞及子宫破裂。

第五节 子宫破裂

子宫破裂是指妊娠期子宫破裂即子宫体或下段于妊娠时期或分娩期发生的子宫裂伤。子宫破裂发生率不同的地区有很大的差异，城乡妇幼保健网的建立和健全的程度不同，其发挥的作用也有明显差异。

子宫破裂在城市医院已很少见到，而农村偏远地区时有发生。子宫破裂按发生时间可分为产前和产时，按程度可分为完全性和不完全性破裂，还可根据破裂的原因分为自发性和创伤性子宫破裂。

一、病因

主要因为子宫曾经手术或有过损伤和高龄多产妇。

（一）子宫自然破裂

1. 阻塞性难产

阻塞性难产为常见的和最主要的原因。胎先露下降受阻，如骨盆狭窄，胎位异常，胎儿畸形，软产道畸形，以及盆腔肿瘤阻塞产道等均可造成胎先露下降受阻。临产后子宫上段强烈收缩，向下压迫胎儿，子宫下段被迫过度伸展过度而变薄，造成子宫破裂。

2. 损伤性子宫破裂

不适当的实行各种阴道助产手术，如宫口未开全做产钳助娩或臀牵引术手法粗暴，忽略性横位，不按分娩机制，强行做内倒转术；或做破坏性手术如毁胎术，胎盘植入人工剥离胎盘等由于操作用力不当，损伤子宫。暴力压腹压助产即人工加压子宫底部促使胎儿娩出，也可使子宫破裂。

3. 催产素应用不当

产程延长，未查明原因即滥用催产素，或宫颈未成熟应用催产素强行引产，有时胎儿从阴道前或后穹窿排出，造成子宫破裂。

4. 子宫发育异常

如残角子宫，双角子宫，子宫发育不良在妊娠后期或分娩期发生破裂。

（二）瘢痕子宫破裂

1. 剖宫产术或其他原因子宫切开术

如子宫畸形整形术、子宫穿孔或肌瘤剥除进宫腔修补术。妊娠晚期子宫膨大，分娩过程中瘢痕自发破裂。

2. 子宫破裂以剖宫产瘢痕破裂

子宫破裂以剖宫产瘢痕破裂最为常见，与前次剖宫产的术式有关，子宫切口分为下段横切口或纵切口，一般术式选为下段横切口，妊娠晚期子宫下段拉长、变薄，易切开及缝合，易愈合，若子宫下段未充分伸展而施行手术，术中不能选子宫下段横切口而行子宫纵切口，子宫肌层相对厚，缝合对合不齐，使切口愈合不良，易发生子宫破裂及产后晚期出血。与前次剖宫产缝合技术有关，无论子宫下段横切口或纵切口，如果切口缝线太密、太紧，影响血运，边缘对合不齐或将内膜嵌入肌层、感染等因素使切口愈合不良，再次妊娠分娩易发生子宫破裂。

（三）本次妊娠的影响

1. 胎盘的位置

因滋养叶细胞有侵袭子宫肌层的作用，若胎盘位置于瘢痕处，可造成瘢痕的脆弱。

2. 妊娠间隔的时间

瘢痕子宫破裂与妊娠间隔有一定的关系，有资料表明，瘢痕子宫破裂最短为 1 年，最长为 10 年，一般 2 年之内子宫破裂为多。

3. 妊娠晚期子宫膨大

如双胎、羊水过多、巨大儿等，一般孕周达 38 周胎头入骨盆，子宫下段撑薄，易发生子宫瘢痕破裂。

4. 产力的影响

临产后子宫收缩牵拉瘢痕，易发生瘢痕的破裂。

二、临床表现

根据子宫破裂的发展过程，可分为先兆子宫破裂与子宫破裂两种。先兆破裂为时短暂，若无严密观察产程往往被忽略，发展为破裂。尤其为前次剖宫产史，常见于瘢痕破裂，有时在手术时才发现子宫肌层裂开。

（一）先兆破裂

1. 多见与产程延长与先露下降受阻，产妇突然烦躁不安，疼痛难忍，呼吸急促，脉搏细速。

2. 子宫肌层过度收缩与缩复而变厚，子宫下段逐渐变长变薄。腹部检查时子宫上下段明显出现病理缩复环即此环每次宫缩时逐渐上升，阵缩时子宫呈葫芦形，子宫下段有明显压疼。

3. 胎动活跃，胎心变慢或增快。提示胎儿宫内窘迫。

4. 产妇往往不能自解小便，膀胱因过度压迫而发生组织损伤，导致血尿。

（二）破裂

子宫破裂发生一刹那，产妇感到剧烈的疼痛。宫缩停止，腹痛稍感轻些，此后产妇出现的全身情况与破裂的性质（完全或不完全）、出血的多少有关。完全破裂，内出血多，患者血压下降，很快出现休克，胎动停止，胎心消失。出血和羊水的刺激有腹膜刺激症状，如压痛反跳痛及肌紧张等，不完全破裂症状可不典型，但在破裂处有固定的压痛。典型的子宫破裂诊断不困难，但若破裂发生在子宫后壁或不完全破裂则诊断较困难。

三、辅助检查

（一）腹部检查

腹部检查全腹压痛和反跳痛，腹肌紧张，可叩及移动性浊音，腹壁下胎体可清楚扪及，子宫缩小，位于胎儿一侧，胎动停止，胎心消失。

（二）阴道检查

子宫破裂后，阴道检查可发现胎先露的上移，宫颈口缩小，可有阴道流血，有时可触到破裂口；但若胎儿未出宫腔，胎先露不会移位，检查动作要轻柔，有时会加重病情。

（三）B超诊断

B超诊断可见胎儿游离在腹腔内，胎儿的一边可见收缩的子宫，腹腔的积液。

（四）腹腔或后穹窿穿刺

腹腔或后穹窿穿刺可明确腹腔内有无出血。

四、诊断

诊断完全性子宫破裂一般困难不大，根据病史、分娩经过、临床表现及体征可作出诊断。不完全性子宫破裂只有在严密观察下方能发现。个别晚期妊娠破裂者，只有出现子宫破裂的症状和体征时方能确诊。

个别难产病例经多次阴道检查，可能感染出现腹膜炎而表现为类似子宫破裂症象。阴道检查时由于胎先露部仍高、子宫下段菲薄，双合诊时双手指相触犹如只隔腹壁，有时容易误诊为子宫破裂，这种情况胎体不会进入腹腔，而妊娠子宫也不会缩小而位于胎体旁侧。

五、鉴别诊断

子宫破裂容易被误诊为重型胎盘早剥、难产并发宫内感染、妊娠临产合并急性胰腺炎等疾病，医生需要从多个方面进行详细检查，与这些疾病进行鉴别。

（一）重型胎盘早剥

患者也有剧烈腹痛、子宫压痛、阴道流血等症状，但多伴有妊娠高血压疾病或外伤史，腹部检查时子宫呈板状硬、胎位不清，超声检查胎儿在宫腔内，可能存活，可能死亡，常有胎盘后血肿或胎盘增厚。

（二）难产并发宫内感染

患者也有腹痛、子宫压痛等症状，但多伴有体温升高和白细胞增多，阴道检查时胎儿位置不会上升、宫颈口不会回缩等症状；超声检查胎儿在宫腔内，胎心增快。

（三）妊娠临产合并急性胰腺炎

患者多有上腹痛、宫缩加强、腹部压痛，及恶心呕吐等消化道症状，但多有血清、尿淀粉酶水平明显升高，超声检查可见胰腺弥漫性增大、子宫无明显变化，胎儿在宫腔内。

六、治疗

（一）先兆子宫破裂

早期诊断，及时恰当处理，包括输液、抑制宫缩的药物及抗生素的应用。一旦诊断子宫先兆破裂，希望能挽救胎儿，同时为了避免发展成子宫破裂，应尽快剖宫产术结束分娩。

（二）子宫破裂

一方面输液、输血、氧气吸入等抢救休克，同时准备剖腹手术，子宫破裂时间在12小时以内，破口边缘整齐，无明显感染，需保留生育功能者，可考虑修补缝合破口。破口大或撕裂不整齐，且又感染可能，考虑行次全子宫切除术。破裂口不仅在下段，且沿下段至宫颈口考虑行子宫全切术。如产妇已有活婴，同时行双侧输卵管结扎术。

（三）开腹探查子宫破裂外的部位

仔细检查阔韧带内、膀胱、输尿管、宫颈和阴道，如发现有损伤，及时行修补术。

七、预防

做好孕期检查，正确处理产程，绝大多数子宫破裂可以避免。孕产期发生子宫破裂的预后与早期诊断、抢救是否及时、破裂的性质有关。减少孕产妇及围生儿的病死率。

（一）建立健全的妇幼保健制度，加强围生期保健检查，凡有剖宫产史，子宫手术史，难产史，产前检查发现骨盆狭窄，胎位异常者，应预产期前 2 周入院待产。充分做好分娩前的准备，必要时择期剖宫产。

（二）密切观察产程，及时发现异常，出现病理缩复环或其他先兆子宫破裂征象时应及时行剖宫产。

（三）严格掌握催产素和其他宫缩剂的使用适应证：胎位不正，头盆不称，骨盆狭窄禁用催产素。双胎，胎儿偏大，剖宫产史，多胎经产妇慎用或不用催产素。无禁忌证的产妇，应用催产素应稀释后静脉滴注，由专人负责观察产程。禁止在胎儿娩出之前肌内注射催产素。

（四）严格掌握各种阴道手术的指征：遵守手术操作规程困难的阴道检查：如产钳，内倒转术后，剖宫产史及子宫手术史，产后应常规探查宫颈和宫腔有无损伤。

（五）严格掌握剖宫产指征：近年来，随着剖宫产率的不断上升，瘢痕子宫破裂的比例随之上升。因此，第一次剖宫产时，必须严格掌握剖宫产的指征。术式尽可能采取子宫下段横切口。

参考文献

［1］杨慧霞，狄文，朱兰. 妇产科学［M］. 2 版. 北京：人民卫生出版社，2021.

［2］宋洪仙，张汉琴，杨波. 现代临床妇产科学［M］. 武汉：湖北科学技术出版社，2021.

［3］温菁，张莉. 简明妇产科学［M］. 北京：科学出版社，2020.

［4］张小丽. 实用妇科常见病诊断与治疗［M］. 北京：科学出版社，2020.

［5］杨艳. 临床常见妇科疾病诊断与治疗［M］. 长春：吉林科学技术出版社，2020.

［6］李奇洙. 新编妇产科学［M］. 哈尔滨：黑龙江科学技术出版社，2020.

［7］李佳琳. 妇产科疾病诊治要点［M］. 北京：中国纺织出版社，2021.

［8］厉建兰. 妇科疾病临床实践［M］. 北京：科学技术文献出版社，2020.

［9］张海红. 妇产科临床诊疗手册［M］. 西安：西北大学出版社，2021.

［10］郎景和. 妇产科学［M］. 北京：中国协和医科大学出版社，2020.

［11］刘丽丽. 妇产科疾病临床诊疗技术［M］. 天津：天津科学技术出版社，2020.

［12］梁旭霞，邬华. 实用产科手册［M］. 南宁：广西科学技术出版社，2020.

［13］张勇华. 临床妇产科诊治技术［M］. 天津：天津科学技术出版社，2020.

［14］饶燕，邓姗，郑穗瑾，等. 妇产科诊疗思维技巧与疾病研究［M］. 北京：科学技术文献出版社，2020.

［15］胡相娟. 妇产科疾病诊断与治疗方案［M］. 昆明：云南科技出版社，2018.